TAO YIN

MANTAK CHIA

TAO YIN

Exercícios para Revitalização, Saúde e Longevidade

Tradução
HENRIQUE AMAT RÊGO MONTEIRO

Revisão técnica
ELY A. DE BRITTO

EDITORA CULTRIX
São Paulo

Título do original: *Tao Yin.*

Publicado pela primeira vez em 1996 por Healing Tao Books.

Ilustrações de Udon Jandee

O primeiro número à esquerda indica a edição, ou reedição, desta obra. A primeira dezena à direita indica o ano em que esta edição, ou reedição, foi publicada.

Edição	Ano
1-2-3-4-5-6-7-8-9-10-11	03-04-05-06-07-08-09-10-11

Direitos de tradução para a língua portuguesa
adquiridos com exclusividade pela
EDITORA PENSAMENTO-CULTRIX LTDA.
Rua Dr. Mário Vicente, 368 — 04270-000 — São Paulo, SP
Fone: 272-1399 — Fax: 272-4770
E-mail: pensamento@cultrix.com.br
http://www.pensamento-cultrix.com.br
que se reserva a propriedade literária desta tradução.

Impresso em nossas oficinas gráficas.

Sumário

Capítulo 4

Capítulo 5

PARTE II: Exercícios

Capítulo 6: Série 1

Capítulo 7: Série 2

Sobre o Autor

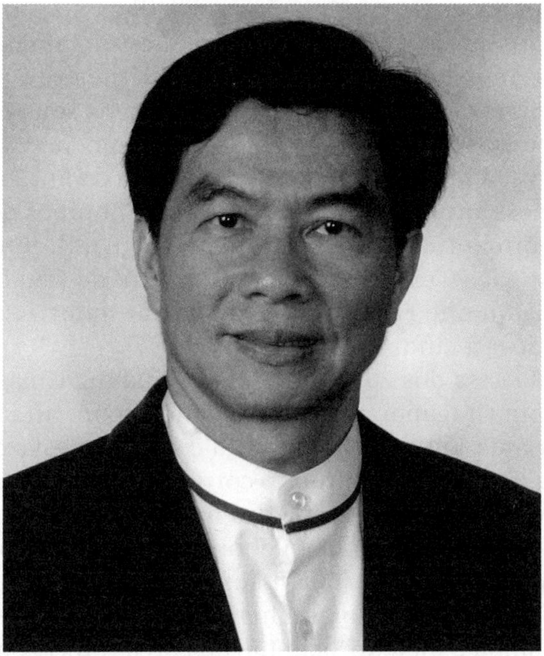

Mantak Chia

MESTRE MANTAK CHIA

O mestre Mantak Chia é o criador do International Healing Tao System (Sistema Internacional de Cura pelo Tao), sendo também o diretor da instituição International Healing Tao (Cura pelo Tao Internacional) e do Tao Garden Health Resort and Training Center (Centro de Treinamento e Hotel Fazenda de Tratamento de Saúde pelo Tao), estabelecidos no interior da belíssima região norte da Tailândia. Desde a infância, o mestre Chia estuda os conceitos taoístas da existência. Seu domínio desses conhecimentos antigos, aprimorados pelo estudo de outras disciplinas, resultou no desenvolvimento do Sistema Internacional de Cura pelo Tao [International Healing Tao System], que atualmente vem sendo ensinado em todo o mundo.

Filho de chineses, Mantak Chia nasceu na Tailândia, filho de chineses, em 1944. Quando tinha 6 anos de idade, aprendeu com os monges budistas a sentar-se e "acalmar a mente". Ainda na escola primária, ele recebeu treinamento no tradicional boxe tailandês. Depois iniciou-se no Tai Chi Chuan com o mestre Lu, que também lhe ministrou os conhecimentos de Aikidô, de Yoga e de níveis mais abrangentes do Tai Chi.

Anos mais tarde, quando era um estudante em Hong Kong e se destacava em competições de caminhadas por trilhas no campo, um colega de classe mais adiantado, chamado Cheng Sue-Sue, apresentou-o ao seu primeiro professor esotérico e mestre taoísta, o mestre Yi Eng (I Yun). A essa altura, o mestre Chia começou seriamente os seus estudos sobre o estilo de vida taoísta. Foi então que aprendeu como fazer a energia circular através da Órbita Microcósmica e, pela prática da Fusão dos Cinco Elementos, a abrir os outros Seis Canais Especiais. Tempos depois, enquanto estudava Alquimia Interior, ele aprendeu sobre a Iluminação de Kan e Li, o Fechamento dos Cinco Sentidos, o Encontro de Céu e Terra e a Reunião do Céu e o Homem. Foi o mestre Yi Eng que autorizou o mestre Chia a ensinar e praticar a cura.

Ao entrar na casa dos 20 anos de idade, Mantak Chia estudou com o mestre Meugi, em Cingapura, que lhe ensinou sobre a Kundalini, a Yoga taoísta e a Vitória de Buda. Logo ele seria capaz de desfazer bloqueios ao fluxo de energia dentro do seu próprio corpo. Ele também aprendeu a projetar a energia da força vital através das mãos, de modo a poder curar os pacientes do mestre Meugi. Então ele foi aprender sobre o Chi Nei Tsang com o dr. Mui Yimwattana, na Tailândia.

Um pouco mais tarde, Mantak Chia estudou com o mestre Cheng Yao-Lun, que lhe ensinou o Método Shao-Lin da Força Interior, um sistema que combinava boxe tailandês e Kung Fu. Com o mestre Yao-Lun, ele aprendeu o segredo cuidadosamente guardado dos exercícios com os órgãos do corpo, as glândulas e a medula óssea, conhecidos como Nei Kung da Medula Óssea, e os exercícios conhecidos como Fortalecimento e Renovação dos Tendões. Nessa época, o mestre Chia também estudou com o mestre Pan Yu, cujo sistema combinava ensinamentos taoístas, budistas e zen. O mestre Pan Yu ensinou-lhe ainda sobre as trocas das forças yin e yang entre homens e mulheres, e como desenvolver o Corpo de Aço.

Para entender melhor os mecanismos existentes por trás da energia de cura, o mestre Chia estudou por dois anos a anatomia e a ciência médica ocidentais. E, enquanto se dedicava a esses estudos, ele administrava a Gestetner Company, empresa fabricante de material de escritório, onde se familiarizou bem com a tecnologia de impressão em *offset* e com máquinas copiadoras.

Usando os seus conhecimentos de taoísmo, combinados com as outras disciplinas, o mestre Chia começou a ensinar o Healing Tao System, o Sistema de Cura pelo Tao. Ele terminou por treinar outros instrutores para transmitir esses conhecimentos e estabeleceu o Healing Tao Center, na Tailândia. Cinco anos mais tarde, decidiu mudar-se para Nova York, onde, em 1979, abriu um Centro de Cura pelo Tao. Durante os seus anos de permanência nos Estados Unidos, o mestre Chia continuou os seus estudos sobre o sistema Wu do Tai Chi com Edward Yee, em Nova York.

Desde essa época, o mestre Chia tem ministrado cursos a dezenas de milhares de alunos de todo o mundo. Ele treinou e certificou mais de 1.200 instrutores e praticantes do mundo todo. Em muitos lugares da América do Norte, Europa, Ásia e Austrália, abriram-se centros de cura pelo Tao e institutos de Chi Nei Tsang.

Em 1994, o mestre Chia voltou a morar na Tailândia, onde começou a construção do Hotel Fazenda, um Centro de Treinamento e Cura pelo Tao, em Chiang Mai.

O mestre Chia é um homem sensível, cordial e solícito, que vê a si mesmo basicamente como um professor. Ele apresenta o Sistema Internacional de Cura pelo Tao de uma maneira prática e direta, ao mesmo tempo que está sempre expandindo os seus conhecimentos e métodos de ensino. Ele costuma usar um processador de texto para escrever os seus livros e também procura manter-se familiarizado com a mais avançada tecnologia de computadores.

Ele escreveu e publicou doze livros sobre a Cura pelo Tao: em 1983, *Awaken Healing Energy of the Tao;* em 1984, *Taoist Secrets of Love: Cultivating Male Sexual Energy;* em 1985, *Taoist Ways to Transform Stress into Vitality;* em 1986, *Chi Self-Massage: the Tao of Rejuvenation* e *Iron Shirt Chi Kung I;* e *Healing Love Through the Tao: Cultivating Female Sexual Energy;* em 1989, *Bone Marrow Nei Kung;* em 1990, *Fusion of the Five Elements I* e *Chi Nei Tsang: Internal Organ Chi Massage;* e em 1993, *Awaken Healing Light of the Tao.* Em 1996, em co-autoria com Juan Li, *The Inner Structure of Tai Chi;* e em co-autoria com Douglas Abrams Arava, *Multi-Orgasmic Man.*

O mestre Chia calcula que seriam precisos 35 livros para explicar por completo o Sistema de Cura pelo Tao. Em junho de 1990, num jantar em San Francisco, o mestre Chia foi homenageado pelo International Congress of Chinese Medicine and Qi Gong (Chi Kung), que o nomeou o *Qi Gong Master of the Year*. Ele foi o primeiro a receber essa condecoração anual.

Agradecimentos

Os membros da equipe da IHT Publications envolvida na preparação e produção de *Tao Yin* estendem a sua gratidão às muitas gerações de mestres taoístas que transmitiram os seus conhecimentos aos seus discípulos, na forma de comunicação oral, ao longo de milhares de anos. Em especial, agradecemos ao mestre taoísta I Yun (Yi Eng), por sua compreensão no sentido de revelar as fórmulas da Alquimia Interior Taoísta.

Oferecemos a nossa eterna gratidão aos nossos pais e professores, pelos muitos dons que nos legaram. Recordá-los traz alegria e satisfação aos nossos contínuos esforços para apresentar o Sistema de Cura pelo Tao.

Primeira Versão dos Originais (1997): Editor, Lee Holden.
Expressamos os nossos agradecimentos especiais a Lee Holden, pela organização do conteúdo na primeira versão dos originais de *Tao Yin.*

Expressamos a nossa gratidão a Lee Holden e Cheri Sunshine por suas contribuições ao texto; além disso, agradecemos a Gordon Faulkner por sua contribuição ao resumo histórico.

Expressamos o nosso apreço à Sage Design, pelo projeto gráfico da obra e por suas contribuições originais ao projeto de criação da capa da primeira versão.

Agradecemos a Andy Sinnoit, Annette Derksen, David Shen, Lisa Holden, Kim Worsencroft e Karen Holden, por sua ajuda na preparação, edição e revisão da primeira versão.

Agradecemos a Felix Senn, por nos ceder os seus conhecimentos (como instrutor de Tao e profissional de Educação Física) no processo de converter a prática em conteúdo para o texto. Muitos agradecimentos a Jim Wolfe, por sua revisão fundamental da primeira versão e pelas suas muitas observações esclarecedoras que indicaram a necessidade de diversas correções na prova revisada.

Texto Final do *Tao Yin* (1998-99): Editor-geral, Dennis Huntington.
Expressamos a nossa profunda gratidão ao mestre Chia por fornecer novas informações e esclarecimentos resultantes da sua experiência recente com a medição das ondas cerebrais. Ao correlacionar a sua experiência com os resultados contemporâneos das pesquisas nas ciências

médicas relativos ao "segundo cérebro" abdominal e ao "terceiro cérebro" cardíaco, seus ensinamentos atualizados permitem que o praticante conduza a atividade num outro nível de compreensão e realização.

Os nossos agradecimentos ao mestre Chia pela introdução de novos exercícios e meditações para expandir a sensibilidade global, a força e a eficácia da prática do Tao Yin. Além disso, agradecemos ainda ao mestre Chia por fornecer 166 ilustrações fotográficas (em lugar de desenhos a traço), para aumentar a clareza da edição final.

Entre muitos outros toques pessoais para melhorar o acabamento do livro *Tao Yin*, agradecemos ao mestre Chia pela criação final e supervisão pessoal da nova capa do livro.

Agradecemos a Roy Mulholland por fornecer informações sobre Chi nos meridianos e aplicá-lo aos exercícios do livro.

Expressamos o nosso reconhecimento pelas lindas pinturas oferecidas por Lucka Lamai como ilustrações de: Tao, Chi, Homem, Natureza e Universo; Segundo Cérebro; Rio Dourado e o Vale. Também agradecemos a Udon Jandee por sua pintura em cores ilustrando a *Paisagem de Sonho da Meditação do Lótus*, assim como pelas muitas ilustrações gráficas. Também agradecemos a Gudrun Mohrmann pelas fotos para o retrato de mestre Chia, assim como por diversas ilustrações fotográficas.

Nossos agradecimentos especiais ao residente do Hotel Fazenda do Tao Garden e instrutor de Tao Yin, Colin Campbell, por suas contribuições inestimáveis e interessantes na revisão do texto e nas instruções sobre o Tao Yin; além disso, também lhe somos gratos pelas diversas explicações inteligentes e esclarecedoras com relação aos títulos dos exercícios. Esses títulos ajudam o leitor a sintonizar-se com o sentido real dos diversos exercícios. Também agradecemos ao instrutor-residente de Tao Yin, Walter Kellenberger, por suas consultas na verificação de detalhes dos exercícios.

Agradecimentos especiais a Dennis Huntington, por seus esforços na coordenação e integração de todo o material novo no texto final. Também expressamos o nosso apreço por suas interferências abrangentes no texto: redigindo novas partes (por exemplo, Capítulo 11, "Meditação Yin"), reescrevendo versões anteriores, melhorando muito algumas partes (por exemplo, "Ritual de Amor da Naja") e adaptando legendas para as fotos e ilustrações. Obrigado, também, pela foto colorida de Cobie, a naja branca.

Finalmente, desejamos agradecer aos nossos instrutores credenciados, alunos e patrocinadores em todo o mundo, por suas contínuas contribuições ao sistema e pela preservação da vitalidade das práticas do Tao de Cura Internacional.

Palavras de Advertência

As técnicas apresentadas neste livro têm sido usadas com sucesso por centenas de anos pelos taoístas treinados pela instrução pessoal. Os leitores não devem executar uma técnica sem treinamento pessoal pelo Tao de Cura Internacional, uma vez que algumas dessas técnicas, se realizadas de maneira inadequada, podem causar lesões ou resultar em problemas de saúde. Este livro tem como objetivo complementar o treinamento individual pessoal pelo International Healing Tao e servir como um guia de consulta para essas práticas. Quem executar essas técnicas apenas com base no livro estará fazendo isso por sua própria conta e risco.

As técnicas apresentadas aqui NÃO devem ser usadas como um substituto ao atendimento médico profissional. Se algum leitor estiver sofrendo de uma doença resultante de transtornos mentais ou emocionais, deverá consultar um profissional de saúde ou terapeuta especializado. Esses problemas devem ser sanados antes do início do treinamento.

Nem o International Healing Tao, nem sua equipe de instrutores podem ser responsabilizados pelas conseqüências da prática ou mau uso das informações contidas neste livro. Se um leitor executar qualquer exercício sem seguir estritamente as instruções, observações e advertências, a responsabilidade deve recair unicamente sobre esse leitor.

Introdução

PODER SUTIL E SUBLIME

Força Equilibrada, Flexibilidade, Energia Interior

por Lee Holden

Fiquei impressionado com o poder sutil e sublime do Tao Yin. A despeito da simplicidade aparente dos seus movimentos, o Tao Yin gera poder e força interior como nenhuma outra forma de exercício. Com uma experiência de quinze anos no campo do atletismo, eu tinha a impressão de que sabia como desenvolver um corpo bem condicionado e saudável. Estudar com o mestre Mantak Chia deu-me um conceito inteiramente novo de condicionamento físico.

O conceito ocidental de "ficar em forma" é rudimentar quando comparado ao antigo sistema taoísta do Tao Yin. No Ocidente, os exercícios físicos são criados para nos divertir, manter nossa mente ocupada enquanto exercitamos o nosso corpo. Freqüentamos aulas de ginástica aeróbica com música pulsante e barulhenta. Pedalamos bicicletas ergométricas assistindo à TV e corremos ao som de um *walkman* berrando nos nossos ouvidos. Está claro que não há nada de errado com esse gênero de exercícios; na verdade, ele é muito benéfico. Ainda assim, devemos nos lembrar de que aptidão física tem a ver com equilíbrio.

O Tao Yin é completamente diferente da visão ocidental. Ele é uma forma de exercício consideravelmente sutil que conecta a mente com o corpo, direcionando a atenção do indivíduo para o interior em lugar do exterior. No Ocidente, normalmente consideramos o condicionamento físico como desenvolvimento muscular e cardiovascular. Essa é uma parte importante da aptidão física, mas conforme aprendemos com o antigo sistema chinês do Tao Yin, essa é apenas uma pequena parte de um programa de saúde completo. A meta essencial do Tao Yin é produzir equilíbrio: a combinação de força, flexibilidade e energia interior. O Tao Yin é meditação em movimento, unificando corpo, mente e espírito. Ele é uma arte de movimentar-se com consciência e energia, permitindo que você sinta a totalidade de si mesmo no momento presente, "aqui e agora". A partir dessa sensação de integridade interior, a unidade entre a natureza, o universo e nós mesmos manifesta-se automaticamente.

Praticar o Tao Yin revelou-me a falta de poder interior em meu próprio corpo. Fiquei chocado e surpreso quando o mestre Chia começou a me ensinar esses exercícios simples. Depois de tantos anos de prática de esportes e de atletismo competitivo, era inacreditável que eu nunca tivesse aprendido a unificar os movimentos do meu corpo. Os exercícios pareciam tão simples e fáceis, ainda assim eu era incapaz de executá-los direito. No entanto, com persistência e prática, aprendi a essência do Tao Yin. Dentro de algumas semanas, o meu corpo começou a mudar profundamente. Eu tinha mais energia, me sentia mais forte e estava definitivamente mais flexível.

Os exercícios apresentados neste livro têm beneficiado milhares de pessoas em todo o mundo. O Tao Yin é obrigatório para qualquer pessoa interessada em melhor desempenho, saúde e forma física. O Tao Yin é provavelmente o único meio mais eficaz de experimentar as maravilhosas relações entre o corpo, a mente e o espírito. Esse sistema oferece uma base importante para a forma física e o atletismo, assim como para movimentos suaves e a meditação. Sejam quais forem os seus objetivos, o Tao Yin poderá ajudar você a realizar todas as suas expectativas.

Lee Holden é o "Diretor de Boa Forma" numa importante academia de ginástica da Califórnia, o Los Gatos Athletic Club, onde ministra aulas sobre condicionamento mente-corpo. Ele pratica atletismo desde a infância: aos 12 anos, foi escolhido para a seleção de futebol do Estado da Califórnia e excursionou com a equipe pela Europa. Jogou na defesa e no ataque na equipe de futebol americano da escola secundária, praticou corrida em distância e continuou a treinar no futebol convencional. Formou-se em futebol com a nota mais alta na Universidade da Califórnia em Berkeley, onde se bacharelou em Psicologia. É um instrutor credenciado de cura pelo Tao e professor de Chi Nei Tsang desde 1992, tendo recentemente recebido o grau de Instrutor Sênior da Cura pelo Tao.

Prefácio

POESIA EM MOVIMENTO

por Dennis Huntington

Seria de bom alvitre manter uma atitude de sensibilidade poética ao estudar as instruções e executar os exercícios de Tao Yin deste livro. Ao mesmo tempo, você estará cultivando a suavidade e desenvolvendo a força física. Sua coluna vertebral se tornará mais flexível e os seus tendões e músculos psoas ficarão saturados com o poder da elasticidade. A sabedoria do seu corpo será despertada com os efeitos saudáveis do estímulo à sutil química interior. Você irá eliminar bloqueios à sua vitalidade inata e recondicionar o seu corpo e a sua energia. Melhores padrões de alinhamento físico e de movimentos irão recondicionar a sua coluna e revigorar o seu corpo ao liberar o fluxo de chi nos meridianos. Você vai descobrir e educar o seu "Segundo Cérebro" no abdome, e será capaz de entrar em contato com a força criadora de vida do universo. Nas palavras do mestre Chia: "É tão simples. Você só precisa sorrir!"

O sorriso é a chave do relaxamento. O relaxamento é a chave do poder interior. Ao relaxar e sorrir para o seu abdome, você estimula o chi abdominal. Ao mesmo tempo, você começa a educar o seu cérebro sensível e consciente no abdome para coordenar e controlar o funcionamento do corpo. Execute os exercícios com total conhecimento e sensibilidade; eles estimulam a meditação. Os benefícios resultantes são enormes. Muitos dos exercícios envolvem a reeducação dos seus padrões de movimentos e alinhamento estrutural, o que de início requer paciência e atenção constante a detalhes, além de ser também agradável e divertido.

Este é o primeiro dos livros do mestre Chia em que ele identifica o "Segundo Cérebro" no Tan Tien inferior (abdome). Essa revelação oportuna surge como o resultado da experiência dele nos últimos anos em testes de *biofeedback* e em projetos de pesquisa, combinados com resultados contemporâneos de outros estudos científicos. Por milhares de anos, os taoístas praticantes educaram os seus Tan Tiens para usá-los. No entanto, a maioria dos estudantes ocidentais do Tao entendeu apenas superficialmente a importância prática desse treinamento. O treinamento concentrado do Segundo Cérebro do Tan Tien é a pedra angular de todas as técnicas que o mestre Chia ensina. O treinamento não é complicado: "É tão simples. Você só precisa sorrir. Isso é tudo."

No processo de aprendizado dos diversos exercícios, você também aprende a educar e desenvolver o seu "Yi", o poder mental-visual-cardíaco. Ao aprender a condicionar a sua coluna e os músculos psoas, de máxima importância, você também aprende a combinar o poder sutil da respiração e da mente no processo. Então, à medida que progride com os exercícios, você aprende a coordenar a rede de músculos arredondados em todo o corpo. Quando vinculados em harmonia com os músculos psoas e a coluna, a pulsação desses músculos "chi" energiza todo o corpo com as sensações agradáveis do chi. A sensação das origens física e energética do seu Yi torna-se bem clara.

Os Capítulos 1 a 5 da Parte I fornecem informações e explicações relativas aos diversos aspectos do Tao Yin. Os exercícios estão organizados em séries nos Capítulos 6 a 10 da Parte II. Cada um dos exercícios tem a sua importância peculiar. Adicionalmente, as habilidades adquiridas nos diversos exercícios podem ser combinadas para alcançar o pleno sucesso numa seqüência mais complexa de movimentos e forças internas. É importante executar cada exercício com precisão e no espírito explicado nas instruções. Os exercícios, na maioria das vezes, são diretos e a mecânica dos movimentos é fácil de entender. Use um pouco de imaginação. Descubra e acompanhe o espírito, o sentido real sugerido pelos nomes emprestados de animais ou fenômenos da natureza. Sinta os exercícios como se fossem poesia em movimento. Entre em sintonia com todos os níveis da experiência.

Na primeira série de exercícios você começa a respirar de modo consciente com leveza para liberar as tensões e as toxinas, e para energizar as áreas cansadas ou enfraquecidas durante o intervalo de descanso entre os exercícios. Você aprende a dirigir a respiração sutil do chi por todo o corpo. A respiração consciente aprofunda a eficácia dos exercícios. Você coordena a respiração calma e uniforme com o movimento enquanto condiciona e reeduca a sua coluna e músculos psoas. Você também vai aprender exercícios, práticas de respiração e meditação para equilibrar e harmonizar as energias quente e fria no corpo.

Quando chegar à seqüência do exercício do *Ritual de Amor da Naja*, no Capítulo 8, você estará preparado para conjugar as suas habilidades e alcançar uma sensação interna mais profunda no campo da energia. Você terá começado a adquirir os fundamentos do condicionamento e da sensibilidade interior. Ao combinar a mecânica da "Naja do Amor" com as dinâmicas e a consciência essenciais internas, você irá desfrutar uma doce recompensa pelos seus esforços poéticos. Com isso, você será capaz de combinar os movimentos corretos do corpo em conexão com as forças internas, a sua respiração, o chi e o Yi, para que a sua energia floresça de maneira agradável em todo o seu corpo.

A consciência elevada experimentada na "Naja do Amor" também lhe será útil ao praticar os outros exercícios, ajudando-o a obter os seus benefícios mais plenamente. Descubra e sinta o sentido real dos exercícios e vivencie a poesia de cada um deles.

A técnica da Respiração da Força Vazia (RFV) é apresentada no meio do Capítulo 9, depois de você ter tido tempo de se acostumar e familiarizar com muitos dos exercícios. Os exercícios com a RFV removem o chi abdominal estagnado e aumentam bastante a oxigenação do corpo. As técnicas de RFV podem ser combinadas com outros exercícios do Tao Yin para aumentar os benefícios destes.

A última série de exercícios começa com o princípio dinâmico de "encontrar a reta na curva". Exercícios como a série do *Dragão Estica a Cauda* (veja a capa) usam a "reta na curva" para desenvolver e fortalecer os tendões e para cultivar a elasticidade do corpo. Esses exercícios praticados na posição sentado combinam-se com o movimento adequado da coluna e dos músculos psoas. Então, os tendões das pontas dos dedos, braços, pescoço, escápulas, ao longo de toda a coluna e da base das costas até as pernas se alongam e unificam como um tendão contínuo. Esse efeito libera as tensões e bloqueios e é acompanhado de uma eflorescência energética, calmante e suavizadora de chi. Os exercícios terminam com uma variedade deliciosa de exercícios leves para a coluna, ombros e costas.

Os exercícios de Tao Yin incluídos neste livro são todos executados tanto na posição deitado quanto sentado. Desse modo, eles oferecem benefícios especiais que não podem ser obtidos tão prontamente em exercícios em pé ou em movimento. O condicionamento e benefícios à saúde engendrados no Tao Yin possuem os seus próprios méritos. Qualquer um com qualquer tipo de experiência ou sistema de crenças pode beneficiar-se com a sua prática. O Tao Yin também é uma excelente preparação para qualquer outra atividade que se possa praticar — nos esportes, nas artes marciais, na música, na meditação, no trabalho ou simplesmente na vida diária.

Tao Yin significa "dirigir a energia", mas geralmente não significa direcionar a energia nos meridianos durante as fases em que os exercícios estão sendo executados. Ao contrário, o fluxo de chi é aberto nos meridianos durante a fase passiva, de descanso, como um resultado da realização correta dos exercícios. Portanto, você não precisa de um conhecimento anterior dos meridianos de chi para desfrutar dos benefícios das técnicas. No entanto, em muitos dos exercícios são dadas como referência informações e ilustrações dos meridianos. De qualquer modo, o livro inclui uma seção de consulta sobre os meridianos no Apêndice.

Condicionando-se fisicamente com os exercícios de Tao Yin, você está estabelecendo o cenário para o *crème de la crème*, a Meditação Yin. Com o corpo profundamente relaxado, a mente calma, o Tan Tien repleto de chi e o chi fluindo pelos meridianos — conclua os seus exercícios com a Meditação Yin. O Capítulo 11 explica como ingressar numa experiência de satisfação plena e às vezes profunda com a energia vital. Você pode vivenciar a plenitude da deliciosa "massagem celular" yang, da limpeza emocional revigorante ou do refinado estado yin de "respiração embrionária" interior.

Embora o Tao Yin em si mesmo signifique uma técnica independente, ele também faz parte de um sistema global de técnicas dentro do International Healing Tao (IHT). Cada parte do sistema IHT tem a sua própria importância e, ao mesmo tempo que favorece outras técnicas, é favorecida por elas.

Dennis Huntington, editor-geral, é instrutor-residente no International Healing Tao Training Center at Tao Garden Health Resort, na Tailândia. Ele recebeu treinamento com o mestre Chia por treze anos e há sete anos é instrutor credenciado. Ensinou inglês em Tóquio, Japão, por treze anos, depois de nove anos de estudos secundários na Califórnia. Passou sete anos no English and Creative Writing Department e no Education Department, na San Francisco State University. Como professor, participou do Bay Area Writing Project, da Universidade da Califórnia, em Berkeley.

導引

TAO YIN

PARTE I

INFORMAÇÕES BÁSICAS

Capítulo 1

O HOMEM, A NATUREZA, O UNIVERSO E O TAO YIN

O Tao Yin é uma forma de treinamento para a estimulação da energia, decorrente da riqueza de conhecimentos do mais antigo sistema filosófico da China, o taoísmo. O Tao Yin constitui-se de uma série de exercícios de revitalização para o desenvolvimento da flexibilidade, da força, da elasticidade e da agilidade. Esses exercícios produzem harmonia dentro do corpo, da mente e do espírito por meio dos seus princípios unificadores. O Tao Yin é uma parte integrante das técnicas do International Healing Tao, que levam à descoberta do equilíbrio na natureza e são uma maneira de movimentar-se livremente dentro do fluxo e refluxo da corrente incessante da vida.

Tao significa "O Caminho": o caminho dos seres humanos, o caminho da natureza, o caminho do universo e o caminho para se fundir com a harmonia essencial de todas as coisas. Tao é o caminho para a fonte da vida, o Wu Chi, a energia informe e indiferenciada (vazio ou nada primordial) que permeia toda a criação. Desde antes do registro formal da história, homens e mulheres na China estudam a harmonia essencial entre os seres humanos e a natureza. Essas pessoas chamam a si mesmas de "taoístas". Os taoístas consideram-se como organismos vivos dentro de um organismo vivo maior, a natureza, que por sua vez se encontra dentro de um organismo vivo ainda maior, o universo. A partir desse ponto de vista vital, não mecanicista, eles dedicam a sua atenção à força energética invisível que dá vida a todos esses organismos.

Padrão Espiral da Energia. Na natureza, a energia flui normalmente segundo um padrão espiral. Nossa galáxia, a Via Láctea, e dois terços das galáxias do universo são galáxias "espirais". No clima da Terra, os furacões e os tornados formam um padrão espiral ao redor do seu eixo. Aqui, vemos o padrão espiral talhado na formação da concha de um caracol.

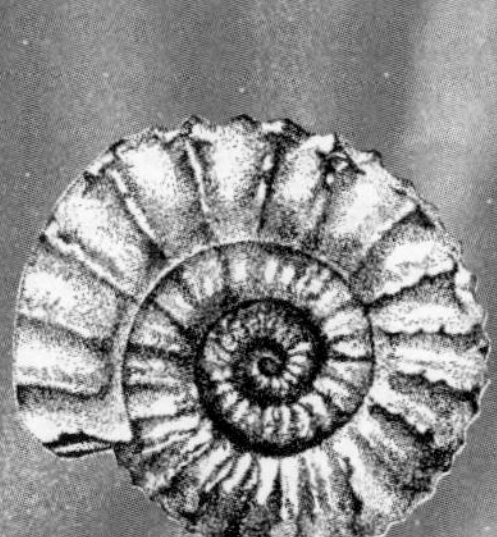

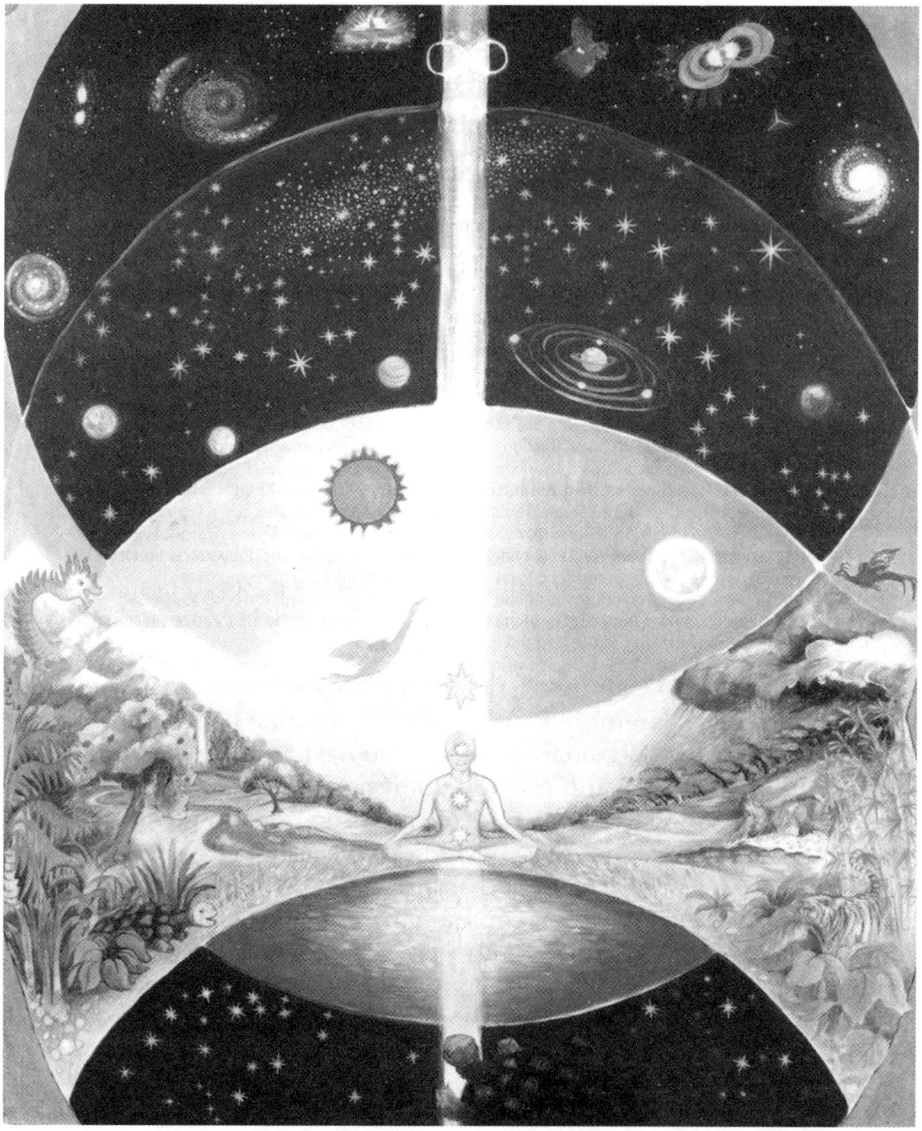

TAO, CHI, HOMEM, NATUREZA e UNIVERSO. Esta pintura retrata os "animais protetores" que representam a essência da energia dos órgãos vitais. Estão presentes aí as oito forças da natureza encontradas no símbolo do Pakua — trovão/raio, vento, água, fogo, céu, terra, chuva/lago e montanha. As forças energéticas do universo estão representadas, e no meio de todas elas um ser humano está ligado ao poder infinito do universo. Os três Tan Tiens da cabeça, do coração e do abdome inferior estão estimulados por um suave e jovial sorriso interior. O mundo interior está interligado e em paz com o mundo exterior.

Em chinês, a energia da força vital é chamada de "chi". O chi circula por todo o corpo por caminhos definidos, preservando a integridade do corpo, da mente e do espírito. O chi é a força de vitalidade em atuação no mundo, na natureza e no corpo humano.

Os taoístas descobriram que não existe separação entre os eus físico, emocional, psicológico e espiritual. Em conseqüência disso, o que quer que nos aconteça em algum desses níveis nos afeta também em todos os outros níveis. O corpo, a mente e o espírito estão intimamente relacionados, uma vez que são aspectos exclusivos da mesma fonte de energia. Se estamos excessivamente estressados emocionalmente, esse *stress* se manifesta no nosso corpo na forma de sintomas físicos. Se abusamos do nosso corpo físico, ou o negligenciamos, muitos efeitos reais recaem sobre nós, psicológica e emocionalmente. O Tao Yin é uma forma de treinamento que não só é benéfica para o corpo, mas também promove o equilíbrio emocional, a clareza mental e um estado elevado de consciência.

Para os médicos taoístas, a saúde significa mais do que simplesmente a condição das diferentes partes do corpo físico. Os taoístas entendem a doença como um bloqueio à circulação do chi pelo corpo. Para aumentar a circulação do chi, os taoístas desenvolveram exercícios e meditações refletindo os processos que eles observaram na natureza. Eles constataram que a natureza nunca desperdiça nada. Tudo na natureza é sempre conservado, reciclado e transformado. Os exercícios e a meditação que você vai aprender nos permitem conservar a nossa própria força vital, reciclá-la em todo o nosso corpo e transformar toda energia tóxica ou desequilibrada em energia pura e positiva. O Tao Yin faz parte da literatura médica tradicional e inclui-se entre as diversas técnicas de "alimentar o princípio vital". Os médicos na China prescreviam determinados exercícios de Tao Yin para curar problemas de saúde crônicos ou agudos e para preveni-los.

1.1 TAO YIN SIGNIFICA "DIRIGIR A ENERGIA"

O nome desse sistema de exercícios é Tao Yin, 導引, e significa "dirigir a energia". O "Yin" desse nome não é o mesmo que o yin que conhecemos como parte do símbolo yin-yang, 陰陽. Esse símbolo representa a interação da energia dos opostos polares e complementares da vida, como frio e quente. O caractere chinês para yin, que significa frio, é um caractere único e é bem diferente. O "Yin" no Tao Yin resulta da combinação de dois caracteres chineses. O primeiro caractere, 意, representa o conceito taoísta conhecido como poder mental-visual-cardíaco, YI (pronuncia-se "ii"). O segundo caractere, 引, significa "dirigir", e a pronúncia é traduzida como "IN". Assim, a combinação dos caracteres para YI e IN torna-se YIN, significando "dirigir o poder mental-visual-cardíaco". Quando usado com o caractere de TAO, a tradução é aproximadamente "dirigir o chi usando o poder mental-visual-cardíaco".

Neste livro, "dirigir a energia" será usado para relaxar a tensão crônica, dissipar bloqueios de energia e eliminar a toxicidade que pode ter se acumulado no corpo ao longo de muitos anos. O Tao se refere ao fato de que os movimentos físicos são guiados pela força da mente e por sua vez estimulam o fluxo interno de chi dentro do corpo. "Yin" significa que, com o auxílio de movimentos físicos, o chi pode atingir as extremidades do corpo. Esses exercícios estimulam o fluxo de chi nos meridianos, desobstruindo-os e fortalecendo-os. Dessa maneira, o fluxo de chi do Tan Tien (a área central de armazenamento de chi, localizada no abdome inferior) interliga os meridianos yin e yang antes de retornar ao seu ponto de partida. Os meridianos yin são mais profundos, mais internos; ao passo que os meridianos yang estão próximos à superfície externa e nas áreas das extremidades.

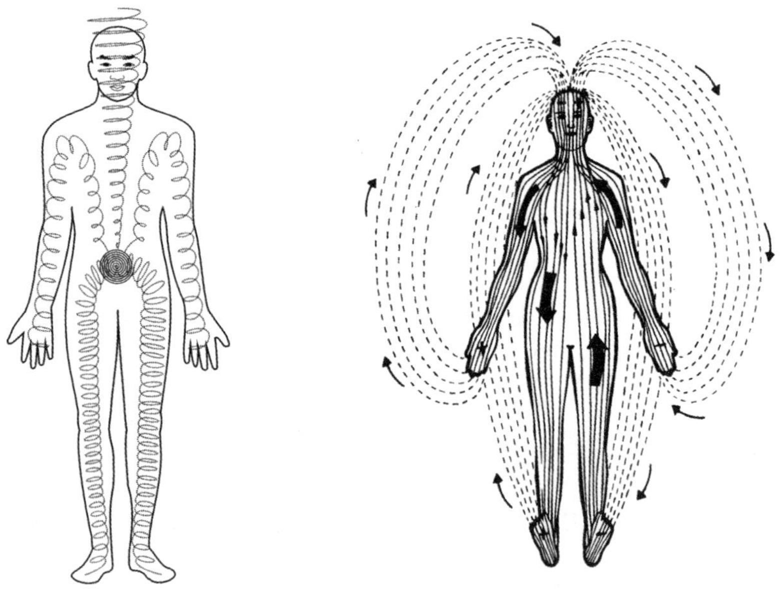

Fig. 1.2 A e Fig. 1.2 B. Padrões de fluxo de chi. A Figura A indica o fluxo de chi desde o centro de armazenamento do Tan Tien para as extremidades do corpo. A Figura B sugere um padrão global estendendo-se das extremidades e depois retornando ao corpo.

1.2 YI

Observe que "o fortalecimento da mente" no sentido pleno (neste contexto do Tao Yin) significa "Yi", o poder mental-visual-cardíaco. Yi (relembrando, pronuncia-se "ii") é a combinação das forças das três mentes.

1. Mente Observadora. A primeira mente é a mente do cérebro e do Olho Interno (Terceiro Olho) localizado na cabeça. Ela é capaz de ter acesso a um estado de consciência superior e também tem acesso às informações recebidas por intermédio dos olhos, ouvidos, nariz e boca. Essa mente pode ser considerada como a mente "observadora" quando tiver sido educada ou treinada; no entanto, até ter sido treinada, ela tem a tendência a desperdiçar energia ao assumir e reagir sem necessidade.

2. Mente Sensível. A segunda mente é a mente do cérebro sensível e perspicaz localizada no abdome inferior; ela não tem acesso direto aos dados de entrada sensoriais dos olhos, ouvidos, nariz e boca. Essa mente obtém consciência como resultado do sentimento obtido com a experiência e a educação. Essas duas mentes se combinam com a mente consciente do coração.

3. Mente Consciente. O cérebro-coração, conhecido como a base da consciência, é acionado ao se sorrir para ele (quando se usa o "Sorriso Interior") e acalmando-o ao sentir amor, alegria e felicidade no Coração. Essa consciência é acionada quando se sente ondas de amor e a energia da compaixão fluindo.

Esses três centros de consciência (Tan Tiens da cabeça, coração e do abdome inferior) se interligam e se fundem de modo que as três mentes estejam concentradas em uma única mente. [No Capítulo 5 há uma discussão suplementar a respeito do Segundo e do Terceiro Cérebros.]

1.3 YIN YANG

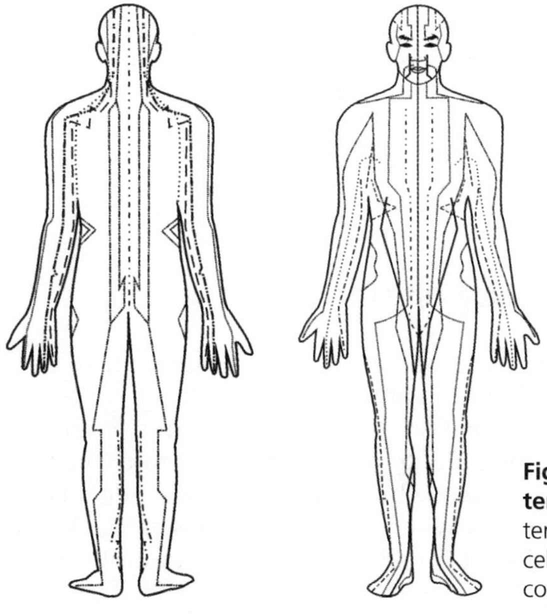

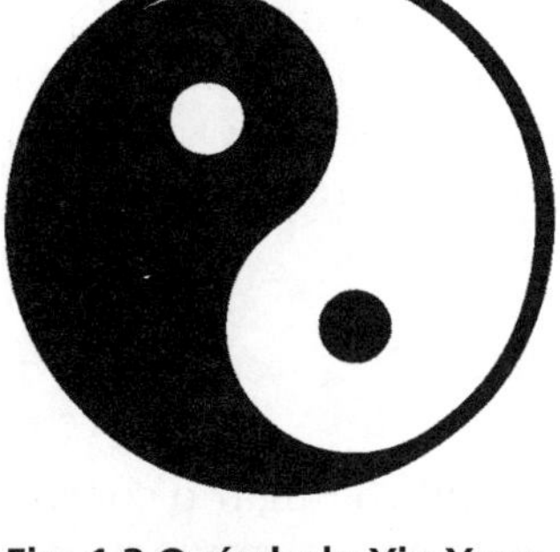

Fig. 1.3 O símbolo Yin Yang.

Fig. 1.4 Chi yin/yang do céu e da terra. A energia yin da terra sobe da terra e flui pela frente do corpo. O chi celeste yang desce do céu e flui pelas costas.

O símbolo Yin Yang sintetiza a relação dinâmica e recíproca da energia, que por sua natureza é sempre mutante. Ela é um redemoinho constante e seu estado flui de um oposto polar para o outro — como quente e frio, úmido e seco, claro e escuro, positivo e negativo. O mesmo acontece com o nosso corpo, incluindo a energia das nossas emoções — amor e ódio, alegria e tristeza.

Além dos padrões internos do fluxo de chi, também existe o chi exterior, que afeta o nosso corpo. Os chineses classificaram o chi do céu como yang, que flui por fora e é expansivo, carregado positivamente, e o chi terrestre como yin, o qual flui por dentro, sendo receptivo e carregado negativamente. Por meio dessas polaridades o homem caminha ereto. De maneira geral, a energia flui pela frente do corpo ao subir da terra, seguindo por dentro das pernas e braços, em direção ao céu. De modo correspondente, a energia desce do céu, fluindo pelas costas, por fora dos braços e pernas, até a terra.

Esse padrão exterior, porém, não deve ser confundido com os modelos dos meridianos internos do corpo. O corpo tem o seu próprio mapa direcional. Os meridianos yin das mãos descem pelos braços. O Meridiano do Estômago, na frente do corpo, flui para baixo, e o Meridiano Governador flui para cima, pelas costas. Existem muitos padrões de fluxo de chi dentro e ao redor de nós.

Embora seja bom ter uma consciência geral do fluxo de chi, não é preciso conhecer os meridianos para ser um bom praticante do Tao Yin. Conhecendo ou não os meridianos, os resultados e benefícios serão praticamente os mesmos. "Dirigir a energia" não significa dirigir o chi pelos meridianos enquanto se praticam as posturas. Ao contrário, durante a fase ativa de um exercício de Tao Yin, deve-se concentrar em executar os movimentos posturais corretamente. O foco deve estar na aplicação e direcionamento da força física com precisão. Não se deve pensar que se está direcionando o chi pelos meridianos. O chi será estimulado e fortalecido nos meridianos afetados como um resultado de ter feito o exercício corretamente. O chi vai fluir depois, durante a fase passiva de repouso entre os exercícios.

1.4 ALONGAMENTO

Por que alongar o corpo? O alongamento traz a energia do interior para o exterior, esticando os meridianos e levando o chi para a superfície. Ele é bom porque permite que a energia flua com facilidade. Junto com as outras técnicas do Tao Yin, o alongamento libera a energia para fluir livremente onde é preciso, equilibrando o chi e restaurando a saúde do corpo como um todo. Ao praticar progressivamente os exercícios de Tao Yin, envolvendo a maioria dos meridianos, os benefícios são multiplicados ao longo de todo o corpo.

Os meridianos podem ser bloqueados por toxinas e tensões físicas, mentais ou emocionais. Assim como uma represa interrompe o curso de um rio, esse bloqueio detém o fluxo e cria estagnação. Acima da barreira, o fluxo se acumula em excesso, e abaixo dela o leito do rio ou canal se esvazia, com um fluxo fraco. Nos termos do corpo, isso cria desequilíbrio, levando à doença e ao mal-estar por causa de um desequilíbrio causado pelo excesso de yang e deficiência de yin (para ilustrar apenas com um exemplo de desequilíbrio). Pelo relaxamento e o alongamento, a energia flui livremente, permitindo que a energia de cura permeie todo o corpo.

1.5 OS MERIDIANOS YIN E YANG

MERIDIANOS YIN	MERIDIANOS YANG
RINS	BEXIGA
FÍGADO	VESÍCULA BILIAR
BAÇO	ESTÔMAGO
CORAÇÃO	INTESTINO DELGADO
PERICÁRDIO	TRIPLO AQUECEDOR
PULMÕES	INTESTINO GROSSO

Consulte o Apêndice, que apresenta ilustrações e explicações.

Talvez seja conveniente consultar os meridianos de chi afetados pelos exercícios de Tao Yin, nos Capítulos 6 a 10 da Parte II, para escolher uma variedade equilibrada de exercícios a ser feita em dias diferentes. Além disso, ao consultar as ilustrações dos meridianos do corpo no Apêndice, é possível escolher alguns exercícios que podem ajudar a melhorar as regiões com problemas. Além disso, o praticante também pode se beneficiar ao acabar se familiarizando com a localização geral dos meridianos. O conhecimento do fluxo de chi nos meridianos durante os períodos de repouso aumenta a eficácia do descanso. Esse conhecimento permite que o praticante direcione a energia relaxada, benfazeja, para a região do meridiano afetado, no sentido de sentir-se mais relaxado ali. Isso assegura que o chi possa fluir mais plenamente, ao se reduzirem as tensões que causam os bloqueios.

1.6 POSTURAS, MOVIMENTOS E CHI

São muitas as posturas e os movimentos nos exercícios de Tao Yin. A ênfase é sempre em alcançar um estado de harmonia entre o corpo e a mente. O Tao Yin se concentra em desenvolver os tendões, relaxar os músculos psoas e o diafragma, desenvolvendo a força e a flexibilidade do corpo, liberando toxinas pela respiração — e educando o "SEGUNDO CÉREBRO" no Tan Tien (abdome inferior) para coordenar e dirigir esses processos. A meta do Tao Yin, assim como a de todas as técnicas internas, é guiar e harmonizar o chi.

O chi é a força vital do Tao em atuação no mundo: na natureza, na sociedade e no corpo humano. Essa força é uma energia em contínua mutação, fluindo sempre, a qual pode aparecer e desaparecer, pode ser forte e fraca, pode ser controlada e também pode ser esmagadora. O chi é o que circula (com características ou tendências variáveis) no ritmo variável das estações climáticas; o chi brilha nos raios solares. A qualidade e o equilíbrio do fluxo de chi são o que constitui a saúde e a doença. O chi afeta a maneira como vivemos, nos movimentamos, comemos e dormimos.

A meta de toda essa prática física é guiar e harmonizar o chi. Guiar significa controlar, fortalecer, aumentar ou diminuir. Harmonizar é ser livre, abrir os canais de energia e estar em concordância com a natureza. Conhecer esse fluxo de energia por todo o corpo, aprender a senti-lo, regulá-lo e abri-lo para que fique perfeitamente suave é outro passo importante nas práticas físicas do aspirante a taoísta.

Esses exercícios usam um estilo específico de movimentos para dirigir a energia para os tendões. Determinadas posturas, assim como o balanceamento emocional do coração e dos rins, relaxam a coluna e os músculos psoas. Relaxar os músculos psoas permite que a energia seja direcionada para dentro da área torácica e para o diafragma. A respiração e a concentração intencional também são usadas para liberar as toxinas que se acumularam no corpo.

Observação: "Músculo psoas" é uma expressão que muitas vezes usamos como se se tratasse de um músculo grande, mas na verdade trata-se de diversos músculos (um complexo de músculos) presos à parte inferior da coluna, ossos pélvicos e ossos dos quadris, que se ligam aos ossos femorais na parte superior das pernas. São esses os "músculos psoas", que normalmente atuam em conjunto e conjugados. Portanto, eles serão sempre mencionados coletivamente como "músculo psoas".

O objetivo final da prática dos exercícios de direcionamento da energia do Tao Yin é tornar-se relaxado, puro, alerta e cheio de energia como uma criança. O Tao Yin pode ser usado para o aperfeiçoamento físico, emocional e espiritual. Embora esses exercícios sejam surpreendentemente simples de executar, também são sofisticados e eficazes em restabelecer a harmonia que perdemos entre nós mesmos, a natureza e o universo. Pessoas de todas as tendências usam o Tao Yin para o desenvolvimento pessoal.

Capítulo 2

ANTECEDENTES DO TAO YIN

Atualmente, na China, como no passado, pessoas de diversas origens e experiências de vida reúnem-se nos parques ao amanhecer para revitalizar o corpo e a mente. Com isso, elas esperam aumentar a sua longevidade. Enquanto a escuridão se dispersa com os raios energizantes do sol nascente, elas executam uma variedade de exercícios que são harmoniosos, variados e antigos como a própria cultura chinesa.

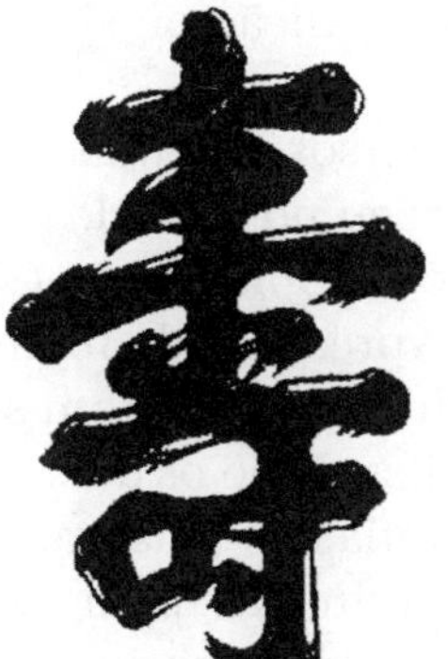

Fig. 2.1 Caractere chinês para a longevidade. (Pronuncia-se "chou", como em "choupana".)

Os exercícios de Tao Yin se desenvolveram a partir das tradições chinesas na medicina, nas artes marciais e nas práticas espirituais do taoísmo e do budismo. O chi, a força vital bioeletromagnética, é um fio condutor comum que interliga esses elementos variados ao longo do tempo e do espaço. Independentemente de as formas de exercícios terem derivado das tradições das artes marciais, do caminho espiritual, dos costumes militares ou das técnicas medicinais, a meta de cultivar, aprimorar e acumular reservas de chi permaneceu constante.

2.1 UMA ROSA, NÃO IMPORTA COMO A CHAMEMOS, SERÁ SEMPRE UMA ROSA

O Tao Yin e o Chi Kung são os nomes mais comuns e amplamente conhecidos desses exercícios. Com uma história de mais de 5 mil anos, essas formas de exercícios receberam muitos nomes e transcrições. Tao Yin, Tao-In, Daoyin, Chi Kung, Qiqong, Qi Gong são as transcrições mais comuns com que o leitor contemporâneo irá se deparar. Existem muitos nomes transcritos como Xingqi (Syingchi), Liandan, Xuangong (Syangong), Jinggong, Dinggong, Xinggong (Syingong), Neigong, Xiudao (Syiudao), Zuoshan (Dzwoshan), Neiyang Gong e Yangsheng Gong — apenas para mencionar alguns —, dependendo de a que tradição ou estilo de prática os nomes são associados. Foi apenas em 1953, quando Liu Guizheng (Gweijeng) escreveu e publicou *Practice on Qigong Therapy,* que o Qigong (Chigong ou Chi Kung) tornou-se conhecido como o nome formal desse campo de prática. Mesmo a grafia transcrita de Chi Kung é diferente (por exemplo, Chi Kung, Qiqong e Qi Gong; o mesmo nome, pronúncias diferentes), dependendo de que tradição ou sistema de transcrição da grafia se esteja usando.

Na verdade, existem diversos sistemas de transcrição. O sistema Wade-Giles (W/G), que prevaleceu no período de 1859—1912, ainda é seguido por muitos. No entanto, o sistema pinyin (PY) de transcrição para a romanização das palavras e expressões da língua chinesa foi adotado pelo governo chinês como o padrão oficial e tem sido usado na República Popular da China desde 1958. Esses são os dois sistemas principais de transcrição que forneceram as grafias de palavras adotadas primeiro pela cultura inglesa e depois disseminadas para os outros países quase sem alteração nenhuma, representando, assim, para o mundo ocidental, nomes, palavras, expressões e conceitos de origem chinesa.

Assim mesmo, ainda existem problemas com ambos os sistemas em relação à coincidência de sons do chinês e o som das línguas ocidentais. Mesmo quando se transcreve o dialeto chinês oficial, o mandarim (ainda há três dialetos principais e muitos outros), W/G e PY transcrevem o chinês para o inglês com palavras que parecem ser completamente diferentes. Ambos os sistemas forneceram palavras que muitos de nós reconhecemos, mas nenhum dos sistemas usa de maneira coerente os sons fonéticos ingleses que lembrem diretamente os sons do chinês falado. Com certeza, há muitas dificuldades inerentes ao processo de transcrição porque o inglês e o chinês provêm de sistemas lingüísticos muitos diferentes, tanto na fala quanto na grafia.

Não obstante, há ainda o sistema de transcrição de Yale, que tenta preencher essa lacuna lingüística usando sons padronizados do inglês para coincidir com os sons da fala chinesa. Aqui incluímos a versão de Yale entre parênteses ao lado das transcrições de W/G e PY para muitas das palavras neste capítulo.

Tao Yin é o nome que adotamos para nos referirmos ao conjunto de exercícios apresentado neste livro. Visualmente falando, gostamos mais da forma "Tao Yin" na nossa capa do que de "Daoyin" ou Tao-In. A versão pinyin é "daoyin". Embora o sistema pinyin seja usado na República Popular da China, muitos termos transcritos no sistema Wade-Giles são mais familiares para o público de língua inglesa e ocidental. Chi Kung em W/G é na verdade pronunciado Chi Gung. Tao e taoísmo convertem-se em Dao e daoísmo na transcrição PY. A pronúncia inglesa para ch'i (chi) e ch'i kung (chi kung) no sistema W/G é mais direta que Qi ou qigong. As pessoas que não estudaram pinyin provavelmente não sabem que o "q", na realidade, pronuncia-se "ch", como em "chuva" no sistema de pronúncia PY.

Em W/G, o som chinês para a consoante "T", com em "Tao", é o som "D"; a consoante é "T", mas aqueles que "estão por dentro" pronunciam "Dao". Para simplificar e ser coerente com as convenções usadas nas nossas publicações correntes, escolhemos ficar com "T" e "Chi" do sistema de transcrição W/G. Por outro lado, optamos por usar palavras de que gostamos que entraram em uso em inglês, independentemente do sistema de que derivam. Nas palavras do famoso poeta americano Walt Whitman, "Se estou me contradizendo, então estou me contradizendo!" As coisas mudam. Assim é o Tao (pronuncie com "D": Dao)!

2.2 A LONGA HISTÓRIA DE SAÚDE, PREVENÇÃO E LONGEVIDADE

O Tao Yin é uma das formas mais antigas e mais diversas de exercícios físicos da história chinesa; esse sistema ocupa uma posição importante nas artes chinesas de preservação da saúde pessoal. Os exercícios conhecidos como Tao Yin são usados como preventivos contra os sintomas de envelhecimento e de doenças, mas também são usados na cura de certas doenças, tanto crônicas quanto agudas. O Tao Yin costuma ser classificado tanto como uma parte do conhecimento médico tradicional quanto entre as diversas práticas de Yangsheng, também conhecidas como Zhisheng (Jrsheng). As técnicas de "alimentação do princípio vital" datam do quarto século a.C., nos textos de *Zhuangzi (Chuangdz)* no segundo século a.C. Elas consistem em adotar um estilo de vida de acordo com princípios psicofísicos do cultivo da energia.

"Arquejar, soprar, chamar, sorver, cuspir a respiração velha para atrair a nova, pendurando-se na barra como um urso e esticando-se como um pássaro, preocupado apenas com a longevidade — assim é a vida do homem sábio que pratica a ginástica, o homem que mantém o seu corpo, esperando viver tanto quanto Pengzu, por mais de oitocentos anos."[1]

Da época do *Zhuangzi (Chuangdz)* até o presente, esses exercícios físicos (ou ginástica, como muitas vezes são traduzidos) têm desempenhado um papel importante na cultura e na medicina chinesas. Registros primitivos desses exercícios foram encontrados em túmulos escondidos, desenhados em tiras de bambu e gravados em pedras. Ainda assim, a maioria desses exercícios primitivos foram transmitidos no *Cânon Taoísta (Daozang* ou *Daodzang),* uma compilação de muitas práticas taoístas, exercícios, filosofias e meditações, publicada durante a dinastia Ming (1368—1644). No entanto, antes disso, em alguns artefatos de cobre da dinastia Shang (1766—1122 a.C.) e da dinastia do Zhou (Jou) ocidental (1122—771 a.C), existem pinturas que reproduzem nitidamente diversas posturas de pessoas do mundo antigo praticando exercícios de Tao Yin. Isso mostra que o Chi Kung e o Tao Yin existiam muito antes da invenção da linguagem escrita.

No século oitavo a.C., a dinastia do Zhou (Jou) ocidental deixou de existir. A Zhou (Jou) oriental foi dividida em dois períodos, o Período da Primavera e do Outono (770—476 a.C.), e o Período dos Estados em Guerra (475—221 a.C.), durante o qual uma centena de escolas de pensamento competiram entre si, impulsionando o Chi Kung a um nível teórico elevado. O Tao Yin desenvolveu-se numa arte razoavelmente sistemática para a preservação da saúde nesse último período. O sábio Lao-Tsé (Lao Dz), a quem se atribui o *Tao Te Ching (Clássico do Caminho do Poder),* sugeriu um método de preservação da saúde pelo controle da respiração. Um livro compilado durante esse período, *Huangdi (Hwangdi) Neijing (O Clássico de Medicina Interior do Imperador Amarelo),* contém registros do Chi Kung, muitos dos quais tratam de métodos de prática, sintomas, efeitos e pontos de aplicação. No livro, um diálogo entre Huangdi (Hwangdi) e Qi (Chi) Bo, um médico de renome, enfatiza a combinação de tratamento médico com os exercícios de Tao Yin.

A China foi unificada pelo Primeiro Imperador, Qin Shi Huangdi (Chin Shr Hwangdi), da dinastia Qin (Chin) (221—207 a.C.). Para fortalecer o seu próprio governo, ele mandou queimar os livros que não fossem aprovados pelo governo Qin (Chin). Logo depois, mesmo os livros mantidos no palácio real se perderam durante a guerra contra Liu Bang, fundador da dinastia Han (206 a.C.—220 d.C.). Felizmente, alguns dos clássicos escaparam desses desastres e foram enterrados como objetos sacrificiais num túmulo em Changsha descoberto em 1974. Foram bem preservados na forma de tiras de bambu e pinturas em seda, incluindo 44 diagramas de Tao Yin do *Tao Yin Tu (Exercícios Ilustrados de Tao Yin).* Existem também cópias do *Tao Te Ching,* do *I Ching* e de alguns livros de medicina, que são todos de grande valor para o estudo do Chi Kung.

O Tao Yin desenvolveu-se posteriormente durante a dinastia Han, quando obteve um reconhecimento generalizado. Muitos textos foram escritos nesse período, como o *Zhuangzi (Chuangdz) (Livro do Mestre Chuang),* escrito por volta de 200 a.C.; *Huainanzi (Hwainandz) (Livro do Mestre Hwainan),* escrito sob o patrocínio de Liu An, neto do primeiro imperador da dinastia Han. E de importância especial para o Chi Kung, no que diz respeito ao "trabalho interior", é o *Cantongqi (Cantongchi) (O Parentesco dos Três),* escrito por Wei Boyang.

Este último tratado é sobre o conhecimento de Wei Boyang sobre alquimia e sua experiência pessoal na preservação da saúde, e ele contém um Brocado com 12 Séries de Tao Yin e uma rotina em pé chamada de Sete Estrelas. Hua Tuo (Hwa Two) (141—208), médico da equipe de Cao Cao (Tsao Tsao) durante os Três Reinos, que era altamente considerado no meio médico chinês, criou o *Wuqinxi (Wuchinsyi)* (brincadeira com os cinco animais), um exercício de Tao Yin que imita os movimentos de tigres, cervos, ursos, macacos e pássaros, e que ainda é bastante difundido atualmente na China. Uma cópia desse exercício é encontrada no *Taishang Laojun (Laojwen) Yangsheng Jue (Jwe) (Fórmulas para a Manutenção da Vida do Senhor Mais Altamente Venerável).*

Xu Xun (Syu Sywen) (239—374) foi um praticante regular dos exercícios de Tao Yin. Ele era chamado Xu (Syu), o Verdadeiro Mestre, e viveu até os 136 anos de idade. Seus conhecimentos de Tao Yin foram mais tarde resumidos num livro muito disseminado, intitulado *Ling Jianzi (Jiandz) (A Arte Prodigiosa da Esgrima).* Ge Hong (281—341), autor de *Zhouhou (Jouhou) Beijifang (Manual de Prescrições para Emergências)* e de *Baopuzi (Baopudz),* disse que os exercícios de Chi Kung serviam para "curar doenças previamente e alcançar a harmonia entre todos os elementos".

A maior inovação no campo do Tao Yin terapêutico ocorreu em 610, quando Chao Yuanfang (550—630), um médico da Academia Médica Imperial, publicou seu *Zhubingyuan Houlun (Jubingyuan Houlwen) (Tratado sobre as Causas e Sintomas das Doenças),* em cinco volumes. Essa obra contém muitas citações de *Yangsheng Fang (Métodos para a Manutenção da Vida),* 1.139 casos médicos e uns 213 exercícios de Tao Yin classificados de acordo com as origens e sintomas de determinadas condições médicas.

Em 652, durante a dinastia Tang, Sun Simiao (Szmiao) (581—682), um clínico de renome, compilou o *Qianjin (Chianjin) Yaofang (Prescrições de Mil Onças de Ouro),* em que introduz diversos exercícios terapêuticos baseados no Chi Kung, notavelmente o Liuzijuc (Liudzjwe). Foi na dinastia Tang que o Tao Yin tornou-se parte oficial da Medicina da Corte e era praticado geralmente pelo especialista em massagens.

No final da dinastia Qing (Ching), o Chi Kung começou a declinar. Nos primeiros dias da República da China (1911—1949), foram publicados alguns livros sobre o Chi Kung. No entanto, com exceção do livro de Jiang Weiqiao (Weichiao's), 1914, *Yinshizi Jingzuofa (Yinshrdz Jingdzwofa) (Méto-*

dos de Sentar-se em Silêncio do Mestre Yinshr), a maioria era de pouco interesse. Como um todo, porém, o Chi Kung foi negligenciado e chegou ao ponto da extinção. Felizmente, ele foi ressuscitado no início dos anos de 1950, quando o governo chinês organizou uma ampla pesquisa a respeito dessa técnica milenar.

2.3 OS ANIMAIS E O TAO YIN

Entre todos os exercícios de ginástica que são considerados de utilidade no tratamento e na prevenção de doenças, o Modelo dos Cinco Animais compreende os mais conhecidos. Esse método costuma ser atribuído a Hua Tuo, médico da equipe de Cao Cao (Tsao Tsao), na época dos Três Reinos. De acordo com a biografia oficial dele, em *Sanguo Zhi (Sangwo Jr) (Memorial dos Três Reinos),* ele esboçou os conceitos fundamentais da sua prática ao seu discípulo Wu Pu.

> "O corpo precisa de uma certa quantidade de movimentos. Esses movimentos servem para equilibrar os lados direito e esquerdo (...) fazendo com que o sangue circule de maneira adequada e prevenindo a ocorrência das doenças.
>
> O corpo humano é como uma dobradiça de porta que nunca tem descanso. É por isso que os taoístas praticam a ginástica. Eles imitam os movimentos do urso, que se pendura de cabeça para baixo numa árvore; da coruja, que vira a cabeça em todas as direções. Eles esticam e curvam a cintura, e movimentam todas as articulações e músculos do corpo, para afugentar o envelhecimento.
>
> Eu também desenvolvi uma série de exercícios que denominei Modelo dos Cinco Animais. Os cinco animais são o tigre, o cervo, o urso, o macaco e o pássaro. A prática do Modelo ajuda a eliminar as doenças e melhora o funcionamento dos membros inferiores. Sempre que sentimos um distúrbio no corpo, devemos praticar um dos cinco Animais até transpirar bastante."

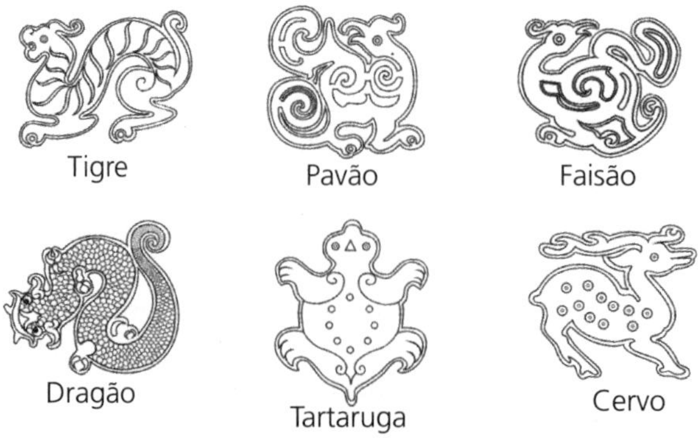

Modelo dos Seis Animais

A maioria dos exercícios deste livro fazem parte do Modelo Animal do Tao Yin. Por exemplo, existem várias séries diferentes de exercícios do Macaco: Brincando no Chão (de costas, 6 exercícios), Sentado numa Pedra Pronto para Pular (2) e cinco outros exercícios do Macaco. Por que tantos exercícios do Macaco? Pode ser por causa da "Mente Macaco", sempre inquieta e ativa. Ela se diverte sozinha, encontrando diversas maneiras de manipular o próprio corpo — o macaco é um ser muito esperto.

Alguns outros nomes de exercícios refletem outros movimentos encontrados na natureza. A idéia é que, pela imitação desses movimentos de maneira natural no nosso corpo, nos harmonizamos com o fluxo natural de forças dentro de nós. Observe títulos como "O Rio Corre pelo Vale" e "Bambu Oscilando ao Vento". Ao encontrar o equilíbrio e a harmonia com as forças naturais internamente, nós podemos nos harmonizar com mais facilidade com as forças naturais ao nosso redor.

Sinta a delicadeza, o controle e o equilíbrio implícitos em "O Grilo Descansa sobre a Flor". Sinta o poder e a estabilidade de "A Montanha Eleva-se do Mar". Experimente os exercícios "Ritual de Amor da Naja" e "O Beija-flor". Sente-se como um "Tigre Descansando na Sombra". Captando o sentido real observado no fluxo natural de energia num movimento na natureza ou em determinados animais, podemos aprender a fazer o movimento corretamente sozinhos. Os taoístas respeitam os seres do reino animal pela força e elasticidade do seu corpo e pela sua energia vital. Todos os exercícios do Tao Yin foram criados para liberar o corpo e cultivar uma abundância de energia.

Como observadores atentos da natureza, os taoístas, do passado e do presente, estabeleceram um terreno comum em que as práticas do Tao Yin podem ser compartilhadas. Podemos observar a natureza para ter uma idéia e uma percepção sobre a execução dos exercícios. Podemos nos observar com uma atitude relaxada, alegre, para descobrir os benefícios de praticá-los corretamente.

Capítulo 3

O TAO YIN E O INTERNATIONAL HEALING TAO

O International Healing Tao é um sistema prático de desenvolvimento pessoal, dando aos alunos e praticantes recursos práticos, tanto interiores quanto exteriores, para melhorar a sua vida. O Tao Yin é uma parte integrante do International Healing Tao como um todo, proporcionando treinamento fundamental para o corpo, a mente e o espírito, com o uso de posturas semelhantes às da Yoga. No International Healing Tao, praticamos uma combinação de técnicas nas posições deitado, sentado, em pé e em movimento, as quais se complementam mutuamente. A sinergia resultante cria uma base forte para o domínio de toda a gama de artes internas.

Os exercícios básicos de Tao Yin apresentados neste livro são praticados especificamente na posição deitado e sentado, que liberam o corpo de maneira que, na maioria das vezes, só podem ser feitos no chão ou numa superfície semelhante. Recomenda-se o uso de um tapete. Na verdade, o Tao Yin é uma forma de exercício/meditação em movimento que é extremamente valiosa por si só, mas também foi criada para melhorar as demais práticas do International Healing Tao (IHT).

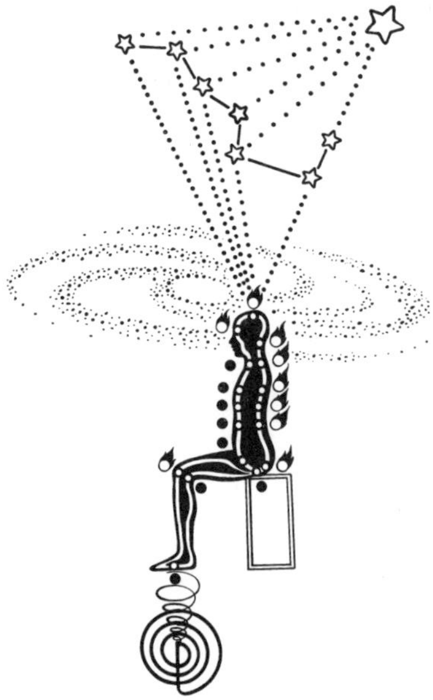

Fig. 3.1 Meditação do despertar da luz de cura. Tendo acesso ao chi universal, ao chi das partículas cósmicas/ambientais e ao chi terrestre.

3.1 TAO YIN: PARTE INTEGRANTE DA PRÁTICA TAOÍSTA COMPLETA

O Tao Yin é uma parte importante do sistema taoísta como um todo. Ele é uma forma de meditação em movimento que relaxa o corpo, desobstrui os meridianos e clareia a mente. Os antigos taoístas descobriram a importância vital de trabalhar com todos os nossos recursos internos e a importância de ter a capacidade de aproveitar a riqueza de potencial interior. Muitos praticantes de Tai Chi, de Chi Kung e das artes marciais usam o Tao Yin como uma maneira de liberar o corpo para movimentar-se com maior força interior.

O sistema taoísta usa uma combinação de práticas na posição deitado, sentado, em pé e em movimento para criar um sistema altamente eficaz de cultivo da energia interna. Embora existam seqüências maravilhosas em pé e em movimento dentro da prática do Tao Yin, apenas as posições deitado e sentado são usadas neste livro de exercícios básicos de Tao Yin. Esses exercícios, muito benéficos por si só, são complementos muito eficazes para técnicas em pé e em movimento de Chi Kung e Tai Chi.

Fig. 3.2 O Pavão Olha a Própria Cauda. Exercício de solo do Tao Yin: condiciona a coluna, os tendões e o músculo psoas.

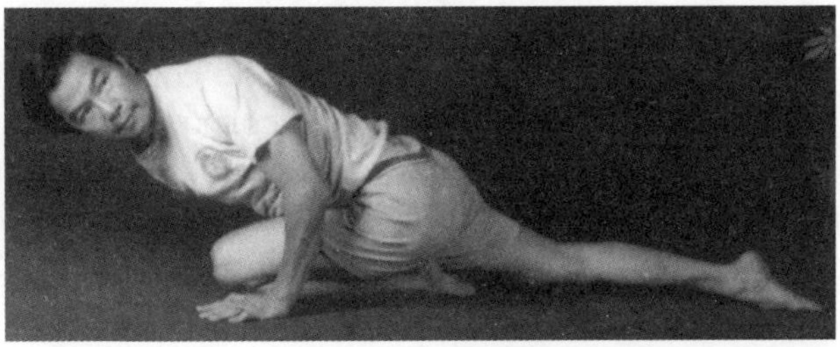

Fig. 3.3 Movimento de Tai Chi.

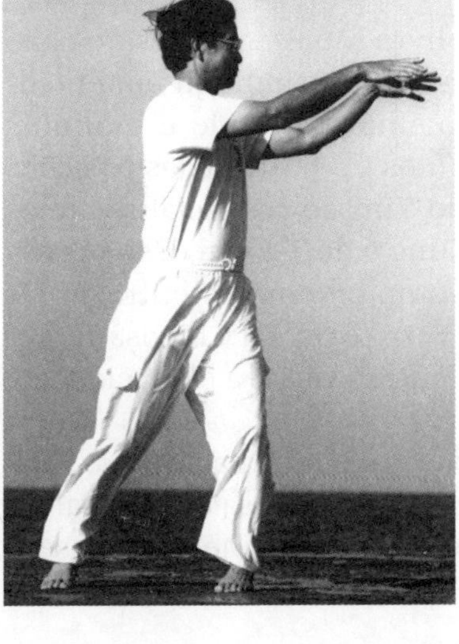

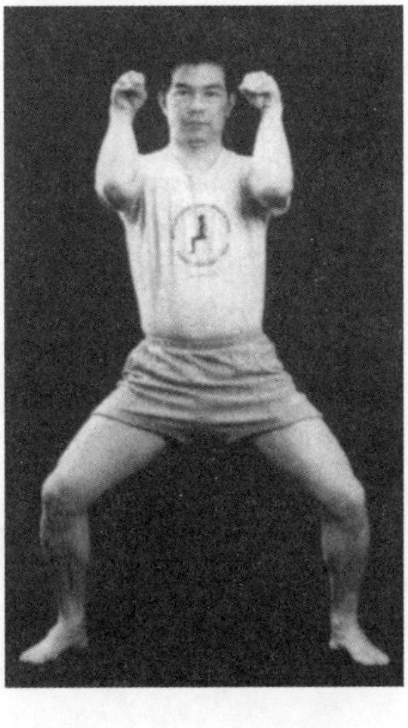

Fig. 3.4 "Recolhendo os Bicos", parte do "Fênix Dourada Lava as Suas Penas" da Camisa de Ferro do Chi Kung.

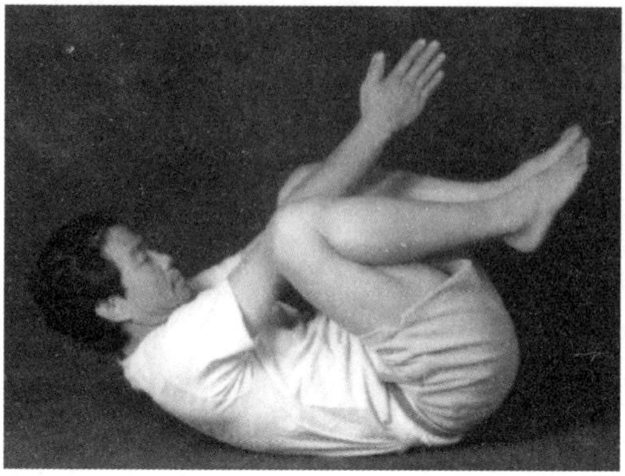

Fig. 3.5 Postura Deitada do Tao Yin.
O Macaco "Reza" com os Cotovelos.

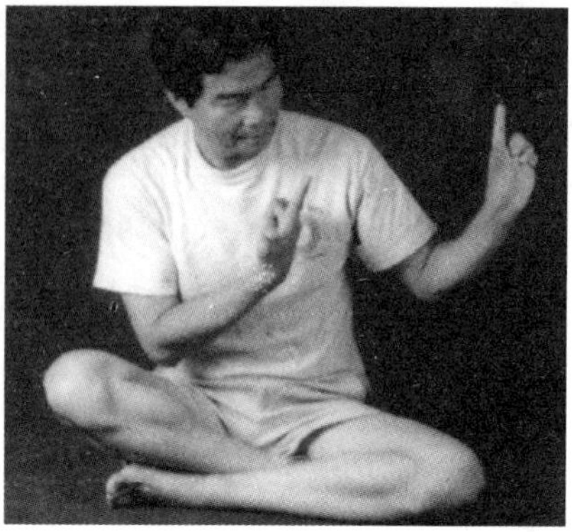

Fig. 3.6 Postura Sentada do Tao Yin.
Vergue o Arco e Atire a Flecha.

Todas as técnicas taoístas complementam-se mutuamente como uma maneira de ir buscar bem no fundo o nosso potencial interno. Por exemplo, o Tao Yin é uma ótima maneira de fazer aquecimento antes de quaisquer técnicas de meditação IHT. Relaxar o corpo, abrir os meridianos e acalmar a mente são essenciais para se aprofundar na meditação. O Tao Yin também ajuda a aprimorar tanto a prática do Tai Chi quanto a do Chi Kung, desenvolvendo a estrutura do corpo, a força dos tendões e uma ligação profunda com o centro do corpo, o Tan Tien e o "Segundo Cérebro". O Tao Yin é uma prática fundamental. Use-a como um meio para alcançar o seu eu interior, descobrindo a unidade de movimentos, o alinhamento do corpo e o fluxo de energia poderosa através de todo o seu ser.

3.2 PRINCÍPIOS DO TAO YIN

Os exercícios e meditações do Tao Yin neste livro são executados no chão em vez de em pé. As posições deitado e sentado possibilitam benefícios exclusivos. O condicionamento alcançado melhora a saúde e o alinhamento estrutural, o que fortalece os movimentos e a postura das posições em pé. Os princípios dos movimentos no Tao Yin são essencialmente os mesmos que os da Camisa de Ferro do Chi Kung e do Tai Chi. Isso permite que as três formas de exercícios sejam complementares entre si. Os princípios básicos do Tao Yin, da Camisa de Ferro e do Tai Chi visam promover o relaxamento, o fluxo de energia, a centralização, a elasticidade e o prazer.

O relaxamento é o primeiro princípio das artes internas. Sem o relaxamento, o corpo fica contraído e tenso, e a mente dispersa e confusa. Os antigos taoístas descobriram que o relaxamento é uma maneira de desenvolver uma flexibilidade e uma força como da água. Manter o corpo tenso drena a nossa energia. O relaxamento libera essa energia para ser usada na saúde e na vitalidade.

A energia, ou chi, é a raiz de todas as artes internas e práticas taoístas. O chi é a força que anima o universo. Ele é a força que permite aos planetas, estrelas e galáxias trabalhar em perfeita harmonia. Ele é a força que cria movimento dentro do corpo, consciência na mente e unidade no espírito. Trabalhando com o chi, os taoístas descobriram a ligação íntima entre nós mesmos, a natureza e o universo inteiro. O Tao Yin é uma maneira muito eficaz de cultivar mais energia no corpo, na mente e no espírito.

Mover-se a partir do centro do corpo é um tema comum para o Tao Yin, o Chi Kung e o Tai Chi. O Tao Yin relaxa a tensão e o enrijecimento para ter acesso ao centro do corpo. Quando existe tensão na região lombar da coluna, contração no músculo psoas e uma perda de energia no Tan Tien inferior, é extremamente difícil mover-se a partir do centro do corpo. O Tao Yin é, portanto, um conjunto de exercícios fundamentais para as práticas de Tai Chi e Chi Kung, uma vez que relaxa a tensão que nos impede de ter acesso ao centro do nosso corpo.

O Tao Yin desenvolve a elasticidade interna do corpo, a combinação de força e flexibilidade. Sem flexibilidade o corpo se torna tenso e rígido, e sem força o corpo não tem poder ou alinhamento. O Tao Yin concentra-se em equilibrar e harmonizar a força com flexibilidade.

O princípio mais importante do Tao Yin é o prazer. Esses exercícios foram criados para produzir mais alegria de viver. Ao praticar o Tao Yin, sorria. O sorriso produz uma sensação de liberdade e relaxamento do corpo e da mente. Divirta-se criando um corpo bonito e forte.

O Tao Yin favorece o Tai Chi e o Chi Kung ao desenvolver o alinhamento e a estrutura do corpo. Muitas pessoas praticam o Tai Chi e o Chi Kung sem a mecânica adequada do corpo. Fazer os exercícios de Tao Yin aumenta consideravelmente a capacidade para o Tai Chi e o Chi Kung. Isso acontece como um resultado do alinhamento da coluna, da respiração consciente e do condicionamento do músculo psoas. E também pela educação do Segundo Cérebro no Tan Tien para coordenar essas funções e assim dirigir os movimentos e a força a partir do centro do corpo.

Essas técnicas relativamente simples e fáceis do Tao Yin têm efeitos muito profundos.

3.3 O TAO YIN E A MEDITAÇÃO

O Tao Yin, em si, é uma forma de meditação em movimento. Ele sustenta todas as técnicas de meditação taoístas ao estimular a energia dos meridianos e clarear a mente. Quando o corpo está fraco e com pouca energia, a meditação torna-se muito difícil. O Tao Yin sustenta o processo

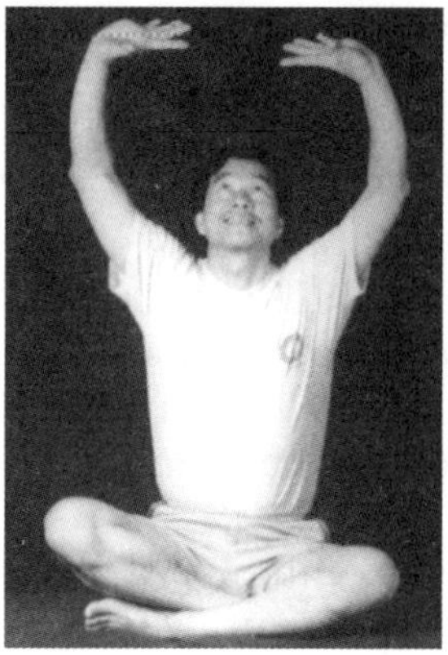

Fig. 3.7 Estimulando o Chi do Sacro para a Coroa. O Dragão Estica a Cauda, as Garras para Cima.

meditativo de uma maneira suave e eficaz, liberando a energia bloqueada e relaxando o corpo.

A meditação educa o indivíduo para sentir, dirigir e cultivar mais energia. O Tao Yin ajuda a abrir a Órbita Microcósmica, o circuito de energia que sobe pela coluna vertebral e desce pela frente do corpo. Essa é uma técnica de meditação essencial, alimentando todos os canais e meridianos do corpo. Fazer circular a energia dentro desse canal elimina bloqueios e impulsiona mais chi para revitalizar o corpo. A Órbita Microcósmica aumenta consideravelmente a quantidade da nossa energia interna.

Os movimentos do Tao Yin facilitam a abertura da Órbita Microcósmica. Por meio da respiração profunda e de movimentos lentos e fortes, os exercícios de Tao Yin proporcionam uma abundância de energia usada para desobstruir os meridianos. Recomenda-se praticar o Tao Yin antes da meditação, como um meio para se preparar para a jornada interior. Depois de praticar o Tao Yin, a meditação ou o que quer que a vida ofereça durante o dia, é especialmente benéfico encerrar o dia equilibrando a energia dos órgãos com a meditação dos Sons de Cura Cósmica antes de ir para a cama.

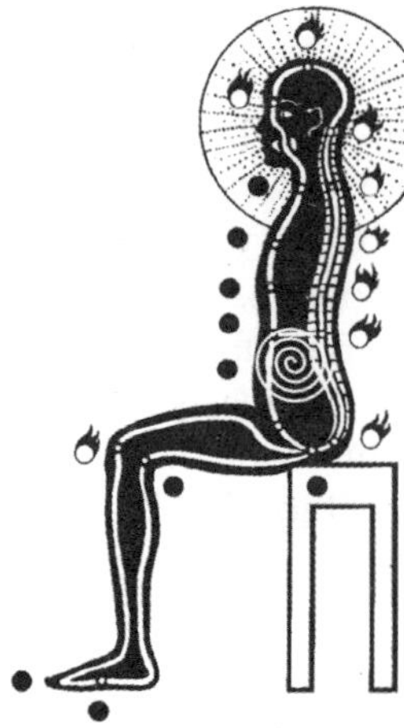

Fig. 3.8 Meditação da Órbita Microcósmica. Canal Governador nas costas. Canal Funcional na frente. Pontos de energia da O.M. e centro energético do Tan Tien.

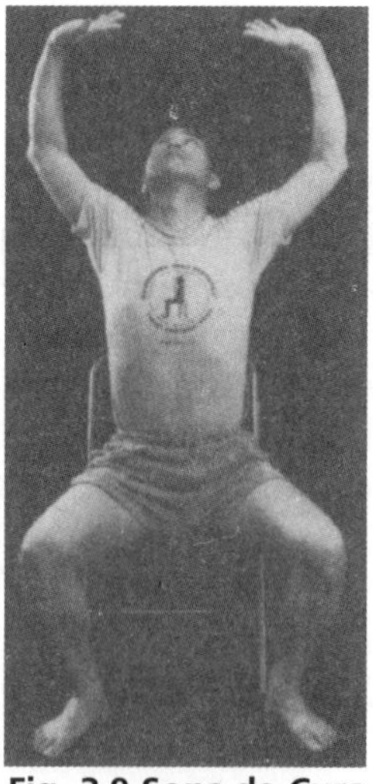

Fig. 3.9 Sons de Cura Cósmica. Equilibram as energias dos órgãos.

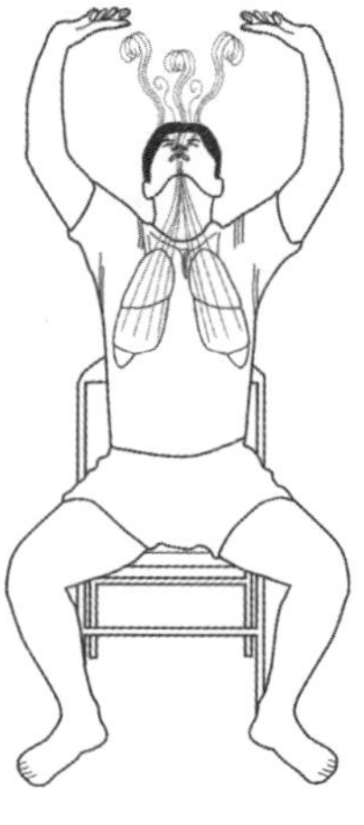

Estimulando os pulmões na meditação dos Sons de Cura Cósmica.

Capítulo 4

ELEMENTOS FÍSICOS EM FOCO

4.1 TENDÕES

O Tao Yin concentra-se nos tendões. Eles são uma parte sempre descuidada do corpo. Quando pensamos em flexibilidade e força, tendemos a pensar nos nossos músculos, mas na verdade os tendões são uma fonte muito mais eficiente de força nos movimentos do nosso corpo. Eles nos oferecem uma flexibilidade dinâmica, um potencial de "recuar com um salto", como a característica que vemos num disparo com um estilingue ou um arco e flecha. Quando observamos um cervo saltando graciosamente no ar, é a flexibilidade e a força dinâmica dos tendões que estamos admirando.

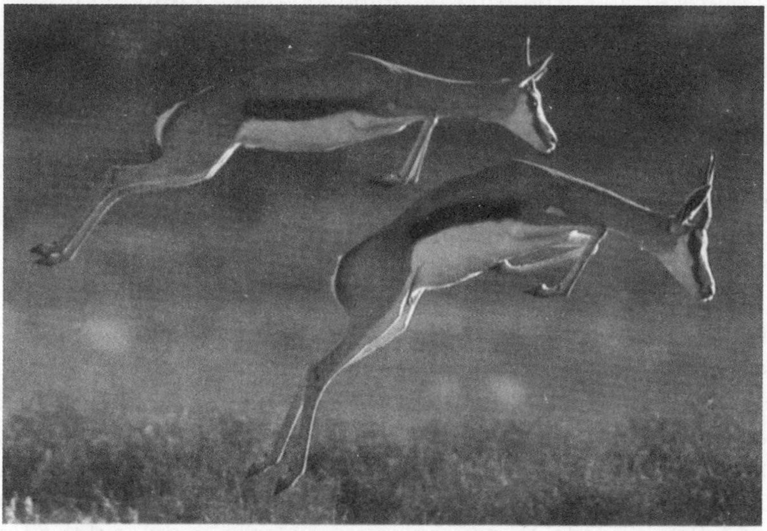

Fig. 4.1 Flexibilidade e força dos tendões. Cervos saltando graciosamente no ar.

Os tendões encontram-se em todo o corpo, ocorrendo onde os músculos se ligam ao esqueleto. O papel dos tendões é sustentar o movimento e a estrutura do corpo, ligando os músculos e os ossos. Os tendões são compostos de um tecido especial chamado de tecido conectivo fibroso denso. O tecido é disposto em feixes de fibras simétricos e densos, que dão uma força enorme, ainda que mantenham a flexibilidade.

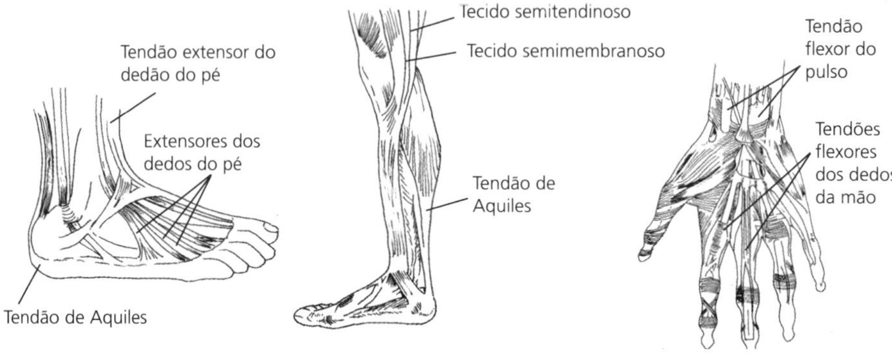

Fig. 4.2 Os tendões ligam os músculos aos ossos em todo o corpo.

Por causa da combinação especial de força e flexibilidade, os tendões têm uma capacidade especial de absorver força ou energia, manter essa energia e depois descarregá-la em forma de movimento. O tendão de Aquiles humano funciona exatamente dessa maneira e pode absorver e agüentar até um quilo de força. Todos os tendões trabalham em conjunto para oferecer ao corpo uma flexibilidade que é tanto vigorosa quanto dinâmica. O corpo humano pode ser usado como uma estrutura para canalizar energia, funcionando como uma antena. O princípio para essa canalização é a mesma para as energias psíquicas ou a força física pura. O que mantém a estrutura esquelética intacta e combinada são os tendões. O condicionamento dos tendões com os exercícios de Tao Yin beneficia diretamente a prática das posturas da Camisa de Ferro do Chi Kung, que são consideradas como práticas básicas no International Healing Tao. As posturas da Camisa de Ferro ajudam o aluno a educar o esqueleto para combinar a força física e canalizá-la. Além disso, por meio desse treinamento, aprende-se a canalizar o chi, ou as energias psíquicas.

Os tendões devem ser tão elásticos quanto tiras de borracha. Depois que uma tira de borracha é esticada, ela retorna à sua forma e dimensões originais. No entanto, se a tira de borracha for esticada em excesso, a sua elasticidade se afrouxa e não retorna à forma original. Os exercícios de Tao Yin empenham-se em alcançar a elasticidade, ou seja, o equilíbrio entre força e flexibilidade. Se esticamos em excesso os músculos e tendões, afrouxamos a força e podemos lesar as nossas articulações. Se apenas desenvolvemos a força, tornamo-nos duros e rígidos, propensos a todos os tipos de lesões. O ponto-chave da nossa prática de saúde é o equilíbrio.

O fator mais importante para alcançar a elasticidade dos tendões é a qualidade dos movimentos. Não se apresse. Se você se movimentar de maneira muito suave e delicada, os tendões vão se fortalecer. Os tendões são elásticos e não gostam de movimentos súbitos. Como uma tira de borracha, se você puxá-los subitamente, eles podem arrebentar. Os tendões não toleram ser mantidos por muito tempo numa mesma posição. Se você puxá-los delicadamente, mantiver a posição por alguns instantes e depois soltar, estará fortalecendo e cultivando os seus tendões. Sim, é possível: você pode fortalecer os seus tendões!

4.2 ESTRUTURA DO TAN TIEN

Nos exercícios de meditação do International Healing Tao — Tai Chi, Camisa de Ferro e Tao Yin — o movimento se origina no Tan Tien. Esse é o centro do corpo na barriga; é a "sede da percepção" e é onde fica o Segundo Cérebro (veja o Capítulo 5). Nessas técnicas, a pessoa educa a percepção existente no Tan Tien inferior, coordenando todos os movimentos do segundo cérebro. O movimento do Tan Tien se expande para a periferia do corpo: braços e pernas, ininterruptamente, até as extremidades dos dedos indicadores das mãos e dos dedões dos pés.

É bem fácil pensar no movimento dessa maneira com a nossa mente, mas é mais difícil mover-se de verdade, coerentemente, a partir do centro. Os exercícios de Tao Yin foram criados para nos ajudar a encontrar o nosso centro de gravidade e educar-nos a agir a partir do segundo cérebro. Eles fortalecem os músculos envolvidos no movimento a partir do Tan Tien e nos permitem realmente nos movermos a partir desse centro considerando todas as possibilidades multidimensionais.

Nas culturas sob a influência ocidental, as pessoas passam a maior parte do tempo sentadas no carro, dirigindo, em vez de caminhar. Nós perdemos a flexibilidade natural do nosso corpo. Nós perdemos a consciência do centro do corpo e da importância de iniciar os movimentos a partir dessa região do corpo. Se realmente tomamos consciência da base das costas, é por causa da dor que se desenvolve ali por falta de uso ou por mau uso. Se tomamos consciência da nossa região abdominal, normalmente é porque ela perdeu a sua constituição plana da juventude e começou a exigir calças com um cós cada vez mais largo. O primeiro passo para recuperar a nossa força e a nossa flexibilidade nesse centro dos movimentos do corpo é tomar consciência dele de uma nova maneira.

Em primeiro lugar, é importante entender a verdadeira estrutura da região que chamamos de Tan Tien. O osso pélvico, a base do Tan Tien, é como uma bacia. Quando somos capazes de realmente descansar o peso da parte superior do corpo nessa bacia, toda a estrutura do nosso corpo muda, uma vez que o peso que normalmente carregamos nos ombros e na parte superior do corpo tem um lugar para descansar, assim o corpo como um todo começa a se sentir mais à vontade.

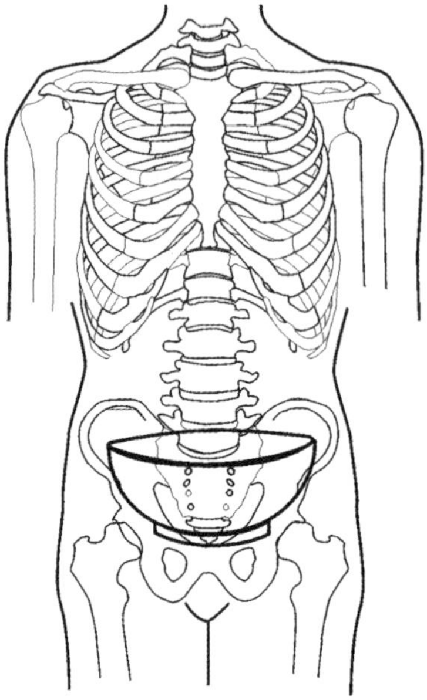

Fig. 4.3 Bacia do Tan Tien. O desenho de uma "bacia" sobreposto à região pélvica mostra a estrutura óssea como uma bacia.

A região pélvica é constituída de um grupo de ossos muito fortes, que na verdade têm a forma de uma bacia. Existem diversos espaços para a passagem dos vasos sanguíneos, nervos e músculos, do abdome para as pernas. A essa estrutura óssea estão ligados alguns dos músculos mais fortes do corpo — os iliopsoas, o eretor femoral, os adutores e os jarretes. Esses músculos todos estão envolvidos nos mais diversos movimentos do corpo.

4.3 MÚSCULO PSOAS: AS COSTAS DO TAN TIEN

O que é o "psoas". Muitos exercícios de Tao Yin visam o músculo psoas, por causa da importante ligação que estabelece entre a base da coluna e a região pélvica e as pernas. Além disso, o foco no psoas é ainda mais justificado por causa do papel fundamental que esse conjunto de músculos tem principalmente no seu relacionamento com os rins, o coração e o diafragma torácico. É claro que outros músculos, tendões e ligamentos na região do psoas também são importantes. Eles se beneficiam dos exercícios destinados ao complexo psoas.

O músculo psoas é um dos mais complicados e mais importantes músculos a serem analisados ao estudar o Tao Yin, a Camisa de Ferro do Chi Kung ou o Tai Chi. Ele faz parte de um dos maiores complexos musculares do corpo e é a chave para a maioria dos casos de desequilíbrios musculares. "Assento da Alma", "Solo da Alma" e também "Músculo da Alma" são expressões reverenciando o psoas como o músculo mais importante. Esses nomes são uma indicação da importância vital que o psoas tem em relação à nossa estrutura, aos órgãos do corpo e ao estado energético do nosso ser. Ele desempenha um papel decisivo na manutenção do equilíbrio estrutural do corpo. Além disso, a importância dessas designações torna-se mais clara quando entendemos que o complexo muscular do psoas sustenta e segura os órgãos do abdome inferior — a "bacia" do Tan Tien, local do Segundo Cérebro. Ele também oferece sustentação de amortecimento para a parte de trás do Tan Tien, protegendo os rins. E pelo seu relacionamento com os rins, ele tem uma ligação com o coração. Além disso, ele também se relaciona com o diafragma torácico, o músculo da respiração, por meio da conexão da bainha fascial.

O complexo muscular do psoas é uma musculatura plana e larga na base das costas. Assim como um polvo, ele tem ramificações que se estendem em muitas direções desde ambos os lados das vértebras inferiores da coluna. Ele tem dois segmentos em sua origem, o psoas maior e o psoas menor, que se ligam à décima segunda vértebra torácica (T12) e a cada uma das cinco vértebras lombares (L1-L5). O psoas maior é de longe o maior dos dois segmentos e atrai a maior parte das atenções; origina-se nas apófises transversais de T12 e L1-L5 e passa por baixo do ligamento inguinal na região da virilha, enquanto desce pela superfície frontal dos ossos ilíacos da pelve. O psoas maior insere-se na apófise inferior do trocanter, na região frontal interior do osso femoral superior (o osso grande na parte superior da perna). Já o psoas menor, compartilha as mesmas origens do psoas maior, mas se insere no ligamento sacrois-

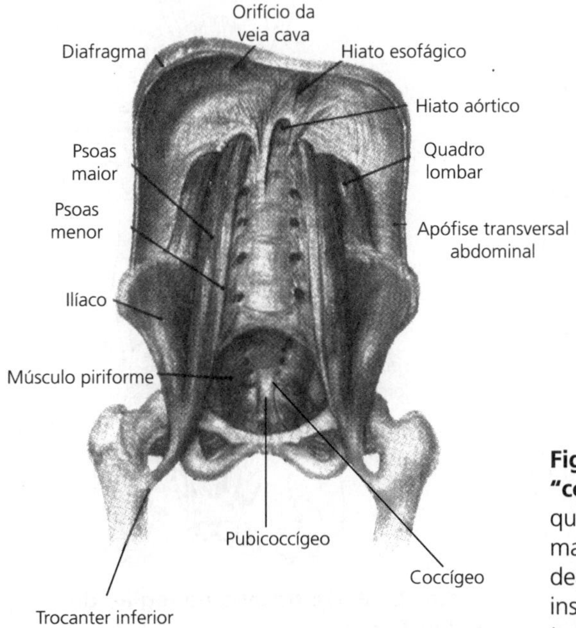

Fig. 4.4 Lado dianteiro das "costas do Tan Tien". Observe que o ilíaco se junta com o psoas maior para formar o iliopsoas, que depois se funde no tendão e se insere na apófise inferior do trocanter.

quiático. Esse ligamento se liga à tuberosidade isquiática (na parte de trás do osso usado para sentar).

Na verdade, o psoas maior é a porção superior do músculo iliopsoas. Outro componente importante do músculo iliopsoas é chamado de músculo ilíaco. O músculo ilíaco é amplamente ligado à face superior dianteira da região ilíaca dos ossos pélvicos e à parte superior do sacro. Essa porção ilíaca do músculo liga-se à parte inferior do psoas maior, fundindo-se como um único músculo, mais ou menos ao nível da articulação do quadril. Ela tem a mesma ligação tendinosa com o trocanter inferior do osso femoral, logo abaixo da articulação do quadril. Portanto, o músculo completo recebe o nome de músculo iliopsoas.

Indiretamente, o psoas maior pode ser considerado como tendo uma conexão com o sacro por meio do músculo piriforme. O piriforme liga-se diretamente aos lados da superfície dianteira do sacro a partir das apófises maiores do trocanter, localizadas nas porções traseiras exteriores dos ossos femorais, junto às articulações do quadril. Uma vez que o psoas maior se liga ao trocanter inferior na parte dianteira interna dos fêmures, uma força exercida sobre um trocanter afetaria o outro. Existem diversos músculos na região pélvica que têm inter-relacionamentos semelhantes com o psoas maior.

Além da importância vital do psoas no funcionamento estrutural do corpo, esse complexo muscular também desempenha um papel decisivo

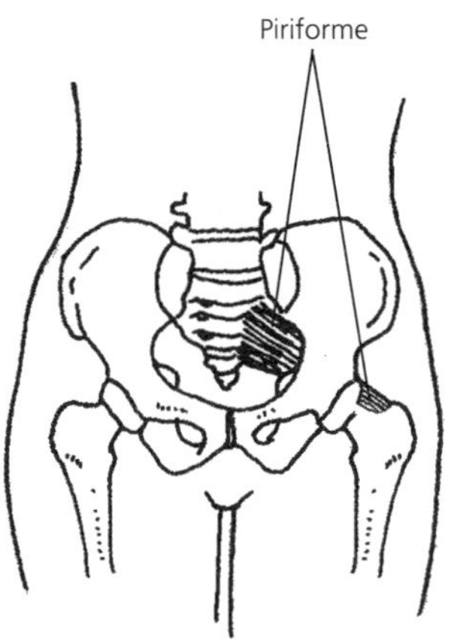

Fig. 4.5 O músculo piriforme liga-se do trocanter superior até o sacro.

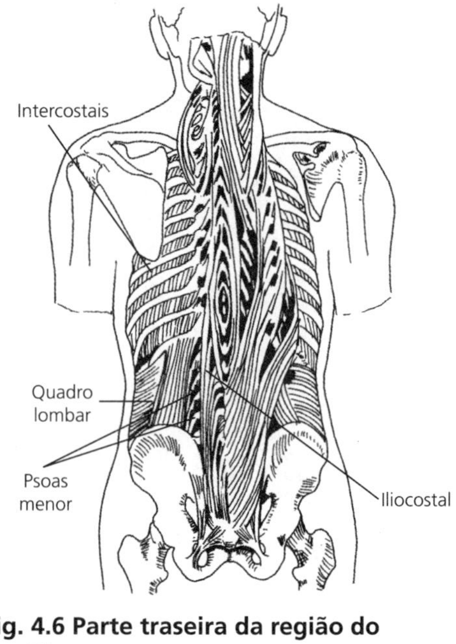

Fig. 4.6 Parte traseira da região do Tan Tien.

do ponto de vista energético. O psoas está intimamente relacionado aos rins, uma vez que estes estão posicionados diretamente na superfície dianteira de cada músculo psoas de cada lado da coluna. Nessa região, ao lado dos músculos do quadro lombar, o músculo psoas forma a parte de trás da parede abdominal. Em razão do contato físico direto e constante com os rins, ele é afetado pelo calor ou frio dos rins e vice-versa. Além disso, os ureteres que descem dos rins para a bexiga abraçam as superfícies dianteiras do psoas, mantendo também a conexão energética dos rins.

Os dois músculos "psoas maiores" formam o componente principal do complexo psoas em que se concentram os exercícios do Tao Yin. Coletivamente, são a eles que nos referimos quando usamos o termo "psoas" no singular — como se fossem um único músculo —, porque eles normalmente agem em conjunto como um músculo só.

A maior energia e força cinética do corpo humano é gerada pelas articulações dos quadris, ao redor das quais está ligado o músculo psoas. Se você não conseguir abrir a bacia pélvica (os ossos ilíacos das costas) e não aprender a diferenciar ambos os lados, a força das articulações dos seus quadris será muito limitada. Essa falta de consciência e de movimento também causa perdas secundárias de movimento e, assim, geralmente causa dor em outras partes do corpo, juntamente com uma sensação de fraqueza e impotência no nível emocional.

A região da virilha, na parte dianteira da bacia do Tan Tien inferior, ao lado do declive do sacro/cóccix da parte inferior da coluna nas costas, forma o importantíssimo "KUA". Nos movimentos de Tai Chi, é decisiva a transferência de força da terra entre as pernas e o kua, e das pernas para a parte superior do corpo (e vice-versa) por meio do kua. Os praticantes

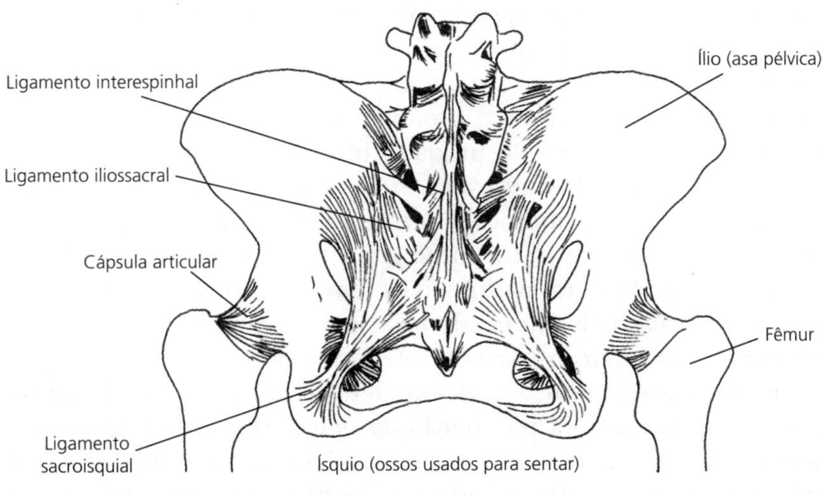

Fig. 4.7 Visão traseira do kua e seus componentes ósseos e ligamentosos.

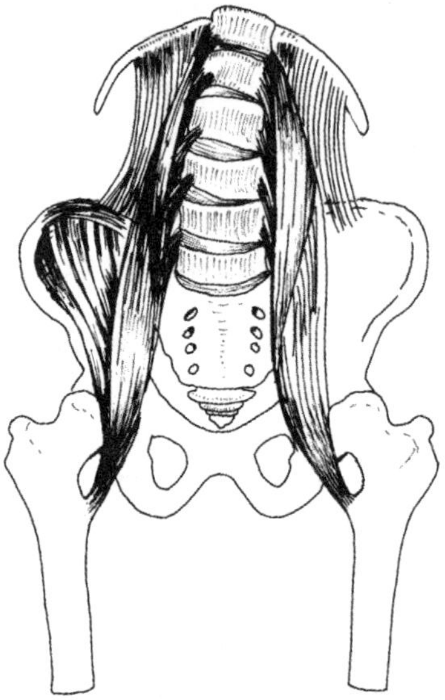

Fig. 4.8 O psoas curto demais de um lado.

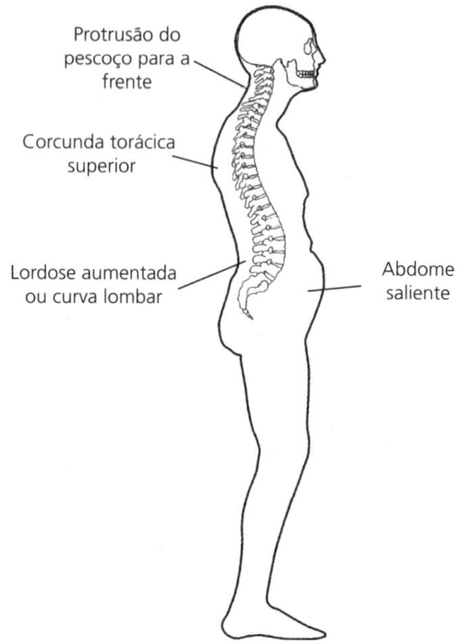

Fig. 4.9 O psoas sofrendo um desalinhamento encurvado.

sérios treinam diligentemente tanto as posturas em pé do Chi Kung quanto as de Tai Chi, para melhorar a eficácia do seu alinhamento do kua e para fortalecer e suavizar a transferência de força (nos níveis físico e sutil). O treinamento e o condicionamento pelo Tao Yin do complexo muscular do psoas têm um valor inestimável para desenvolver o kua — e, é claro, para a saúde superior em geral.

Uma vez que o Tan Tien esteja energizado e fortalecido, a sensação e a realização do vigor e da força produzirão a impressão de bem-estar, equilíbrio e um sentimento de unidade interna no corpo. O músculo psoas está relacionado a todo o trabalho das costas, dos quadris e da região pélvica. Em seu funcionamento normal, o psoas também ajuda a coxa a se mover para a frente assim como girar para fora no encaixe do quadril. Ele causa a curvatura natural da coluna e controla a inclinação pélvica, um dos principais fatores de postura corporal adequada.

Durante o caminhar, o músculo psoas inicia o movimento empurrando as pernas para a frente, e também determina amplamente a postura corporal ao estabelecer a inclinação da pelve. Se o músculo psoas se encurta por causa de uma tensão desnecessária ou excessiva, isso pode levar tudo mais ao desequilíbrio, fazendo com que a pessoa tenha os ombros encurvados e adote uma postura corcunda ou com as costas encurvadas. O encurtamento do psoas também pode atrair o fêmur (o osso da coxa), fazendo com que a parte superior da perna gire para fora. A parte inferior da perna gira para compensar, torcendo os dois ossos inferiores da perna, a tíbia e a fíbula, tirando-as de seu relacionamento adequado. A tração produz um efeito de torcedura, girando para fora. Essa torção também pode impedir que o pé se estenda por completo no solo. A postura do pé durante o caminhar pode produzir uma fonte adicional de tensão e dor em todo o corpo.

O psoas também pode estar curto demais apenas de um lado, fazendo com que muitos dos músculos de ambos os lados do corpo exerçam uma tração de um dos lados. Essa compensação pode causar pé chato, pernas tortas, com os joelhos para dentro ou para fora, falta de firmeza dos tornozelos, cãibras nos arcos dos pés, inclinação da pelve para um lado, dor e sensibilidade ou rigidez da coluna. A tração do músculo psoas pode provocar tal rigidez que os ossos da coxa tornam-se incapazes de girar de maneira adequada, o que irá causar atritos no encaixe do osso ilíaco.

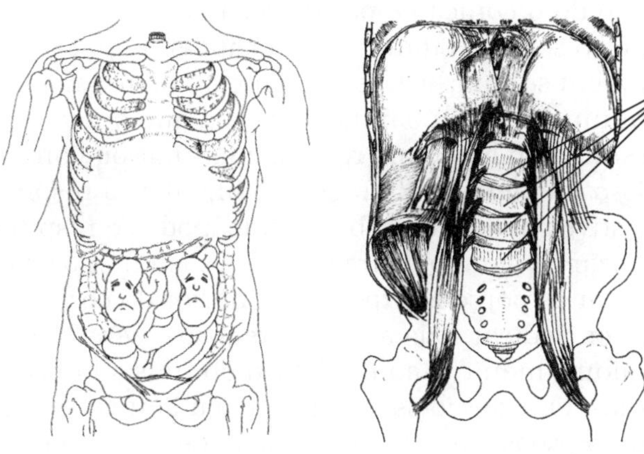

Fig. 4.10 As emoções dos rins afetam o psoas. O frio ou o psoas contraído afeta os rins e causa desalinhamento vertebral.

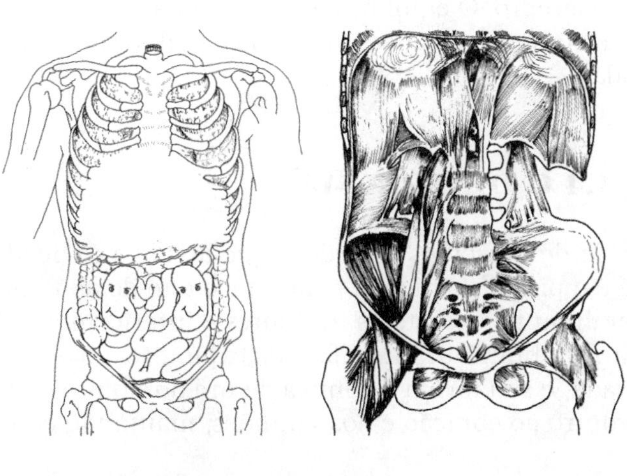

Fig. 4.11 O psoas como uma base de suporte embaixo (...) próximo aos rins, atrás do Tan Tien (...) órgãos seguros e felizes. Com os exercícios do Tao Yin, os rins, o psoas e a região lombar da coluna são aquecidos e energizados.

Quando está relaxado e em seu comprimento adequado, o psoas oferece uma base de suporte para os órgãos do abdome inferior. O músculo psoas acha-se próximo aos rins. Todas as emoções que afetam os rins também irão afetar o psoas. Os rins, sendo associados ao elemento água na medicina chinesa, são afetados pelo frio, a ansiedade e o medo. Essas emoções produzem um efeito resfriador sobre os rins, o psoas e até mesmo na base das costas. Essas emoções, com o tempo, podem travar a base das costas e o músculo psoas. Inversamente, o frio ou as contrações do psoas podem provocar reações adversas sobre os rins. O psoas e os rins reagem positivamente ao calor.

Os rins e o coração também estão relacionados. Quando o coração está superaquecido, os rins se ressecam. Quando o coração está frio demais, os rins se congelam. Não importa o que você faça, o coração e os rins se correspondem. Em conseqüência, as condições negativas resultantes do relacionamento coração-rins vão afetar o psoas e vice-versa. A primeira coisa a aprender nesses exercícios é moderar o aquecimento do coração e do pericárdio e aumentar o afluxo da água yin dos rins e das "Fontes Borbulhantes". Quando o coração e os rins estão equilibrados, o psoas relaxa. Veja a ilustração sobre o Equilíbrio Emocional na p. 53.

O músculo psoas também se interliga fisicamente ao diafragma pela fáscia. O diafragma tem uma faixa ou bainha de fáscia que desce e se liga ao músculo psoas. Assim, caso haja uma rigidez muscular ou contrações na base das costas, isso irá afetar o diafragma e dificultar a respiração. Se o músculo psoas estiver maleável, sob controle, pode-se respirar mais profundamente e utilizar o vigor do diafragma para sustentar os movimentos e ajudar a interligar as porções superior e inferior do corpo.

Sem dúvida, precisamos dedicar toda a nossa atenção e sensibilidade ao fortalecimento, ao alongamento e ao equilíbrio do músculo psoas nas nossas atividades diárias. Os exercícios de Tao Yin ajudam você a tomar consciência do músculo psoas e a assegurar que ele esteja em boas condições, ao mesmo tempo que dedica mais atenção ao centro do corpo e à educação do Segundo Cérebro. O equilíbrio e a harmonia da região do psoas desenvolvem a força interior, fortalecem a alma e melhoram a qualidade geral da nossa vida.

4.4 O DIAFRAGMA

O diafragma é uma parede de músculos e tendões que divide a cavidade peitoral do abdome. Ele é o piso da cavidade peitoral e o teto do abdome. O diafragma liga-se lateralmente às costelas inferiores e inferiormente à região lombar da coluna vertebral. Durante a fase da expiração, ele se encontra em posição relaxada, e sua forma é como a de um domo projetando-se para cima, de encontro ao coração e aos pulmões, mantendo esses

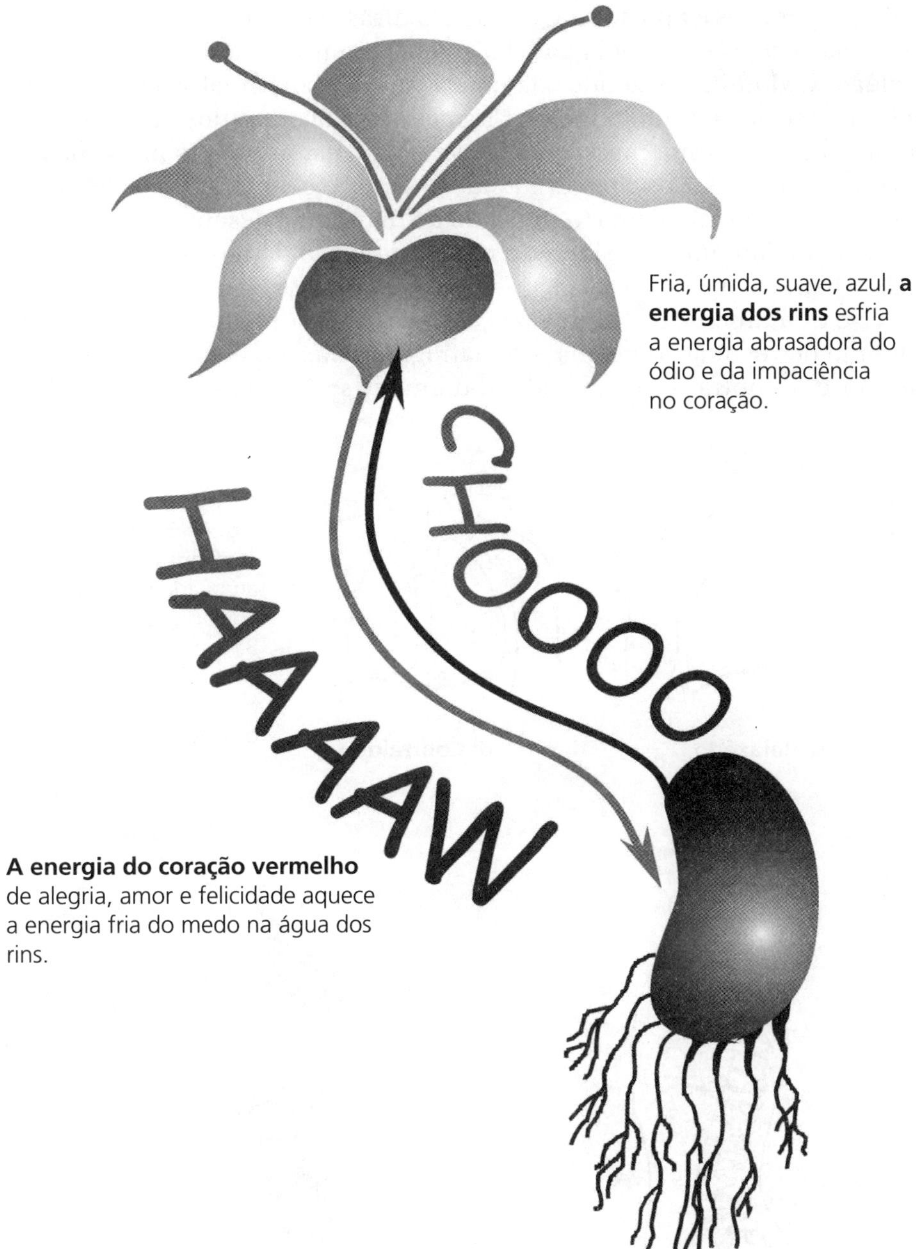
Fria, úmida, suave, azul, **a energia dos rins** esfria a energia abrasadora do ódio e da impaciência no coração.
CHOOOOO
HAAAAW
A energia do coração vermelho de alegria, amor e felicidade aquece a energia fria do medo na água dos rins.

Fig. 4.12 Equilíbrio da Energia Emocional do Coração e dos Rins. Os sons subvocais correspondentes aos órgãos, Choo-o-o para os rins e Ha-a-aw para o coração, são expressos durante a exalação. Esses sons são emprestados da técnica de meditação dos Sons de Cura Cósmica. Essa técnica faz parte da Meditação do Lótus, no Capítulo 6.

órgãos suspensos e apoiados. Quando o diafragma se contrai durante a fase de inalação, ele se nivela para baixo ao encontro de todos os órgãos na cavidade abdominal, fazendo com que a parede abdominal se expanda para fora. Esse achatamento inferior ritmado ao encontro dos órgãos do abdome atua como uma massagem suave para o estômago, os intestinos, o fígado, o pâncreas e os rins. Erguendo o coração e ventilando os fogos da digestão e do metabolismo, o músculo do diafragma desempenha um papel não amplamente considerado na manutenção da nossa saúde, vitalidade e bem-estar.

No treinamento da Força Vazia, em conjunto com o Tao Yin, esse movimento de respiração normal do diafragma relaxado e contraído e a expansão e a contração da parede abdominal serão mais desenvolvidos.

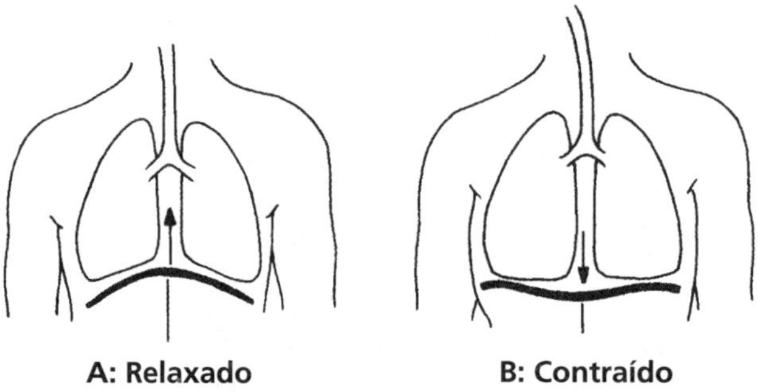

Fig. 4.13 A e B.
Diafragma: A: relaxado, arqueado de encontro ao coração e pulmões. B: contraído, achatado para baixo, massageia o estômago, o fígado, o pâncreas e os rins.

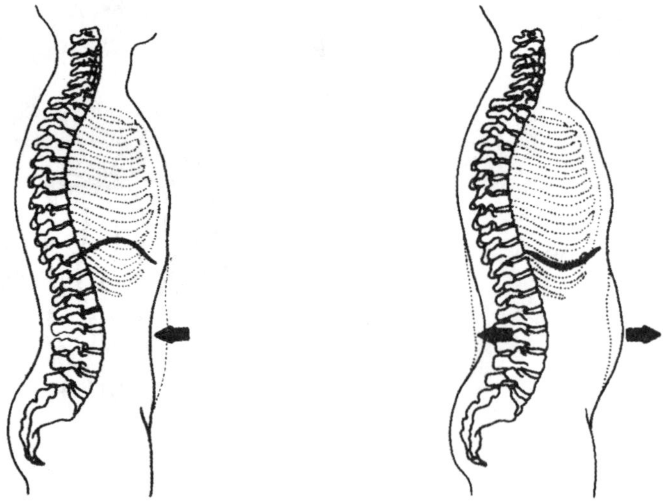

Fig. 4.14 Exalação.
O movimento abdominal com a exalação do diafragma: os órgãos se elevam e a barriga se achata.

Fig. 4.15 Inalação.
Os órgãos são pressionados para baixo e a barriga se expande para fora.

Achatando a barriga para trás em direção à coluna e pondo o ar para fora, movendo assim o gás preso e o chi estagnado no abdome, a pessoa cria um vácuo e uma força de sucção resultante. Com a respiração para fora e movendo o diafragma para cima e para baixo, obtêm-se melhores benefícios na massagem dos órgãos. A força vazia também é usada para ajudar a direcionar o chi nos movimentos do Tao Yin.

O diafragma é conhecido como o "Músculo Espiritual". A respiração atrai a energia vital, o chi, que corre por todo o corpo. Nesse sentido interno sutil, a respiração ou sopro significa espírito e é a conexão entre o corpo e a alma. O bloqueio da respiração é o começo da maioria das doenças e indisposições no corpo e na mente. Os exercícios de Tao Yin dirigem a energia para relaxar o diafragma, eliminam bloqueios e restauram o fluxo suave da energia dentro do organismo.

A respiração facilita o fluxo interno da energia vital por todo o corpo; esse processo é uma parte essencial da nossa saúde. Basta bloquear essa força, essa energia da respiração, para adoecermos. Na prática taoísta, esse aspecto interno da respiração, a respiração primordial, é considerado como o elemento mais importante, que é chamado de "ch'i".[2] No International Healing Tao, costumamos nos referir a esse componente interno da respiração como respiração sutil ou respiração elétrica, para distingui-lo do aspecto exterior do oxigênio respirado através do nariz para os pulmões. O Tao Yin é a técnica de respirar e movimentar a energia vital.

O *stress* e o condicionamento emocional têm uma influência profunda sobre a respiração. A respiração fica presa e congestionada pelo *stress*. O diafragma se contrai e enrijece e a respiração se torna uma questão de movimentos das costelas para cima e para baixo em paradas espasmódicas. A respiração fluente e ritmada de um diafragma relaxado se perde quando ficamos gravemente perturbados. O descanso e o relaxamento restabelecem esse fluxo ritmado, mas, a exemplo dos outros músculos do corpo, o diafragma acaba sendo submetido a uma tensão excessiva.

No Tao, dizemos que a toxina número um do nosso corpo são as emoções negativas. Precisamos transformar as emoções negativas improdutivas em emoções positivas e de boa qualidade. O diafragma reage ao *stress* de maneira negativa. Quando as pessoas estão sob o efeito do *stress*, sua respiração é constrangida. O Tao Yin e o sorriso interior são uma maneira de transformar o *stress* em energia e transformar o negativo em positivo.

A principal energia queimada no nosso corpo é a glicose. A glicose deriva dos carboidratos que ingerimos. A nossa alimentação normalmente é constituída de 70% de carboidratos, que se decompõem em glicose, a qual nos dá energia. O subproduto que não é queimado é o dióxido de carbono, o qual liberamos através da respiração. Quando aprendemos a respirar de maneira adequada, 70% das toxinas são expelidas do corpo. Infelizmente, a maioria de nós não respira de maneira adequada. Quando aprendemos a respirar corretamente, liberamos dióxido de carbono para a natureza, para as plantas e as árvores, que usam as toxinas do nosso corpo como nutrientes e nos devolvem o oxigênio.

Se não relaxamos os músculos e o diafragma e respiramos plenamente, as toxinas se acumulam nas articulações, causando dores nas articulações e músculos. Se as toxinas se acumulam, elas enrijecem as articulações e tendões. O Tao Yin foi criado para nos ajudar a relaxar articulações, tendões e músculos. É muito importante descansar e respirar para as regiões em que você sente tensão depois de cada movimento. Por fim, você vai sentir as toxinas saindo do seu corpo. É muito importante que você dirija a energia durante os períodos de descanso, e é por isso que esses exercícios são chamados de Tao Yin.

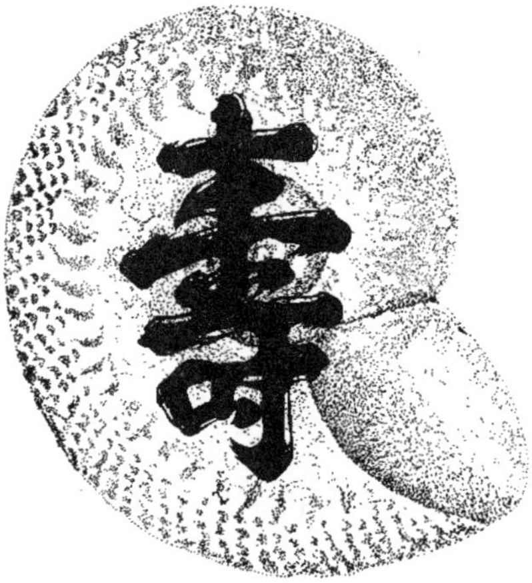

Capítulo 5

A CONSCIÊNCIA DO TAN TIEN: O SEGUNDO CÉREBRO

Além da sua importância como o centro de controle dos mecanismos da estrutura física do corpo, o Tan Tien também abriga um tesouro de importância ainda mais significativa. Trata-se de um segredo bem guardado no mundo ocidental, assim como na maioria do resto do mundo: o nosso SEGUNDO CÉREBRO. A maioria de nós que estudamos o taoísmo no Chi Kung, no Tai Chi, nas diversas meditações baseadas no chi ou nas técnicas de cura sempre ouvimos a advertência: "Tome consciência do seu Tan Tien." No entanto, será que a maioria das pessoas realmente "capta" o significado da determinação para estar sempre consciente do Tan Tien? Provavelmente, não. Além do mais, será que usamos o nosso Segundo Cérebro sempre que podemos? Definitivamente, não.

Em termos ocidentais, será que realmente entendemos "Tome consciência do seu Tan Tien" como sendo uma maneira de educar a consciência e a sensibilidade, como educar um cérebro na região abdominal, no nosso Tan Tien? Provavelmente, não. Em todo o mundo, existem instituições para educar o cérebro na cabeça. Isso está certo. Mas e quanto a educar o "segundo cérebro" na região abdominal? Eu não pensava no assunto exatamente assim em termos ocidentais tampouco, ainda que fosse exatamente isso que eu tivesse feito durante toda a minha vida de aprendizado e ensinamento do taoísmo.

5.1 REVELAÇÃO PESSOAL

De repente, comecei a entender algumas coisas que são tão simples e tão importantes, e é isso que pretendo compartilhar com você. Tudo começou em 1994, em Los Angeles, quando uma psicóloga clínica de lá, a dra. Rhonda Jessum, quis começar a fazer testes comigo. Eu concordei em participar dos testes, mas na ocasião não dava o devido valor a todas aquelas máquinas. No entanto, descobri que, quando fazia a meditação do Sorriso Interior, as minhas ondas cerebrais caíam radicalmente — mas ao mesmo tempo as minhas ondas "beta" aumentavam a um nível muito alto. Isso significa que as ondas mostravam que eu podia estar dirigindo um

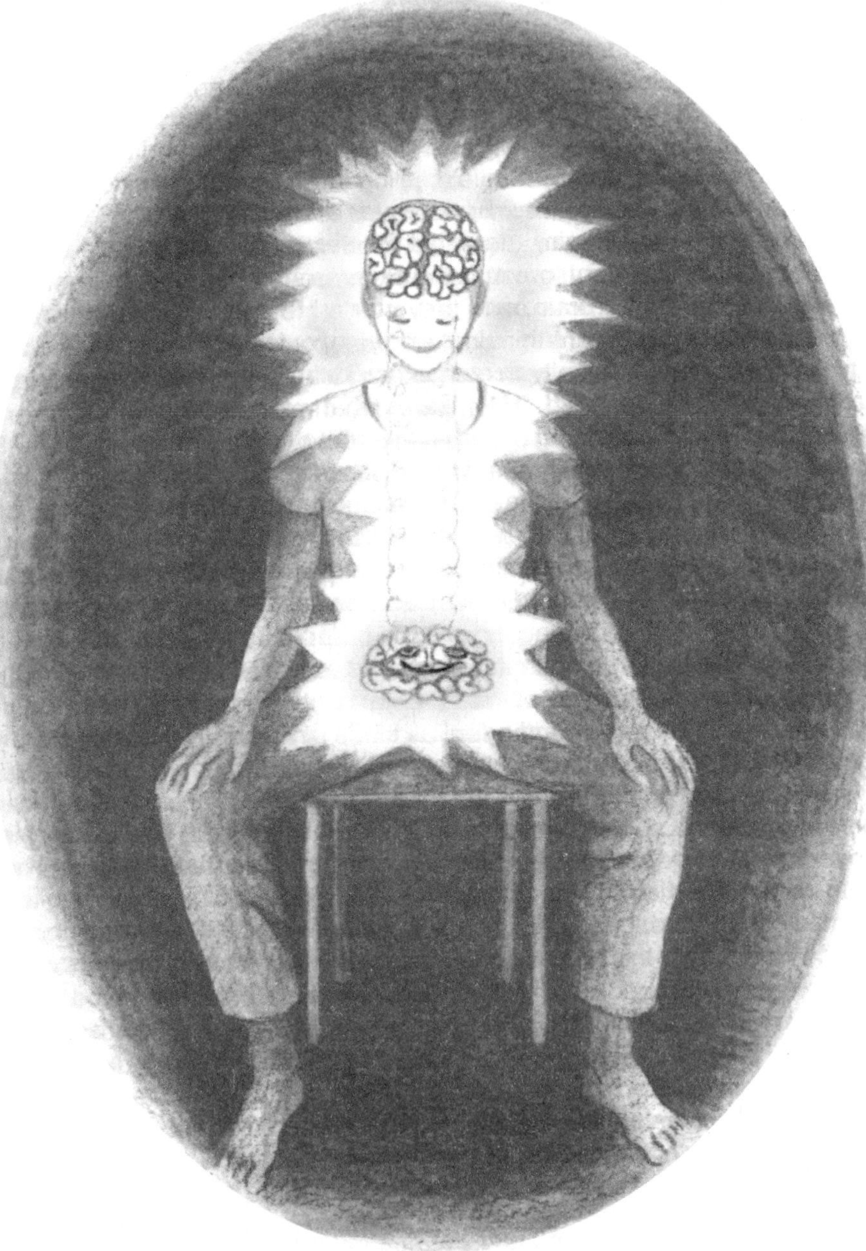

Fig. 5.1 O Segundo Cérebro no Tan Tien.

carro, mas que o meu cérebro devia estar descansando ou dormindo. Então os pesquisadores disseram: "Ei, como você fez isso?" Eu também não entendia — porque também para mim não estava claro.

Depois disso, fui convidado a começar a fazer testes na Europa, pelo Institute for Applied Biocybernetics and Feedback Research. Meu nome está se tornando conhecido por lá, porque eu ministrei muitas aulas na Europa. Um dos maiores institutos para a formação dos mais renomados atletas da Europa fica em Viena. Lá desenvolveram um instrumento que pode medir a energia potencial do cérebro, representando toda a energia do corpo. Os médicos também disseram que isso prova ao Ocidente que o chi existe, que existe energia, que existe força vital correndo pelo corpo. Aquele instrumento capta a energia do cérebro e indica quanto potencial energético cerebral a pessoa tem. Ele também determina quanta energia você tem para usar durante o dia e que quantidade dessa energia se destina à clareza mental e à força corporal. Os pesquisadores usam esses instrumentos para fazer medições nos atletas.

Era interessante que a energia à qual me referia em minhas aulas fosse exatamente aquela que eles mediriam durante os testes. Então eu fui lá e fiz as medições com eles. Eu apenas pratiquei o Sorriso Interior, sorrindo para o meu abdome. Eles fizeram as leituras muito rapidamente e comentaram: "As suas ondas cerebrais estão baixando, baixando e parando — e você está quase no estado de sono." Ao mesmo tempo, a tensão muscular estava muito baixa, os batimentos cardíacos haviam baixado muito e a resistência da pele também era muito baixa. Depois disso, despejei a energia no cérebro e eles começaram a ver que a energia realmente carregara aquela região. Quando estamos pensando, preocupados, sentindo raiva, vergonha ou culpa, o nível energético do cérebro na verdade diminui e o cérebro não se carrega. Eles ficaram impressionados e disseram: "Ei, era isso que estávamos procurando!"

Eles me perguntaram sobre o que eu estava fazendo. Eu respondi: "Estou sorrindo para o meu abdome." Eles continuaram conversando comigo e fazendo perguntas. Então descobriram que esse cérebro (na cabeça) não estava muito ativo, o que significava que não havia muita atividade no cérebro. Ele estava quieto, num estado de repouso muito leve. No entanto, como eu podia responder às perguntas deles? Eles disseram: "Ei, olhe! O mestre Chia está conversando conosco durante o sono. Como ele consegue falar conosco dormindo?"

Depois disso, eu disse: "Ah, agora eu entendo." Porque em toda a prática do Tao existe a determinação: "Eduque o segundo cérebro para usar o segundo cérebro." Os ocidentais precisaram de muito tempo para entender isso. Então, quando saiu o artigo sobre o "Cérebro Oculto no Intestino", no *The New York Times*,[3] eu comecei a entender. Você pode estar infeliz, feliz ou pode experimentar todos os tipos de sensações. Mas, de acordo com esse artigo, eles também tinham descoberto que esse cérebro nos intestinos, o sistema nervoso entérico, pode executar uma série de funções. Segundo o artigo, esse cérebro dos intestinos pode enviar e receber impulsos; ele pode registrar as experiências e reagir a emoções. Assim, é como um cérebro. Nesse artigo, eles tinham apenas descoberto que o intestino grosso e o intestino delgado têm os mesmos neurônios que as células cerebrais. Depois desse artigo, foi publicado um livro, *O Segundo Cérebro*.[4]

Hoje, na ciência médica — posso acrescentar —, os pesquisadores começaram a descobrir consciência no coração. Eles descobriram que o coração não só é capaz de registrar um acontecimento inteiro, mas também tem o seu próprio cérebro. O dr. Paul Pearsall escreveu um livro intitulado *The Heart's Code*.[5] Ele descobriu que as pessoas que fazem um transplante cardíaco na verdade adquirem as emoções do doador. Aquelas pessoas sentem realmente tudo o que o doador sentiu. Um dos casos é o de uma garota que foi brutalmente assassinada, e não se sabia quem a havia matado. No entanto, o coração estava em perfeito estado; portanto foi transplantado em outra garota. Depois disso, essa garota começou a ter pesadelos nos quais alguém a matava. Depois, ela descreveu a aparência do assassino. Por fim, a mãe levou a garota ao psiquiatra e ele por sua vez entrou em contato com a polícia. A garota deu à polícia a descrição exata e um artista da polícia fez um retrato falado do assassino. Com as informações fornecidas pela garota, a polícia foi capaz de prender o homem. Depois disso, ao ser confrontado com os detalhes precisos do crime, o homem acabou confessando a culpa. Portanto, a partir dessa experiência, os cientistas médicos e outros chegaram a entender que o coração pode registrar todos os detalhes de um acontecimento e se lembrar depois.

Na segunda página do artigo do *The New York Times*, diz-se que mesmo o intestino grosso é provido de neurônios. Ali se pergunta: "Será que ele é capaz de aprender?" Mas eu digo: "Ei, isso remonta a 4.700 anos de prática do Tao, que afirma: Treine todos os órgãos; treine-os para fazer diversas coisas." Você pode descansar o cérebro da cabeça quando não o está usando — e usar o cérebro dos intestinos. Por que isso é tão importante? Porque o cérebro da cabeça é um "cérebro macaco" permeado de dúvidas, vergonha, culpa, e com uma mente desconfiada. Ele está sempre pensando, preocupando-se, imaginando coisas em cima de coisas, devaneando — ele simplesmente continua ligado, o tempo todo. Para ser um deus, você deve abandonar o passado e esvaziar a mente. Agora estamos na era da informação; qualquer coisa que entra — nós pensamos. Basta surgir uma palavra e começamos a desenvolver toda uma série de pensamentos. Quando alguém lhe dá uma resposta atravessada, você pode pensar e refletir sobre ela por três dias e três noites. "Como vou conseguir me vingar? Como vou conseguir me vingar?"

Os cientistas descobriram que, quando as pessoas se preocupam demais, pensando, planejando, etc., esse cérebro na verdade usa uma grande quantidade de energia. Dependendo do tipo de pessoa: algumas pessoas são do tipo muito físico, que usa muito pouca energia cerebral, mas o seu corpo físico consome uma grande quantidade de energia. No entanto, a maioria das pessoas pensa, pensa e pensa. Assim, os cientistas fizeram uma aproximação por meio de porcentagem. Esse é apenas um número para comparação, não um número exato. Eles dizem que o cérebro da cabeça pode usar até 80% da energia do corpo. Assim, eis o que acontece: você tem apenas 20% de sobra para os demais órgãos.

De acordo com o artigo sobre o cérebro nos intestinos, os pesquisadores descobriram que o cérebro da cabeça e o cérebro dos intestinos podem fazer trabalhos semelhantes. Por exemplo, o cérebro dos intestinos é o cérebro emocional e dos sentimentos. No Ocidente existem as expressões: "sensação visceral" e "sentimento entranhado", ambas referindo-se a um sentimento "profundo". Por que as pessoas mencionam as entranhas? Sem dúvida, porque têm sensações nos intestinos. É muito interessante que toda a prática do Tao seja sentimento, percepção e consciência — usando os intestinos para sentir, conhecer e perceber.

Você pode descansar, relaxar o cérebro da cabeça usando o "cérebro dos intestinos". Esse é o primeiro passo. A primeira coisa que aprendemos no Tao é perdoar e renunciar. Quando continuamos a nos lembrar de emoções negativas do passado, deixamos de perceber a verdade. Esquecer o passado é esvaziar a mente e usar a mente abdominal, a percepção e a consciência. Eis aqui um ponto interessante no caminho do Tao: o cérebro intestinal pode executar uma porção de funções simples que são semelhantes às funções do cérebro da cabeça. Essas funções de sentimento e percepção são de um tipo muito parecido com as do nosso "cérebro direito". No entanto, precisamos usar o cérebro da cabeça para realizar funções complexas, como raciocinar, planejar e fazer cálculos complexos. Para as funções racionais, precisamos usar o cérebro da cabeça para as funções do "cérebro esquerdo".

Para a nossa vida diária de consciência, percepção e sentimento, podemos usar tanto o cérebro dos intestinos quanto o da cabeça. Quando usamos menos o cérebro superior, ele se torna mais carregado de energia e seu poder aumenta — e haverá mais força disponível no corpo. É por isso que dizemos no taoísmo que temos de treinar o cérebro dos intestinos para poder usá-lo quando o cérebro da cabeça estiver descansando. Quando o cérebro da cabeça está descansando, ele pode ser recarregado: ocorre então a reparação e a manutenção do cérebro. Além disso, ele pode produzir novas células cerebrais. Com mais carregamento, temos mais força para a criatividade ou para o que quisermos fazer. Se quisermos, poderemos usá-lo para desenvolver a nossa natureza espiritual superior.

Resumindo, a questão é que, para o mesmo trabalho que o cérebro da cabeça ou o dos intestinos possam fazer, o cérebro da cabeça vai lhe cobrar 80 reais. O cérebro dos intestinos cobra-lhe apenas 20 reais. Assim, qual deles você vai querer usar? Não, é claro que não somos bobos de usar essa "pessoa" tão cara para o mesmo trabalho. Mas, quando se trata da nossa vida real, não sabemos o que fazer: nós sempre usamos o cérebro mais caro. Mais do que isso, continuamos a usar esse cérebro caro sem parar, até que a energia cerebral esteja totalmente consumida — não restando mais energia. Quando se chega a um determinado nível, o cérebro está vazio. As medições de energia cerebral não são apenas para indicar os níveis energéticos mentais, mas elas também representam as condições energéticas do corpo como um todo e a energia espiritual.

Sempre que eu sorrio para mim mesmo, as ondas cerebrais caem muito rapidamente — e a energia transformada do Tan Tien e dos órgãos recarrega o cérebro da cabeça! Só de flexionar os músculos faciais no modo como usamos para dar um sorriso de verdade, produzimos os mesmos efeitos sobre o sistema nervoso que normalmente se sucedem ao sentimento natural espontâneo. Podemos realmente nos relaxar e ser felizes aproveitando esse mecanismo humano interno. É natural. É só fazer!

Aprender a sorrir para a região abdominal e manter a percepção da sensação de relaxamento feliz no Tan Tien é o primeiro passo no treinamento do *segundo cérebro*! Pense nisso: a pura percepção e a consciência podem mudar as atitudes e emoções transmitidas pelo DNA.

Lembre-se: 1) "Esvazie a sua mente baixando-a ao Tan Tien e enchendo o Tan Tien com chi." Um axioma no Tao é que, aonde a mente vai, o chi vai atrás. 2) "Quando a sua mente estiver vazia, ela será cheia!" Isso significa que, quando os órgãos têm energia adicional, a energia adicional dos órgãos sobe para encher o cérebro com chi.

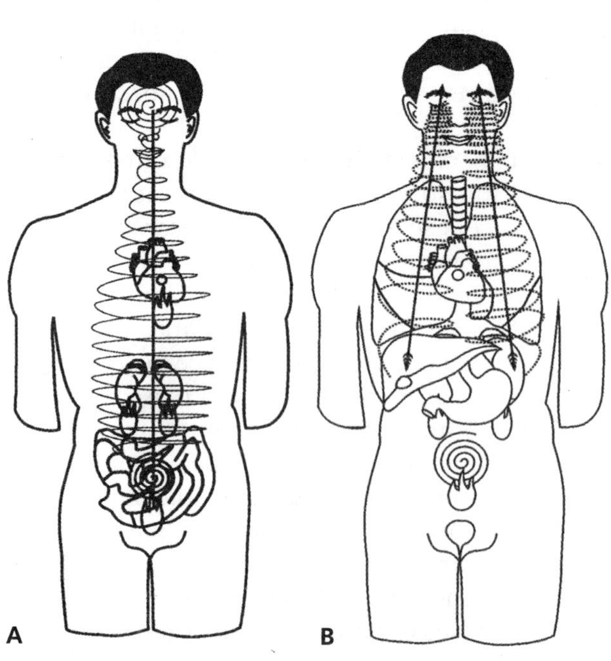

A B

A: O chi transformado no coração e no intestino delgado irá carregar e encher a região frontal do centro do cérebro.

B: Quando a mente está vazia, a energia transformada de todos os órgãos pode carregar o cérebro com chi.

Fig. 5.2 Do Conhecimento da Prática do Chi Kung.

5.2 A PRÁTICA

Foi provado que o corpo só pode aprender novas formas de movimento, ou melhorar os seus movimentos habituais por meio da experiência. Por exemplo, não se pode diferenciar o movimento da pelve do das vértebras simplesmente pelo pensamento, por um comando ou pela visualização. O movimento deve realmente ser experimentado pela rotação da parte superior do corpo, que começa nas vértebras lombares, seguidas pelas vértebras torácicas e depois pelo pescoço, antes de podermos verdadeiramente entender o que significa essa sugestão de movimento.

Aprender um novo movimento requer uma relação entre o sistema nervoso e os músculos, ou entre a parte do cérebro que controla os movimentos e as partes do corpo a serem movidas. Como no caso de um bebê — aprender novos movimentos requer tempo, interesse, concentração e repetição. Pense num bebê aprendendo a engatinhar. Primeiro, por dias seguidos, o bebê se balança apoiado nas mãos e joelhos, não se movendo nem um centímetro sequer. A criança está desenvolvendo os músculos e a coordenação necessária para realmente mover uma perna ou um braço para a frente sem cair dc cara no chão. Cair de frente pode acontecer mais de uma vez, e a criança se frustra, se cansa e choraminga. Depois de repetidas tentativas por vários dias, uma pequena parte da tarefa é finalmente concluída. Muito provavelmente, apenas o mais atento dos pais perceberá que essa grande tarefa foi aprendida. Então, estará na hora de mover o outro braço, ou a outra perna. Cada nova parte da atividade tem de ser aprendida passo a passo, uma vez que cada parte é essencial para a totalidade dos movimentos.

Ao aprender a alterar os nossos movimentos, é bom lembrar a paciência e a persistência do bebê que intuitivamente se dedica a cada nova atividade em pequenas etapas. Mover as vértebras lombares antes, sem mover o pescoço ou ombros, requer um tipo semelhante de aprendizado sistemático e cumulativo. Devemos ser capazes de sentir onde as vértebras lombares estão no nosso corpo e descobrir os movimentos possíveis ali. Gaste um minuto para tocar com a mão a região lombar da sua coluna. Sinta cada saliência óssea da coluna com os dedos. Encontre os espaços entre as vértebras. Observe as formas e sensações do seu corpo enquanto examina essa região. Comece a mover em círculos essa parte da sua coluna, sem tirar a mão de lá, e veja se pode mover a região lombar isolada do resto da coluna. Dirija toda a sua sensibilidade e atenção a essa parte do corpo. Concentre-se em mover a região lombar sem mover nenhuma outra parte da coluna.

Comece a fazer experiências com os movimentos possíveis da região lombar. Você consegue mover uma vértebra independentemente das demais? Você é capaz de mover uma vértebra para a frente, na direção do seu umbigo? Você consegue mover uma vértebra para trás? Tentar movimentar uma parte do seu corpo em que você não havia pensado antes é às vezes frustrante e desconfortável. Observe as emoções que se manifestam quando você se preocupa em torcer apenas a região lombar para a esquerda ou a direita sem mover antes os ombros ou a cabeça.

Fig. 5.3 A Medula Espinhal e o Chi. Os ossos da coluna vertebral contêm a mais elevada concentração de medula do corpo. As junturas entre as vértebras armazenam o chi. Os nervos da medula espinhal oferecem a passagem para que as energias terrestre e sexual subam para a cabeça.[6]

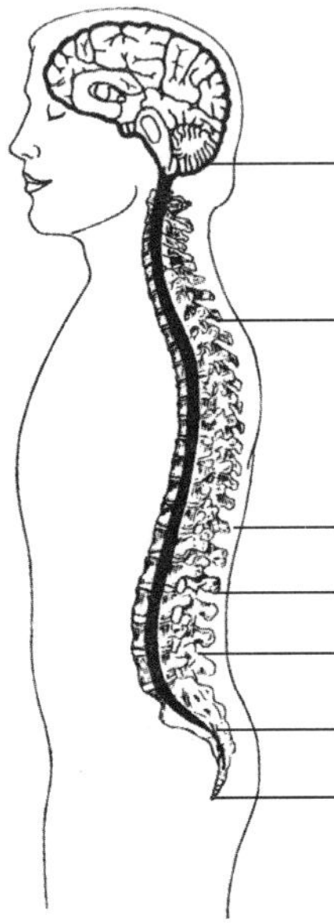

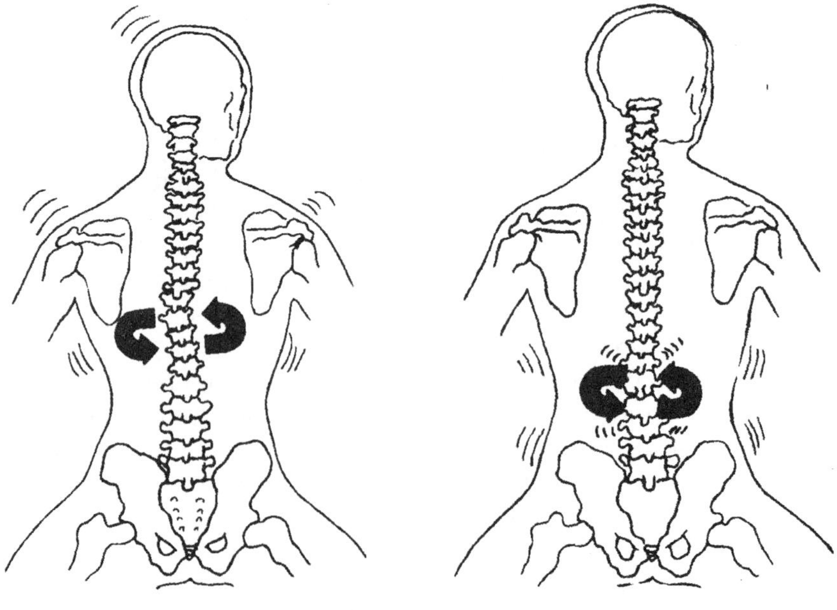

Fig. 5.4 Movimentos com a Coluna. Crânio, 24 vértebras espinhais, sacro e cóccix. Tome consciência de cada região isolada a ser movimentada.

Existem boas razões para termos o impulso de mover os nossos ombros ou a cabeça primeiro. O nosso sistema nervoso está preparado para virar o corpo para onde os nossos olhos nos levam, de modo que possamos ver para onde vamos. Portanto, se queremos mover a região lombar primeiro, devemos ensinar o nosso sistema nervoso a se comportar de maneira diferente. Essa remodelação só pode ocorrer por meio de movimentos lentos, suaves e repetitivos, porque é o sistema límbico do cérebro que deve aprender primeiro o movimento. Essa "borda traseira do cérebro", como às vezes é chamada, é muito complicada e relativamente lenta para aprender novos movimentos. No entanto, à medida que vai educando pouco a pouco os neurônios do sistema límbico do cérebro, pela repetição de novos movimentos simples, você descobre que a atividade se torna progressivamente mais fácil.

Não tenha pressa em aprender os exercícios apresentados neste livro. A cada nova instrução, pense a respeito do movimento que está prestes a executar. Ensaie o movimento mentalmente antes de experimentá-lo. Tente fazer uma parte de cada vez e realmente aprenda cada parte antes de partir para a seguinte. Observe a si mesmo num espelho ou peça a alguém para acompanhá-lo, para ter certeza de que o seu corpo está realmente fazendo o que o seu cérebro pede que faça. Lembre-se de que os padrões de movimentos antigos e enraizados normalmente requerem um pouco de prática para ser mudados. O Tao Yin pode ser praticado um pouquinho a cada dia ou a cada dois dias. No começo, vá com calma, faça o que parecer adequado e agradável ao seu corpo. No final, você poderá praticar toda a rotina do Tao Yin algumas vezes por semana ou usar os exercícios que forem interessantes no momento para o seu caso.

A atenção é o segredo. Concentre toda a sua atenção em cada movimento. Lembre-se de sorrir para o seu Tan Tien inferior e deixe-o relaxado. Mantenha a sensibilidade do Tan Tien de modo que o seu Segundo Cérebro também sinta e aprenda os novos padrões. Observe como a sua sensibilidade sinestésica da região afetada se torna muito mais completa depois de ter repetido o exercício por várias vezes. Observe também como cada nova tentativa leva você um pouco mais perto de alcançar o seu objetivo. Esse método sem dúvida vai acelerar os seus progressos e tornar as suas sessões de Tao Yin mais agradáveis.

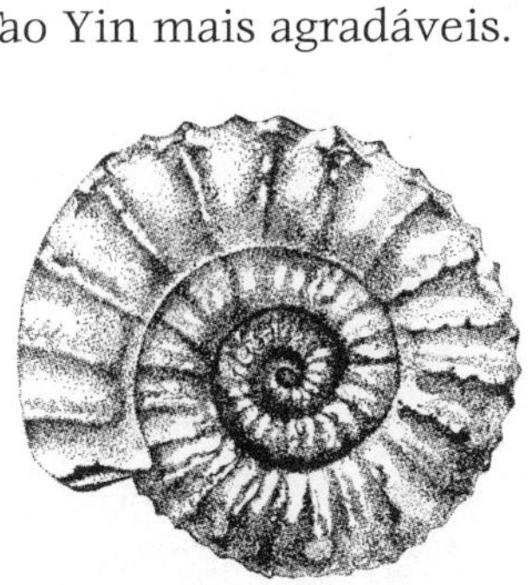

導引

TAO YIN

PARTE II

EXERCÍCIOS

Parte II

EXERCÍCIOS DE TAO YIN

PREPARAÇÃO

Comece preparando o local em que você vai se exercitar. É aconselhável que seja um lugar tranqüilo e que o telefone esteja desligado para que nada o perturbe. A temperatura deve ser agradável e a iluminação suave e delicada aos seus olhos. Se possível, ponha um espelho grande apoiado no chão para acompanhar as suas posições e os seus progressos. Providencie um tapete de ginástica, um colchonete ou mesmo um cobertor dobrado sobre o chão, deixando espaço suficiente para se espalhar sem dificuldade. Sua cama ou um carpete firme mas macio também servem. O importante é tornar tudo o mais confortável possível sobre uma base firme, de modo que durante os exercícios você possa relaxar e desfrutar plenamente esse momento.

Reserve um período de tempo conveniente em que você possa realmente se distanciar de tudo. Torne esse período um momento especial no seu dia, para se dedicar a si mesmo. Planeje gastar sessenta minutos para cada sessão. Muitas pessoas acham melhor fazer os exercícios logo depois de acordar, pela manhã. Essa é uma maneira excelente de começar o dia. Outro bom momento é à noitinha, uma ou duas horas depois de jantar mais cedo uma refeição leve. Sempre que for praticar, deixe ao menos uma hora de espaço entre qualquer refeição e os exercícios. Se necessário, antes de começar, esvazie a bexiga e os intestinos. Use roupas folgadas e confortáveis. Ao iniciar, tire os sapatos e as meias.

Os exercícios de Tao Yin deste livro estão divididos em cinco séries de posturas e movimentos, nos Capítulos 6 a 10. Eles evoluem desde uma respiração básica até uma ênfase nas partes fundamentais do corpo. Cada série contém cerca de dez exercícios, que dependem uns dos outros. É melhor aprendê-los na ordem apresentada. Depois de aprender as séries dos Capítulos 6 e 7, se desejar, você pode alternar alguns dos exercícios em dias diferentes à medida que avançar nos capítulos seguintes. A fase de aprendizado requer algum tempo. Você pode formular a sua estratégia de prática à medida que ganhar experiência. Por fim, você será capaz de fazer as cinco séries completas em cerca de uma hora. Juntas, elas desobstruem e energizam o corpo inteiro.

O aspecto mais importante da prática do Tao Yin é se divertir. Não se esqueça disso enquanto pratica: *Sorria para si mesmo, para o seu "Segundo Cérebro" no Tan Tien e para as partes do corpo que esteja movimentando.*

INSTRUÇÕES GERAIS

- **SORRIA.** Antes, durante e depois, sorria. O IHT reconhece a influência dos músculos faciais profundos por trás do nosso sorriso sincero e afetuoso. A glândula endócrina pituitária reage aos nossos músculos do "sorriso afetuoso" e é ligado o sistema nervoso parassimpático (resposta de relaxamento). No processo, o *stress* transforma-se em "energia vital".
- **DESCARREGUE A MENTE PARA BAIXO.** Com a sensação do sorriso iluminando a mente e aliviando o rosto, irradie a mente sorridente para baixo, para o segundo cérebro no Tan Tien.
- **RESPIRAÇÃO NO TAN TIEN.** Respire com o Tan Tien; o abdome sobe e desce num movimento autônomo junto com o "músculo espiritual", o diafragma.
- **DESCANSE ENTRE OS MOVIMENTOS.** Todos os exercícios têm uma fase ativa de movimento e uma fase passiva de observação — yang e yin. Faça uma pausa e descanse entre os movimentos. A fase yin permite que os benefícios imediatos do exercício sejam reconhecidos pela mente e absorvidos pelo corpo em calma e repouso. As tensões físicas e emocionais são relaxadas, as toxinas são liberadas e o chi é restaurado e se recupera enquanto a luz energizante dourada e feliz é direcionada para a região visada.
- **FAÇA A RESPIRAÇÃO DO TAN TIEN DE CORPO INTEIRO algumas vezes** (pp. 73-79). Respire desde a coroa na cabeça até a base dos calcanhares, equilibrando o calor e o frio, durante o descanso.

  FAÇA A MEDITAÇÃO DO LÓTUS algumas vezes (pp. 88-89). Medite sobre o Lótus e o equilíbrio harmonioso da energia aquática dos rins e a energia ígnea do coração durante o descanso.
- **COMANDE COM O TAN TIEN.** Comande a maioria dos movimentos com o Tan Tien, a partir da parte de trás do Tan Tien na região lombar da base das costas. Não comande com a cabeça. Encolha o queixo ligeiramente para travar o pescoço, induzindo a cabeça a seguir o movimento. (Veja a nota da p. 92.)
- **SEJA DELICADO E FLEXÍVEL.** Ao alongar o corpo, sinta o alongamento, mas não exagere. Não é conveniente forçar ou estender demais o corpo nessas posições. Reaja à dor aliviando a tensão até retornar a uma posição confortável. Relaxe e solte o corpo para se aprofundar nas posições. Produza força e poder pelo trabalho interno sutil em sua estrutura. "Nada de mais nem de menos. Ahhh! Esse é o TAO!"

- **LUZ ENERGIZANTE DOURADA.** Durante o repouso, inspire a Luz Energizante Dourada e expire a energia doente, usada, cansada, cinzenta e sombria. A energia segue a nossa atenção; portanto, sorrimos "dentro" dessas regiões especiais do corpo em que o exercício atua. Por exemplo, sorria para o psoas e a energia da luz dourada fluirá para o psoas.
- **ANTES DE UM NOVO EXERCÍCIO DE TAO YIN.** Antes de começar um novo exercício de Tao Yin, aprenda-o por completo, lendo o texto desde a primeira palavra à última, e examine bem as ilustrações.
- **DIVIRTA-SE!**

FUNDAMENTOS: RESPIRAÇÃO CONSCIENTE, EQUILÍBRIO DE ENERGIA, CONDICIONAMENTO DA COLUNA E DO MÚSCULO PSOAS

Resumo: As técnicas ensinadas neste capítulo servem como base para a sua preparação para fazer os exercícios dos próximos capítulos. Em primeiro lugar, a Respiração de Corpo Inteiro serve para relaxar e acalmar o corpo, de modo a obter mais benefícios ao fazer os exercícios físicos. Assim, você desenvolve a técnica da respiração consciente, respirando a luz e aprendendo a dirigir a respiração sutil e elétrica por todo o corpo. Esse é um aspecto muito importante da prática durante a fase passiva de descanso entre os esforços físicos e movimentos.

Estruturalmente, dedica-se atenção especial ao condicionamento e à reeducação da coluna e do músculo psoas — tão importante para o corpo todo. Energeticamente, você começa a equilibrar as energias do fogo e da água do coração e dos rins, que têm uma grande influência sobre o músculo psoas (e vice-versa). Esse equilíbrio de energia é conseguido por intermédio da combinação de exercícios, da respiração e da meditação.

Por meio dessas técnicas, você gradualmente desenvolve o seu "Yi" e educa o "Segundo Cérebro" no centro de controle do Tan Tien, no abdome inferior.

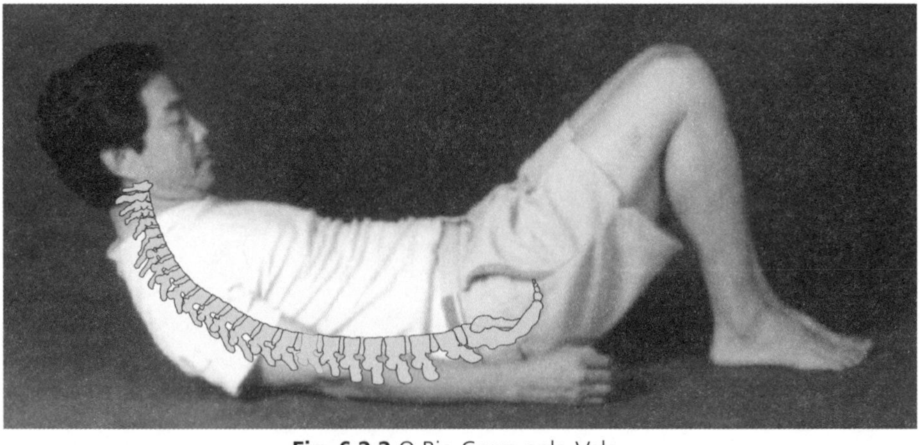

Fig. 6.2.2 O Rio Corre pelo Vale.

6.1 RESPIRAÇÃO DE CORPO INTEIRO
6.2 O RIO CORRE PELO VALE
6.3 A ÁGUA SOBE E O FOGO DESCE
6.4 MEDITAÇÃO DO LÓTUS
6.5 O MACACO DESCANSA COM OS JOELHOS PARA O AR
6.6 O CROCODILO LEVANTA A CABEÇA
6.7 O MACACO BATE OS JOELHOS
6.8 O MACACO FAZ FORÇA CONTRA OS JOELHOS
6.9 O MACACO "REZA" COM OS COTOVELOS
6.10 OS COTOVELOS REZAM AO CONTRÁRIO: APERTANDO OS JOELHOS
6.11 TORCER O CORPO COMO UMA COBRA
6.12 O MACACO BATE AS PERNAS I E II

Todos os exercícios da Série 1 começam na postura deitado de costas.

6.1 RESPIRAÇÃO DE CORPO INTEIRO

Os exercícios de Tao Yin sempre começam com a respiração. Exercitar a respiração é uma parte essencial da prática. A respiração é um guia confiável para se aprofundar mais no corpo e nos alongamentos. A respiração é um elo de ligação que une o corpo à mente e a mente ao espírito. O Tao Yin é meditação em movimento, combinando todas as nossas partes isoladas numa só unidade.

O centro de controle e coordenação do corpo para combinar suavemente todas essas atividades corporais é o "Segundo Cérebro" no Tan Tien. Educar esse cérebro visceral — nosso cérebro "intestinal", que sente e pode alcançar um nível elevado de consciência e sensibilidade — é uma parte agradável e muito importante da prática do Tao Yin.

1. Em primeiro lugar, abra um sorriso na face, liberando a tensão da testa e da mandíbula, relaxando toda a pele do rosto.
2. Direcione esse sorriso relaxado para baixo, para o coração, e tome consciência do amor, da alegria e da felicidade. Esvazie a mente e o coração no Tan Tien (no abdome, abaixo do umbigo).

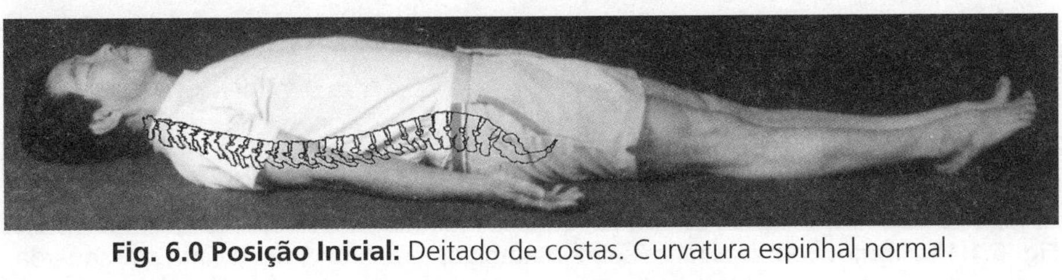

Fig. 6.0 Posição Inicial: Deitado de costas. Curvatura espinhal normal.

3. Conserve a sensação provocada pelo sorriso para o Tan Tien inferior e continue se observando para certificar-se de que mantém a sensação de relaxamento do sorriso ali. Isso ajuda a coordenar a respiração com a execução correta dos exercícios.

Só quando sentimos plenamente a respiração por todo o corpo é que começamos a fazer o alongamento. Começamos com a respiração porque todos os exercícios deste livro funcionam numa combinação de respiração, movimento e flexibilidade. Em geral, o movimento começa com a exalação e o período de repouso começa com a inalação. Esteja consciente da sua respiração ao longo das séries de movimentos. Lembre-se de fechar delicadamente os lábios e inspirar e expirar pelo nariz.

A respiração normal não está associada a cores. Chamamos essa respiração de "regular". Se você for a uma floresta e respirar dessa maneira, vai conseguir uma respiração "regular, sem chumbo", que está um passo adiante do ar da cidade, mas ainda não é o máximo. Quando você aprender a inalar a luz dourada, começará a abastecer o seu organismo com um combustível de "superoctanagem". Sorria para os seus pulmões e imagine que está se ligando a um raio solar dourado e benigno enquanto inala, atraindo a luz dourada para o seu corpo junto com a respiração. Esse processo ajuda a integrar a mente ao corpo.

Ao exalar, visualize uma cor cinzenta sombria deixando o corpo. Tome consciência dos seus pulmões e sinta como se estivesse liberando todo o ar dos pulmões sem tensão. Visualize os seus pulmões, imaginando-os cada vez menores.

Esse tipo de respiração, quando praticado regular e corretamente, ajuda a desenvolver de maneira equilibrada o psoas, o diafragma e os músculos abdominais. Ao inspirar a cor dourada, você inala a energia de cura. Ao expirar a cor cinzenta sombria, você expele toxinas e dióxido de carbono. É uma maneira muito eficiente de liberar essas substâncias. Quando relaxa, você consegue fazer a liberação. Quando está tenso, você mantém essas toxinas nos seus músculos e articulações.

1. **UMBIGO.** Deite-se confortavelmente de costas, rosto para cima, pernas estendidas e ligeiramente separadas. Ponha as mãos sobre o umbigo, a mão direita sobre a esquerda. Sinta o peso da palma da mão repousando sobre a barriga. Respire fundo algumas vezes e relaxe. Sorria

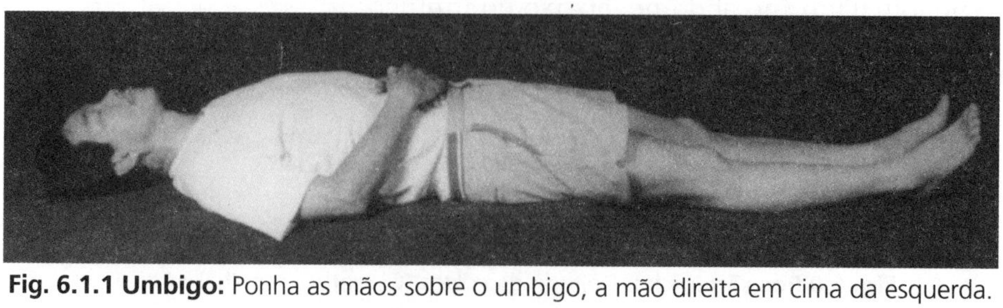

Fig. 6.1.1 Umbigo: Ponha as mãos sobre o umbigo, a mão direita em cima da esquerda.

para baixo. Ao inalar, expanda o abdome inferior. Exale de maneira agradável, permitindo que o abdome relaxe. Ao exalar, simplesmente deixe toda a energia negativa sair com a respiração, imaginando-a com uma cor cinzenta sombria.

Continue com a sua respiração: inale, expandindo a região do umbigo também. Exale e relaxe. Exalar a cor cinzenta e sombria é uma maneira de ajudar a eliminar as toxinas. Ao inalar, inspire uma luz dourada, a cor da energia com "superoctanagem". Estenda gradualmente a respiração sutil de modo que a energia dourada reúna-se na região em que você está concentrando a sua atenção, por trás da região do umbigo, sob as suas mãos. Continue respirando dessa maneira por cerca de um minuto mais ou menos. Sinta a luz dourada penetrar profundamente junto com as sucessivas respirações. À medida que vai praticando, você sente a respiração sutil com muita clareza.

2. **ABDOME INFERIOR.** Leve as palmas das mãos para o abdome inferior. Fique com as mãos separadas: a palma direita do lado direito, a palma esquerda do lado esquerdo. Inale, sentindo o abdome inferior se expandir, e exale a cor cinzenta sombria, liberando todos os males ou emoções reprimidas. Inale, visualizando a cor dourada entrar pelo corpo enquanto você enche o abdome inferior com energia. Continue respirando com as palmas das mãos e a sua atenção sobre o abdome inferior por cerca de dois minutos.

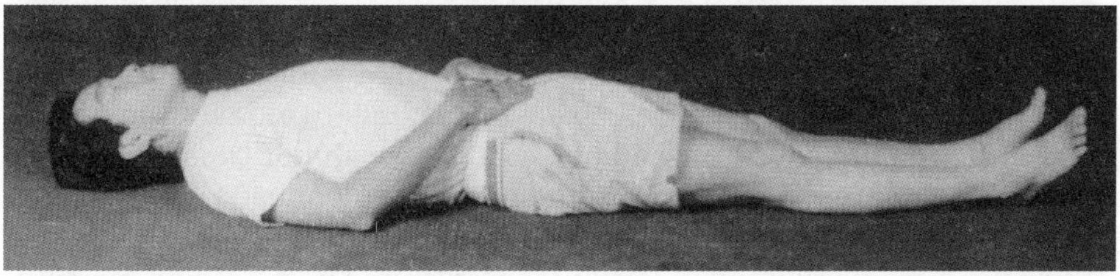

Fig. 6.1.2 Abdome inferior: Continue respirando com as palmas das mãos cobrindo cada lado do abdome inferior e mantendo a atenção sobre a região abaixo das mãos.

Comentário: A respiração consciente é muito importante porque é uma maneira de eliminar toxinas, tensões e *stress*.

3. **ABDOME SUPERIOR.** Cubra o abdome superior com as palmas das mãos, acima do umbigo e abaixo da caixa torácica. Inale longa e lentamente, mergulhando a luz dourada bem fundo no corpo. Exale as substâncias cinzentas e sombrias. Sinta-se calmo e relaxado.

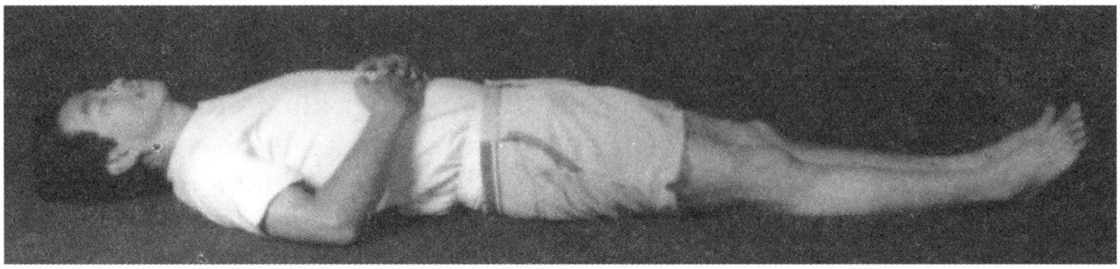

Fig. 6.1.3 Abdome superior: Palmas das mãos acima do umbigo e abaixo da caixa torácica.

Comentário: Essas três primeiras etapas, a respiração do Tan Tien, são boas para fazer sempre que você se sentir cansado ou esgotado. Elas ajudam a reduzir a tensão e a liberar toxinas. Demore-se cerca de dez minutos fazendo essa respiração do Tan Tien e você vai se sentir revigorado. A seqüência completa da Respiração de Corpo Inteiro que vem a seguir é muito benéfica, especialmente como um preâmbulo para a sua prática do Tao Yin.

4. **REGIÃO DA VIRILHA.** Ponha as palmas das mãos sobre a região da virilha, na parte interna dos quadris. Mão direita do lado direito, mão esquerda do lado esquerdo. Afaste as pernas até a largura dos ombros. Tome consciência da região da virilha e respire para ela. Por fim, você vai sentir a expansão e contração da virilha. Libere toda tensão que estiver guardando ali. A tensão pode estar presa ali por causa da repressão sexual. Se a região estiver muito tensa, ou bloqueada, ela é chamada de "Portão de Ferro". A tensão sexual, a insatisfação e a repressão ficam presas nessa região. Portanto, ao respirar nessa região, permitimos que ela se desobstrua de maneira eficaz e natural. Essa é uma respiração muito simples, mas também é muito eficaz. Sinta a energia começar a ser liberada na região sexual e na região da virilha. Deixe a tensão sair como a cor cinzenta sombria a cada exalação. Sinta que você está exalando para baixo, através das pernas, e para fora, através das solas e dos dedos dos pés. Inale a luz dourada. Continue respirando dessa maneira.
5. **SACRO E BASE DA CABEÇA.** Levante o joelho direito, pousando o pé direito todo no chão. Gire a parte inferior do corpo um pouco para a esquerda de modo a colocar sem esforço a palma direita sobre o sacro (osso da parte posterior da bacia). Ponha a palma esquerda na base da cabeça. Inale profunda e vagarosamente, imaginando a luz dourada em toda a coluna. Exale, expelindo suavemente toda a

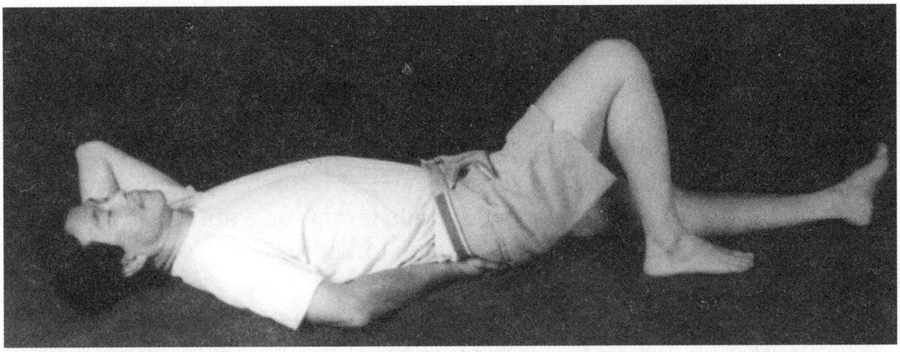

Fig. 6.1.4 Sacro e Base da Cabeça: Levante o joelho direito. Gire a parte inferior do corpo um pouco para a esquerda de modo a colocar sem esforço a palma direita sobre o sacro (osso da parte posterior da bacia).

cor cinzenta sombria. Gradualmente, sinta o sacro e a base da cabeça respirando, vibrando, contraindo-se e movendo-se sem que você faça nada. Apenas pela respiração, você vai por fim sentir o movimento ali e liberar a tensão. Essas são sensações que indicam que você está direcionando e conduzindo o chi — que é um aspecto essencial do Tao Yin.

6. **COSTELAS INFERIORES.** Ponha a palma da mão direita sobre as costelas inferiores do lado esquerdo e a palma esquerda sobre as costelas inferiores do lado direito, cruzando os braços e deixando o diafragma relaxar. Observe toda dor ou tensão enquanto respira. É normal sentir alguma tensão enquanto você está liberando os bloqueios. Sinta o diafragma mover-se para cima e para baixo, os pulmões subindo e descendo, as costelas se contraindo e expandindo. Continue respirando com a atenção nas suas costelas inferiores.
7. **MEIO DO PEITO.** Suba as mãos para a parte mediana do peito, com os braços cruzados. Coloque as palmas dos lados das suas costelas, a palma esquerda embaixo da axila direita e a palma direita embaixo da axila esquerda. Sinta a expansão dos seus pulmões. Agora, enquanto você inala e exala, imagina que está também respirando através das

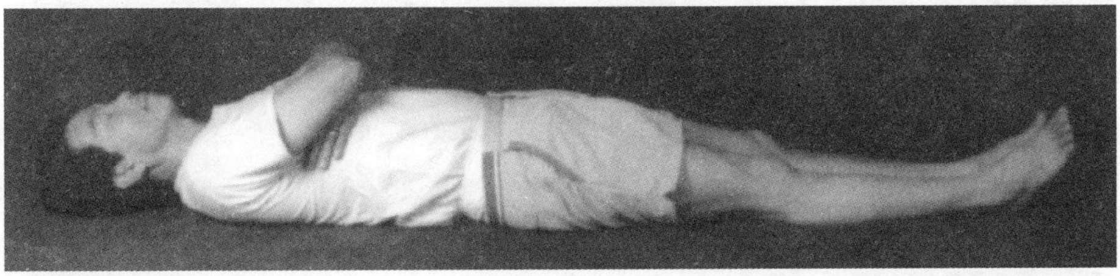

Fig. 6.1.5 Meio do Peito: Coloque as palmas das mãos sobre os lados das costelas, a palma esquerda embaixo da axila direita e a palma direita embaixo da axila esquerda.

palmas das mãos — a luz dourada entrando, a cor cinzenta sombria saindo. Muitas pessoas têm problemas nessa região por causa da repressão emocional, que pode bloquear os pulmões e congestionar o peito. Inale e sinta as palmas sobre as costelas. Exale a tensão emocional, expelindo-a como uma cor cinza sombria. Inale e estenda o peito para as palmas. Exale, comprimindo suavemente os pulmões, que vão ficando cada vez menores. Inale e exale com toda a atenção sobre a sua respiração. Continue por cerca de dois minutos.

8. **COSTELAS SUPERIORES.** Cubra delicadamente com as mãos as costelas superiores, acima do osso esterno. A palma direita deve cobrir o lado direito, a palma esquerda o lado esquerdo, logo abaixo da clavícula. Respire. Sinta a expansão dos pulmões. Inale, enchendo totalmente os pulmões com a cor dourada. Exale a cor cinzenta sombria, sentindo a respiração mover as suas costelas enquanto você inala e exala, sem fazer esforço.

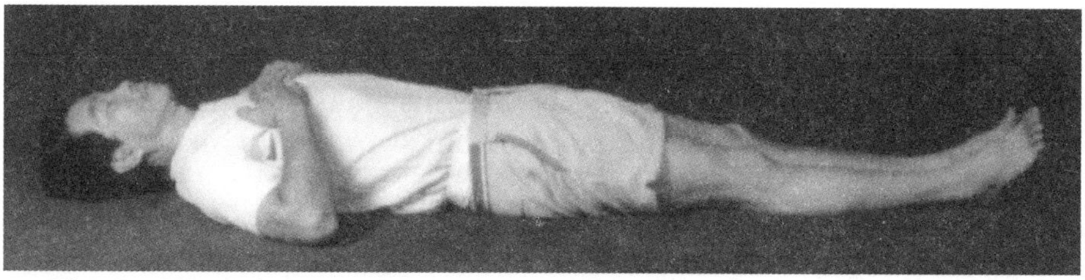

Fig. 6.1.6 Costelas Superiores: A sua palma direita cobre o lado direito abaixo da clavícula e a palma esquerda cobre o lado esquerdo.

9. **LADOS DO PESCOÇO.** Cubra os dois lados do pescoço suavemente com as palmas das mãos: lado direito, palma esquerda; lado esquerdo, palma direita. Sinta o pescoço se expandir e contrair. Aja com delicadeza, flexibilidade e suavidade. Respire naturalmente. Quando você respira bem, você sente a energia, o chi, movendo-se da base do seu corpo para o alto. Sinta a sutil expansão e contração do seu pescoço enquanto respira dessa maneira por alguns minutos.

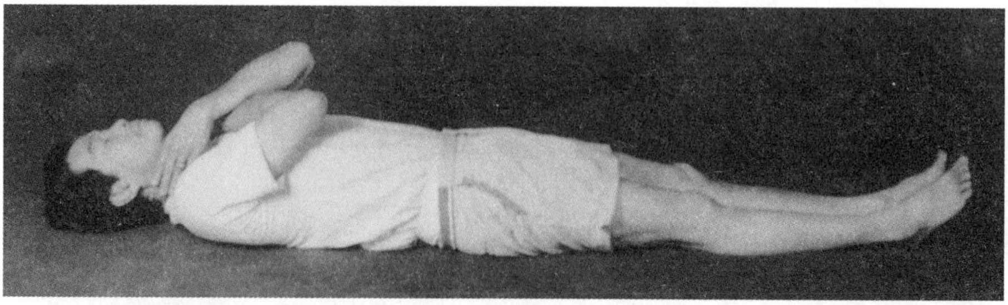

Fig. 6.1.7 Pescoço: Cubra os dois lados do pescoço suavemente com as palmas das mãos: lado direito, palma esquerda; lado esquerdo, palma direita.

10. **OSSOS DAS TÊMPORAS.** Cubra os ossos das têmporas com as palmas das mãos — palma esquerda sobre o lado esquerdo, palma direita sobre o lado direito. Sinta as suas têmporas respirando. Não se preocupe se for difícil sentir logo no início, apenas respire naturalmente e logo você irá sentir as têmporas ligeiramente se expandindo e contraindo.

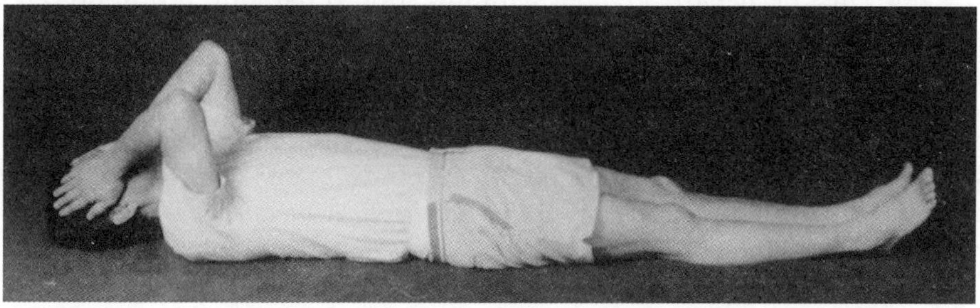

Fig. 6.1.8 Têmporas: Palma esquerda sobre o osso da têmpora esquerda; palma direita sobre a direita.

11. **COROA.** Coloque ambas as mãos suavemente sobre a coroa, sentindo a expansão e a contração a cada respiração. Respire numa corrente contínua de luz dourada, exalando toda a cor cinzenta sombria que possa ter restado no seu corpo. Tenha plena consciência de cada respiração ao mesmo tempo que sente a coroa respirar.

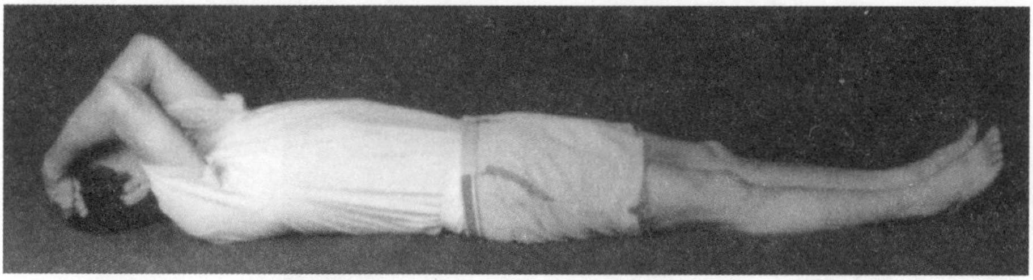

Fig. 6.1.9 Coroa: Ambas as mãos pousadas suavemente sobre a coroa, sentindo a expansão e a contração.

12. **EQUILIBRANDO: NEM MUITO QUENTE, NEM MUITO FRIO.** Relaxe, ponha as mãos ao lado do corpo, respirando normalmente. Sinta cada parte do corpo que requeira a sua atenção e respire a luz dourada benfazeja naquela região. Em seguida, direcione o chi da sua cabeça para as solas dos pés. Inale, levantando as mãos bem devagarzinho para a cabeça, para cobrir o rosto de leve e com suavidade nas mãos. Exale e massageie para baixo, descendo as mãos pela garganta, pelo peito, pela virilha e permitindo que a energia desça para os calcanhares. Descanse, inale e exale. De novo, trazendo as mãos muito devagar para cima, atraia o chi para dentro de você, descendo pe-

lo rosto, pelo pescoço e pelo peito. Ainda bem devagar, guie o chi pela sua virilha, para os calcanhares e daí para fora, exalando a cor cinza sombria. Repita esse processo diversas vezes. Sinta a sua energia se esfriar em todo o caminho de descida para os seus pés. O Tao se preocupa muito com o equilíbrio de energia, para que ela não seja nem muito quente nem muito fria. Este é um bom exercício para fazer antes de ir para a cama, para um sono reparador, profundo e relaxado. Repita o exercício diversas vezes e descanse em silêncio, tomando consciência de como está se sentindo.

NOTA: Você não precisa fazer todo esse exercício respiratório de uma só vez. Você pode dividi-lo em partes. O efeito da Respiração Consciente de Chi é como atravessar o gelo, as regiões congeladas do corpo. À medida que a sutil respiração de chi mergulha fundo no corpo, as áreas de tensão começam a derreter. Com o tempo, como o gelo ao calor do sol, as áreas congeladas de intoxicação/tensão se transformam de gelo em água, e de água em "vapor de chi" — evaporando na forma de energia cinzenta, sombria como nuvens carregadas.

6.2 O RIO CORRE PELO VALE

MERIDIANO ESTIMULADO: YANG: BEXIGA

1. Deitado com o rosto para cima antes de qualquer movimento, escorregue ambos os pés na vertical para junto das suas nádegas, as plantas firmes no chão e os joelhos levantados. Continue a respirar profundamente.

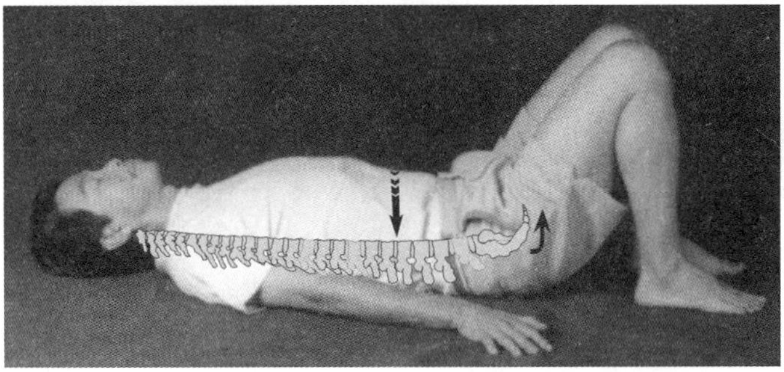

Fig. 6.2.1 Posição Inicial. Com os joelhos levantados antes do movimento — o cóccix, o sacro, as vértebras lombares e superiores encontram-se em posição normal.

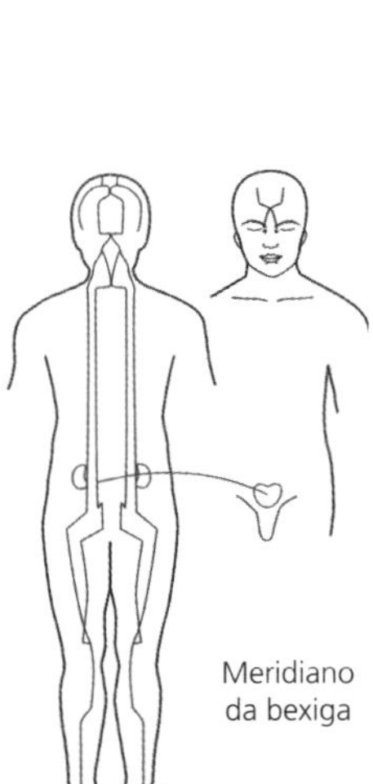

Meridiano da bexiga

Consulte o Apêndice para as explicações sobre os meridianos mencionados nos Capítulos 6 a 10.

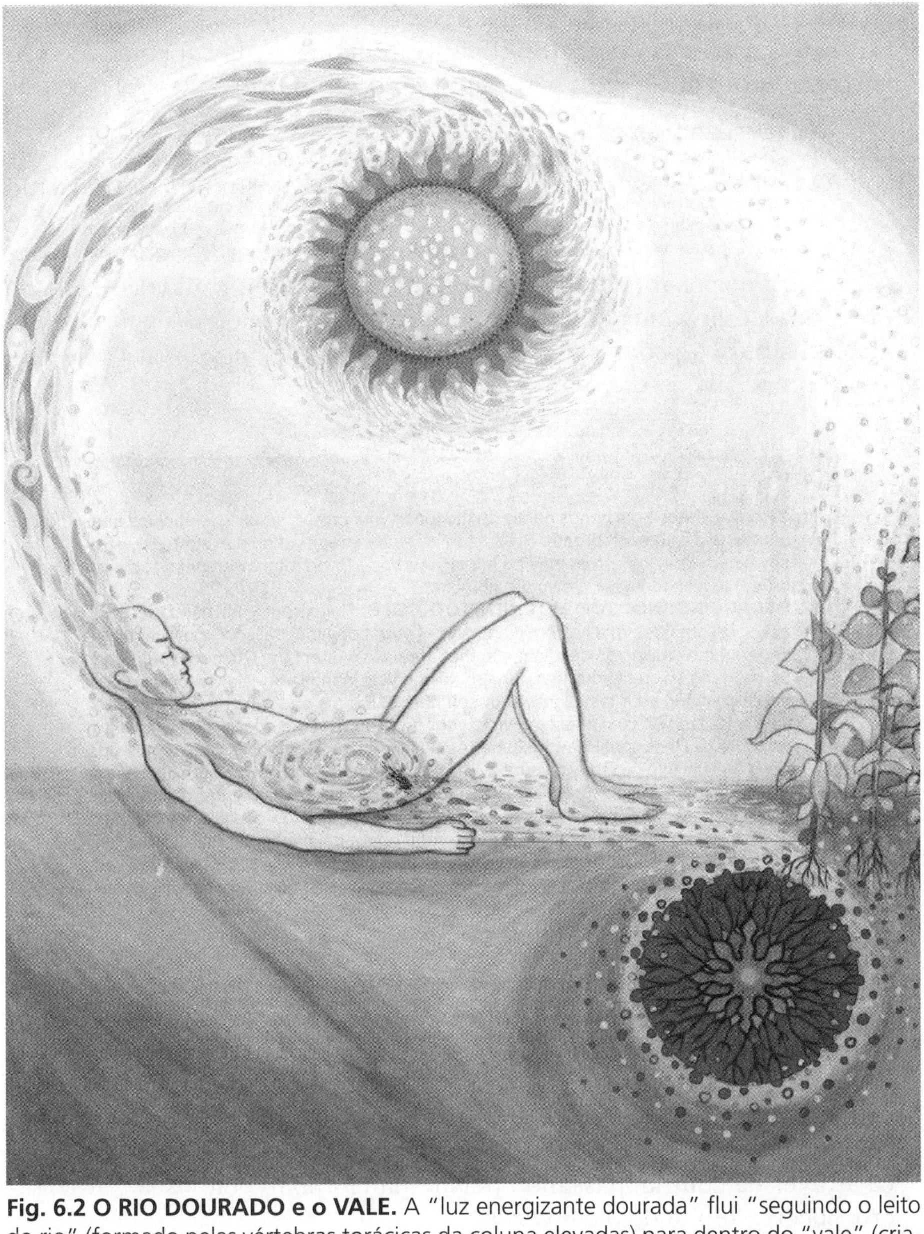

Fig. 6.2 O RIO DOURADO e o VALE. A "luz energizante dourada" flui "seguindo o leito do rio" (formado pelas vértebras torácicas da coluna elevadas) para dentro do "vale" (criado pelas vértebras lombares abaixadas entre o sacro levantado e as vértebras torácicas). O processo de respiração consciente explicado na Respiração de Corpo Inteiro é usado durante os exercícios de Tao Yin. Conforme demonstrado no exercício seguinte, a energia criadora dourada é atraída pela respiração e, durante a fase de descanso, a energia cinzenta sombria das toxinas e tensões liberadas flui para a Mãe Terra, onde é transformada. A energia é reciclada por intermédio das plantas, ajudando a manter um equilíbrio saudável na natureza.

2. Enquanto exala, pressione as suas cinco vértebras lombares de encontro ao tapete, inclinando a sua pelve enquanto ergue delicadamente o sacro. Não mova a cabeça antes (encolha ligeiramente o queixo para fechar o pescoço) enquanto ergue a parte superior do corpo. Levante-se a partir da parte inferior do tórax, a cabeça acompanhando o arco de curvatura crescente formado na parte superior da coluna.

   O objetivo desse movimento controlado é estimular o músculo psoas. Se você adiantar demais a cabeça, irá contrair excessivamente os músculos abdominais e não poderá respirar bem. Na teoria do Tao, não queremos os músculos abdominais muito comprimidos ou esticados. Se você levantar a parte superior do corpo apenas ligeiramente, você estimula o psoas — não os músculos abdominais. A cabeça apenas acompanha esse movimento.

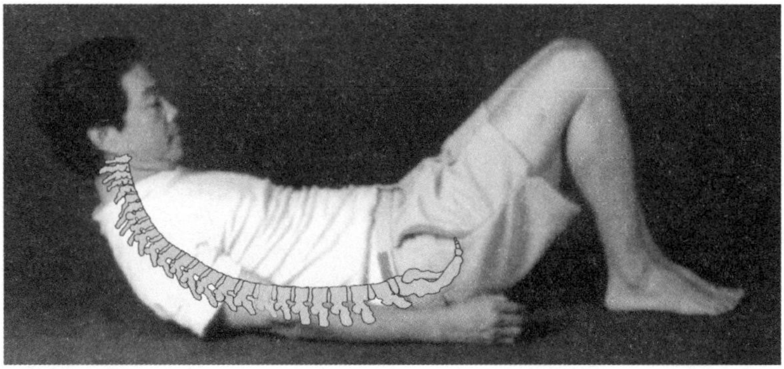

Fig. 6.2.2 Posição Elevada. O levantamento simultâneo do sacro e das vértebras torácicas, ao mesmo tempo que você pressiona as vértebras lombares sobre o tapete — em combinação com a exalação —, produz a formação do vale.

3. Inale e relaxe, permitindo suavemente que as suas vértebras lombares relaxem e que primeiro o sacro retorne ao tapete, depois a parte torácica, um de cada vez. Relaxe totalmente a sua coluna e o psoas. Ao proceder dessa maneira, a região lombar, os quadris e o sacro estão todos se movendo. O período de descanso é muito importante. Descanse e sorria para toda a coluna. Sinta uma corrente de chi fluir desde a cabeça através da coluna, passando pela região lombar, pelo psoas, até o sacro/cóccix. Repita de 3 a 6 vezes.
4. Depois do movimento final, endireite os joelhos e respire profundamente. Faça a respiração consciente para as regiões afetadas pelo movimento, especialmente a região lombar e o músculo psoas. Sorria para a região e sinta-a completamente relaxada, atraindo para o local a benéfica luz energizante dourada ao inspirar. Exale tudo o que tiver liberado de tensões, toxinas e energia cansada, na forma de cor cinzen-

ta sombria, através das suas pernas e pés para um buraco no chão para que a Mãe Terra a transforme.

Comentário: O exercício *O Rio Corre pelo Vale* faz jus a esse título. Quando feito corretamente, você entende com a mente e apreende com o corpo. A elevação simultânea do sacro e das vértebras torácicas, enquanto pressiona as lombares contra o tapete ao mesmo tempo que exala, cria o vale abaixo do abdome na região das cinco vértebras lombares e do psoas.

Erguer a parte superior do corpo (as doze vértebras lombares) forma um leito de rio e assim a "luz energizante dourada" flui "pelo rio até o vale" a partir da cabeça. Quanto mais você pratica (um pouco a cada dia), mais profunda se torna a sua compreensão do rio, do vale e do fluxo energético.

Esse movimento é fundamental para essa série de exercícios do Tao Yin. Entenda isso e irá alcançar facilmente os resultados nas posições seguintes. Deixe o rio fluir!

6.3 A ÁGUA SOBE E O FOGO DESCE

MERIDIANOS ESTIMULADOS:

A. YIN: RINS; YANG: BEXIGA
B. YANG: ESTÔMAGO
C. YIN: PERICÁRDIO (ponto Lao Gong)

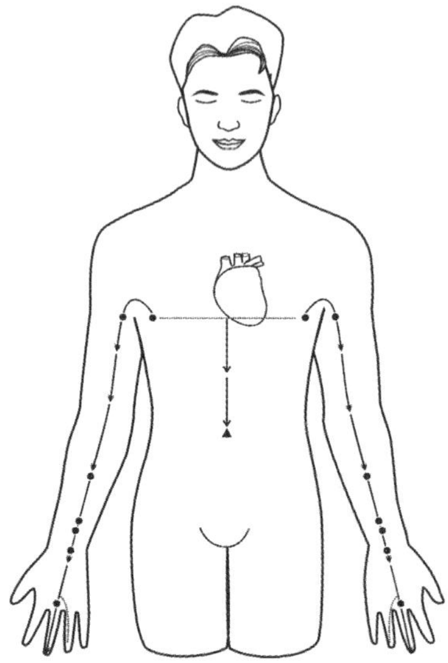

Meridiano do pericárdio

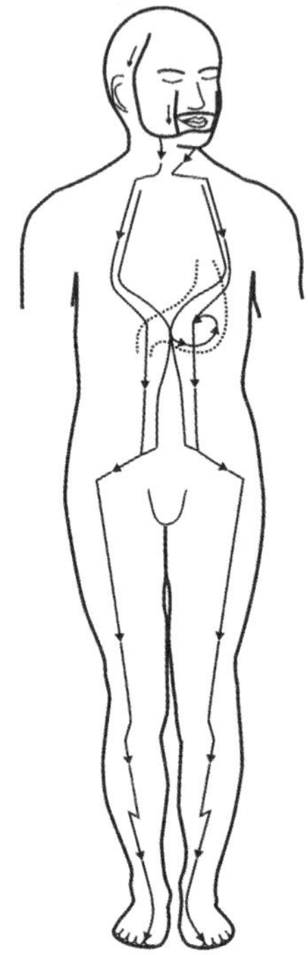

Meridiano do estômago

No Tao Yin, é importante deslocar o excesso de calor do coração para o músculo psoas e para os rins. Isso relaxa e aquece o músculo psoas e a base das costas. Da Fonte Borbulhante na sola de cada pé, você pode fazer subir a energia aquática para os rins e para o coração, para alimentar o fogo ou para esfriar o excesso de calor. O psoas não gosta de frio. Quando ele está frio, o músculo se contrai e puxa a coluna para a coxa. O frio e o medo

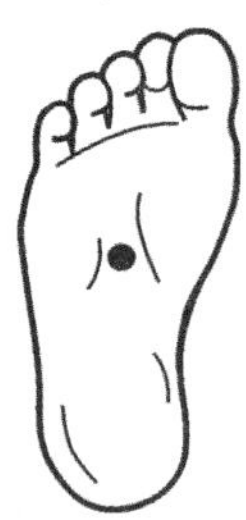

Fig. 6.3.1 B. Ponto K-1.

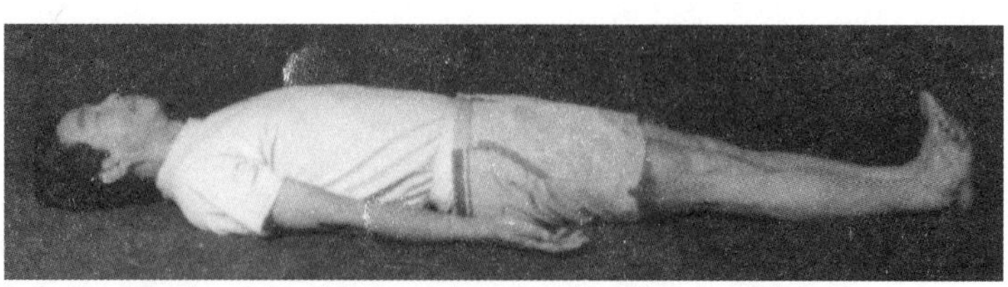

Fig. 6.3.1 A. Dedos dos Pés Flexionados na Direção da Cabeça. As pernas estendidas, flexione delicadamente os dedos dos pés na direção da cabeça, estimulando as Fontes Borbulhantes (ponto do Rim, K-1).

dos rins podem afetar o psoas, fazendo com que ele se contraia e portanto influencie negativamente a condição do corpo. Este exercício equilibra os elementos do fogo e da água no corpo, produzindo harmonia ao longo de todo o sistema.

Parte I: Estimulando as Fontes Borbulhantes

1. **Inale, Flexione os Dedos dos Pés para Trás.** Deite-se de costas no chão, as pernas estendidas e ligeiramente separadas, os braços estendidos lateralmente. Ao inalar, flexione delicadamente os dedos dos pés na direção da cabeça, sinta como você curva os dedos para trás e sinta as solas dos pés se abrirem. Sinta a sucção atrair a energia aquática para as solas. Faça isso até sentir uma tensão moderada nas panturrilhas.
2. **Prenda a Respiração, Sentindo o Chi dos Pés.** Tome consciência das solas dos pés e sinta o chi borbulhante subindo dos pontos das "Fontes Borbulhantes" para os rins e adiante, chegando ao seu coração.
3. **Exale. Vértebras Lombares no Tapete. Aqueça o Psoas.** Enquanto exala, relaxe os pés e afunde o peito. Sinto o coração afundar para a coluna e pressionar ligeiramente a sua região lombar contra o tapete. Sinta o excesso de calor do seu pericárdio e do coração fluindo pela coluna abaixo até o músculo psoas e os rins, aquecendo-os. O psoas irá relaxar e se expandir, enquanto o medo irá se dissolver nos rins.
4. **Descanse. Calor no Psoas. Energia se Acumulando nas Solas.** Descanse. Sorria para o seu músculo psoas. Tome consciência de como o psoas se sente. O período de descanso é muito importante. Reúna a energia. Sinta o calor vibrando no músculo psoas. Dirija a sua atenção para as solas dos pés e sinta um acúmulo de energia se formando ali e subindo. Repita algumas vezes.

Parte II: Estimulando os Pontos Lao Gong e do Pericárdio

5. **Inale. Flexione as Solas dos Pés para Dentro. Curve os Dedos dos Pés para Dentro. Feche os Punhos.** Inale, flexione os pés para dentro (sola contra sola) e curve os dedos dos pés para dentro. Feche os punhos e pressione as palmas com os dedos médios nos pontos Lao Gong, os pontos do pericárdio.

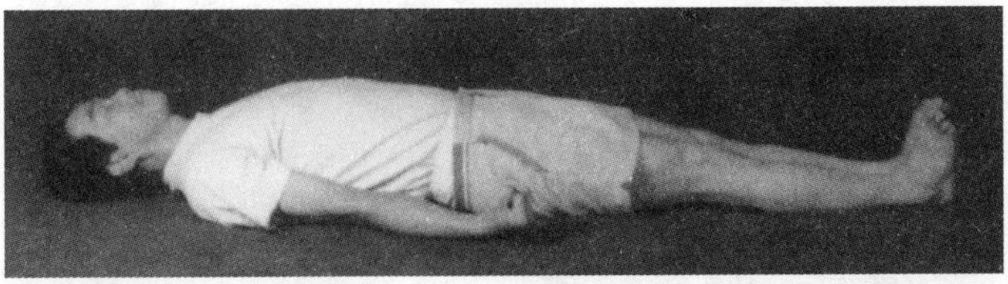

Fig. 6.3.3 A. Dedos dos Pés Curvados para Dentro. Flexione os pés para dentro e curve os dedos igualmente para dentro. Feche os punhos com os dedos médios pressionando os pontos Lao Gong.

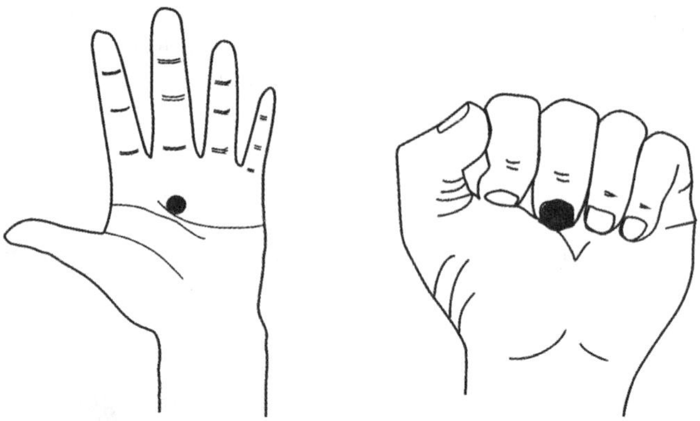

Fig. 6.3.3 B. Localização do ponto Lao Gong na mão.

6. **Exale. Afunde o Peito contra a Coluna. Vértebras Lombares contra o Tapete. O Calor Desce.** Exale, relaxando os pés e os punhos, e afunde o peito. Sinta o coração afundar contra a coluna e pressionar ligeiramente as vértebras lombares contra o tapete. Sinta o calor das mãos subir pelos braços e ombros para a coluna em T5-T6, entre as escápulas. Ao mesmo tempo, sinta também o calor do coração/pericárdio fluir pela coluna abaixo em T5-T6. Sinta o calor combinado descer pela coluna para o músculo psoas e rins, e finalmente para as solas dos pés. Sinta o seu músculo psoas bem e aquecido, liberando todas as contrações, e energize a base das costas. Faça esses movimentos mais algumas vezes.
7. **Descanse.** Sorria e aproveite a sensação plena do seu corpo.

Esse pode ser um bom momento para aproveitar alguns minutos da MEDITAÇÃO DO LÓTUS.

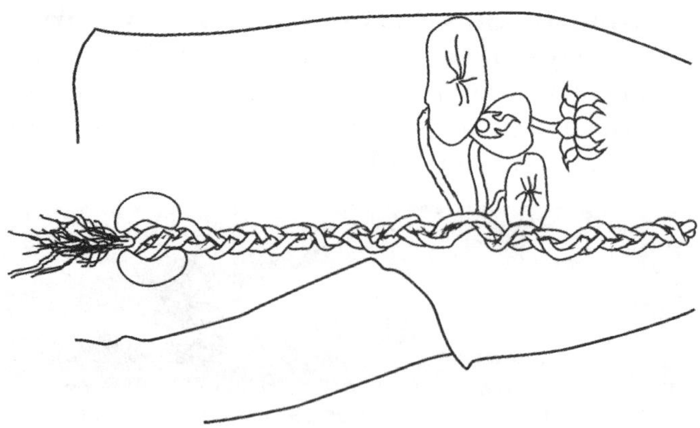

Fig. 6.4.1 Meditação do Lótus. Equilibrar as energias dos rins e do coração é imprescindível para a cura.

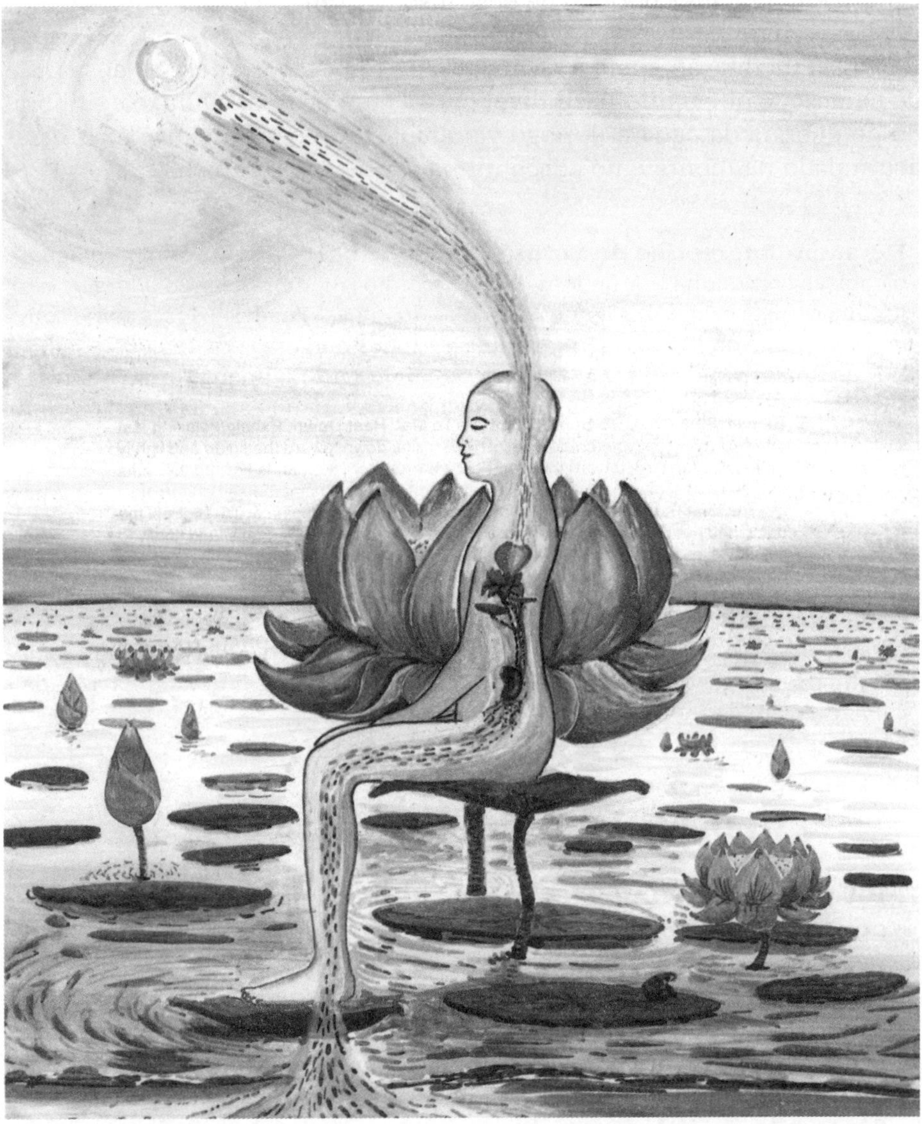

6.4 MEDITAÇÃO DO LÓTUS

A Meditação do Lótus pode ser usada durante a prática do Tao Yin e é especialmente indicada durante os períodos de descanso entre os movimentos. Você pode usar a Meditação do Lótus ou a Respiração de Corpo Inteiro em qualquer período de descanso. Escolha os lugares que melhor lhe convenham.

Esta meditação ajuda a alcançar o equilíbrio das energias dos rins e do coração, o que é imprescindível para a cura pessoal. O fluxo equilibrado de energia da água e do fogo vai ajudar muito a transformar o *stress* acumulado na mente e no corpo numa sensação de bem-estar.

Devaneio Energético de Lótus/Coração/Rins (página anterior). Imagine o coração como uma flor de lótus e o pericárdio (membrana reguladora de calor que reveste o coração) como as sépalas do lótus. Visualize os rins como sendo os rizomas ou bulbos, semelhantes a cachos ou gemas onde as folhas e a flor do lótus se encontram. Num lago ou tanque normalmente existem diversas plantas de lótus que se juntam em cachos, prendendo-se na lama. Dos rins (rizomas/cachos do rim), visualize as raízes se estendendo para baixo pelas pernas até a lama úmida do fundo de terra.

Por meio dessa visualização onírica do corpo e do lótus fundindo-se na natureza, sinta as qualidades da energia do seu corpo. Sinta a ligação de sustentação com as mesmas características de energia vermelha e dourada que vem até nós a partir do Sol e do universo acima, assim como da energia azulada da água que vem da terra e da natureza. Sinta a tépida energia vermelha do coração e a vermelha e amarela/dourada que vem de cima. Da mesma maneira, sinta a energia da água fria e azul dos rins e a refrescante energia azul da água que vem da terra.

MEDITAÇÃO ENERGÉTICA DO LÓTUS:

1. **Respire para o Tan Tien e considere o gracioso lótus florescente.** Imagine a flor aberta, vermelha, com as pétalas amarelas/douradas no centro.
2. **Observe as sépalas, os escapos e as raízes.** As folhas flutuam à superfície da água. Veja o escapo que desce da flor para as raízes atoladas na lama. Sinta as raízes mergulhadas no leito do lago. As raízes recebem exatamente a quantidade certa de nutrição da terra úmida.
3. **Sinta a harmonia entre fogo e água.** As sépalas e a flor se abrem para o sol e o universo para absorver os raios vitais. O sol é a fonte da energia do fogo. A terra guarda a água necessária. Aprecie essa harmonia criadora das forças do fogo e da água, yang e yin, masculino e feminino.

4. **Ligue as imagens ao seu coração e aos seus rins.** Enquanto continua com a respiração do Tan Tien, expandindo e contraindo, olhe para dentro do seu coração e dos seus rins. Os rins são as raízes alcançando a água. O coração é a flor do lótus aberta absorvendo a dádiva abrasadora do sol. A coluna é o escapo saudável e flexível ligando as duas energias.
5. **Inale para o coração e exale para os rins.** Coordene a respiração do Tan Tien: inale com o coração, atraindo o calor do sol, sentindo-o descer pela coroa da cabeça e fundir-se ao amor, a alegria e a felicidade no coração/lótus vermelho. Atraia essa energia amorosa, quente, do coração de volta para o ponto oposto do centro do coração na coluna (o ponto da asa entre as escápulas, entre T5 e T6) enquanto você inala lentamente. Depois exale a energia quente, descendo pelo escapo do lótus/coluna, para os rins frios, aquecendo-os com o calor amoroso do coração. Você pode melhorar o resultado do equilíbrio emocional exalando subvocalmente com o som do coração, Ha-a-aw (da meditação dos Sons de Cura Cósmica), ao mesmo tempo que direciona a energia do coração pela coluna.
6. **Alternadamente, inale com os rins e exale para o coração.** Veja os rins como os rizomas que alimentam o lótus com raízes que se estendem através das pernas e solas dos pés para dentro do barro, alcançando a energia suavizante da água azul guardada pela terra. Enquanto você inala para os rins, sinta que as raízes estão atraindo a fria, calmante, nutritiva energia da água azul pelas solas dos pés, passando pelas pernas em direção aos rins. Nos rins, sinta a calma suave, a sensação de paz misturando-se com a energia fria e suavizante da água azul que penetrou através das pernas. Enquanto exala, você pode expressar subvocalmente o som dos rins, Choo-o-o, e mandar esse recurso suavizante de energia suave, de umidade refrescante e azul dos rins através do escapo/coluna flexível através do ponto da asa para o coração agradecido e feliz.
7. **Continue alternando a respiração dessa maneira por algumas vezes.** Luz vermelha vindo da coroa para o coração e descendo para os rins; luz azul das Fontes Borbulhantes nos rins e subindo para o coração.
8. **Depois, simplesmente relaxe e não se preocupe com a respiração.** Apenas deixe a mente sorridente ir e voltar entre o coração e os rins ao longo do escapo de ligação da coluna. O equilíbrio vai acontecer automaticamente. Sorria para a perfeição e a beleza do lótus. Sorria com gratidão para os seus rins, a coluna e o coração. A meditação do lótus é muito calmante, e naturalmente, quanto mais for praticada, mais fácil será conseguir essa calma interior.

6.5 O MACACO DESCANSA COM OS JOELHOS PARA O AR

MERIDIANOS ESTIMULADOS: YIN: DAS PERNAS – BAÇO, RINS E FÍGADO

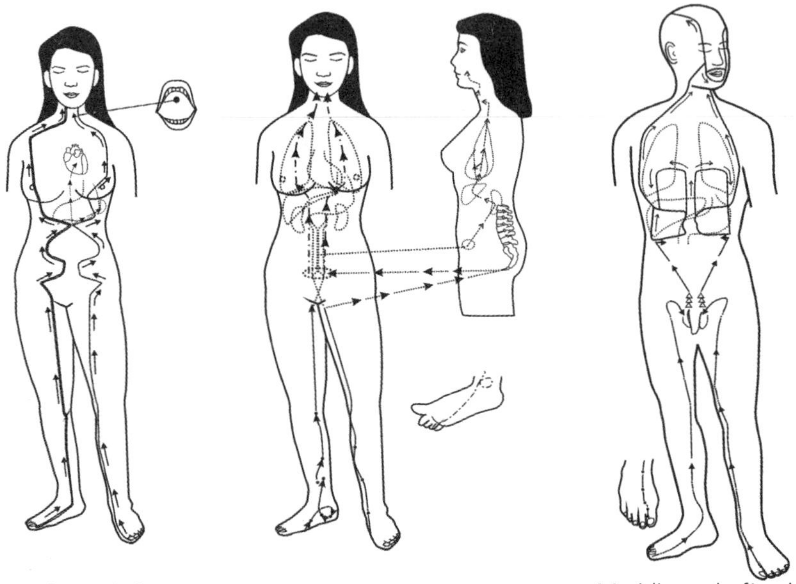

Meridiano do baço Meridiano dos rins Meridiano do fígado

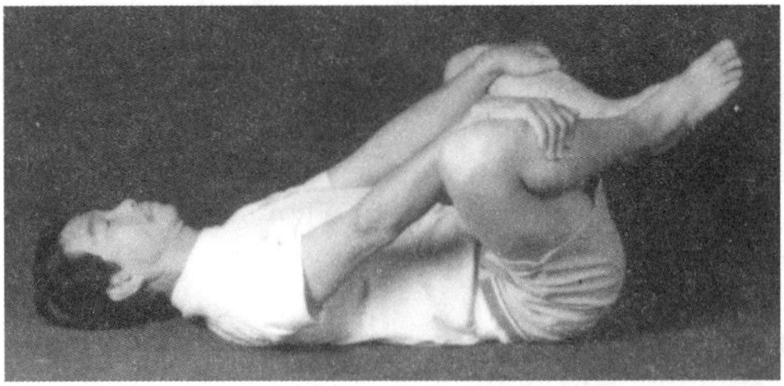

Fig. 6.5.1 Mãos Abaixo do Joelho. Joelhos de encontro ao peito, mãos por dentro dos joelhos, deixe os joelhos caírem para os lados e alongue o músculo psoas por igual de ambos os lados.

1. Levante os joelhos em direção ao peito, deixando os pés levantados no ar. Coloque as mãos por dentro dos joelhos. Afaste as pernas por igual para os lados, deixando que a gravidade afaste os joelhos, então comece a sentir o alongamento do músculo psoas por igual de ambos os lados.
2. A parte mais importante deste exercício é a respiração. Primeiro inale. Depois exale o calor do coração para dentro do músculo psoas e para os

músculos iliopsoas, que se ligam às coxas por dentro da virilha. Enquanto sente os músculos, respire suavemente para dentro deles para liberar todas as tensões que possam ter se acumulado ali. Respire através da tensão e relaxe, assegurando-se de que ambos os lados estejam igualados.

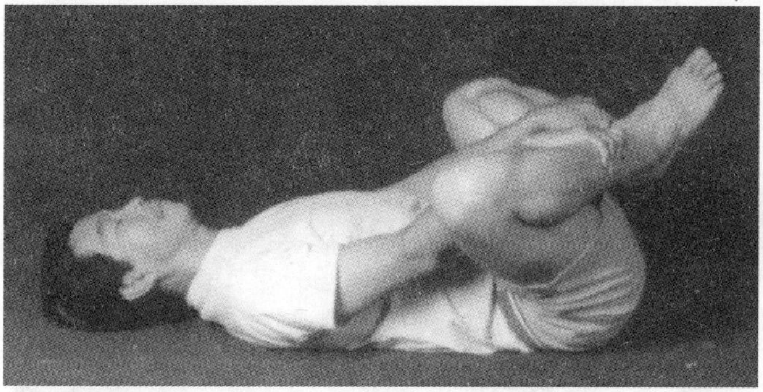

Fig. 6.5.2 Segure os Tornozelos. Leve as mãos aos tornozelos. Repita o alongamento. Exale o calor do coração para o músculo psoas que se liga no interior da virilha.

3. Procurando ficar à vontade na posição, repita o movimento, estendendo os braços para poder segurar as pernas por dentro da canela — e depois por dentro dos tornozelos. Toda vez que assumir a posição, respire para dentro dos músculos, exalando toda energia cinzenta e sombria, inalando a luz dourada. Sorria e desfrute as sensações.

6.6 O CROCODILO LEVANTA A CABEÇA

MERIDIANO ESTIMULADO: YANG: BEXIGA

A parte mais importante deste exercício é não levantar a cabeça primeiro, mas erguer-se a partir das vértebras torácicas inferiores. O Crocodilo não pode levantar a cabeça sozinha sem a parte inferior do corpo.

1. Inale, levante o joelho esquerdo de encontro ao peito e aperte as mãos sobre o joelho. Deixe a perna direita estendida no chão (ou pode deixá-la levantar-se um pouco se for mais confortável no seu caso). Você não

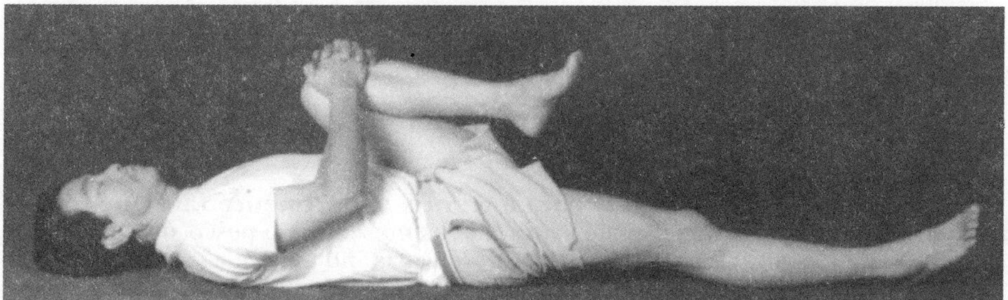

Fig. 6.6.1 Comece. Levante o joelho de encontro ao peito e aperte as mãos sobre o joelho. A perna direita permanece estendida.

deve fazer força, nem para puxar o joelho. Apenas segure o joelho de modo relaxado.

2. Exale, mantenha a cabeça parada contraindo um pouco o queixo para travar o pescoço,* pressione as vértebras lombares sobre o tapete e levante o sacro. Enquanto a região lombar faz pressão sobre o tapete e o sacro se eleva um pouco, erga-se a partir da base das costas (a vértebra torácica T12 e a região lombar superior L1) de encontro ao joelho. Sinta a curvatura ligeiramente crescente criada ao longo das vértebras até a cabeça, trazendo a cabeça para perto do joelho.

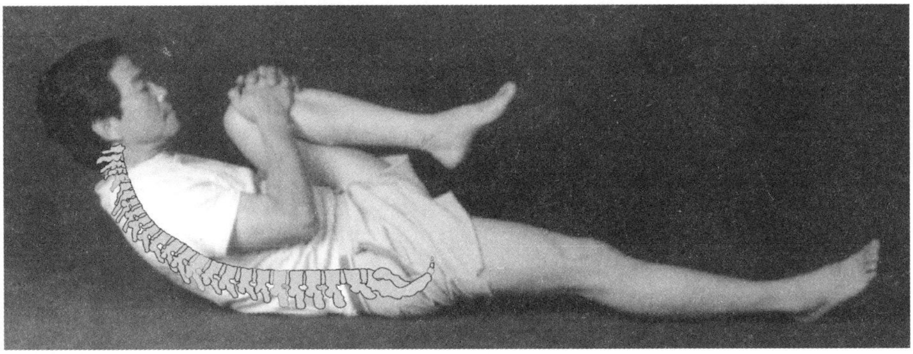

Fig. 6.6.2 Exale. Contraia um pouco o queixo, pressione as vértebras lombares contra o tapete e levante o sacro. Ao mesmo tempo, levante a coluna desde a T12 até as vértebras torácicas e depois relaxe um pouco a cabeça de encontro ao joelho.

3. Aproxime a cabeça do joelho o máximo que lhe seja confortável. Mantenha uma sensação de felicidade no Tan Tien, deixando os músculos abdominais relaxados. Não tente encostar os lábios no joelho; não há vantagem nem em se aproximar do joelho — na verdade, nem tente! Aproxime-se do joelho apenas o quanto resultar da curvatura da coluna. Não estique a cabeça nem permita que ela se adiante! Mantenha a consciência da sensação de felicidade no seu "segundo cérebro" no Tan Tien e deixe os músculos abdominais o mais relaxados possível. Mantenha a região lombar pressionada de encontro ao chão e sinta o sacro ligeiramente elevado do tapete. Mantenha essa posição por alguns segundos.
4. Inale e volte a deitar-se delicadamente, sentindo as vértebras torácicas tocarem o chão uma a uma, mantendo a flexibilidade suavemente.
5. Descanse e sorria para o músculo psoas, que foi estimulado quando você se ergueu. Faça algumas repetições e repita do outro lado.

---

* **Para ajudar a cabeça a não ir para a frente, experimente fazer o seguinte:** Contraia um pouco o queixo até sentir que os músculos do pescoço se contraem de leve. Assim, as vértebras cervicais ficam "travadas" no lugar e a cabeça não pode iniciar um movimento, apenas acompanhar. Tenha cuidado para não produzir tensão no pescoço. Contraia o queixo, mas nem demais, nem de menos. Depois de completar a posição com o corpo levantado, então pode mover a cabeça um pouco para liberar a tensão da nuca e relaxar um pouco mais.

6.7 O MACACO BATE OS JOELHOS

MERIDIANO ESTIMULADO: YANG: BEXIGA

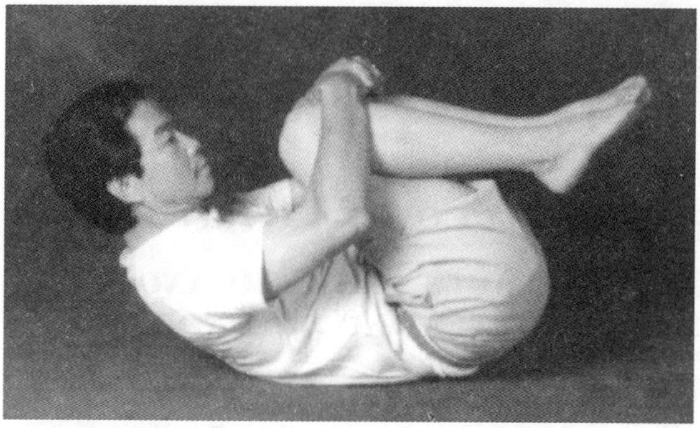

Fig. 6.7.1 Posição Inicial. Curve-se e erga as duas pernas, apertando as mãos sobre os joelhos. Pressione as vértebras lombares para baixo, permitindo que o sacro e as vértebras torácicas se elevem, e o queixo contraído.

1. **Relaxe as pernas. Eleve o sacro e as vértebras torácicas.** Erga as duas pernas, apertando as mãos sobre os joelhos. Exale, pressione a região lombar de encontro ao tapete e deixe que o sacro e as vértebras torácicas se elevem do chão. Contraia um pouco o queixo para evitar que a cabeça se adiante enquanto ergue o corpo do tapete com as vértebras lombares pressionadas para baixo.
2. **Depois de erguer-se do tapete, pressione os joelhos para cima. Mantenha a consciência do músculo psoas.** Pressione os joelhos para cima contra a força contrária das suas mãos e braços, para estimular o psoas — enquanto continua a pressionar a região lombar da coluna no tapete.

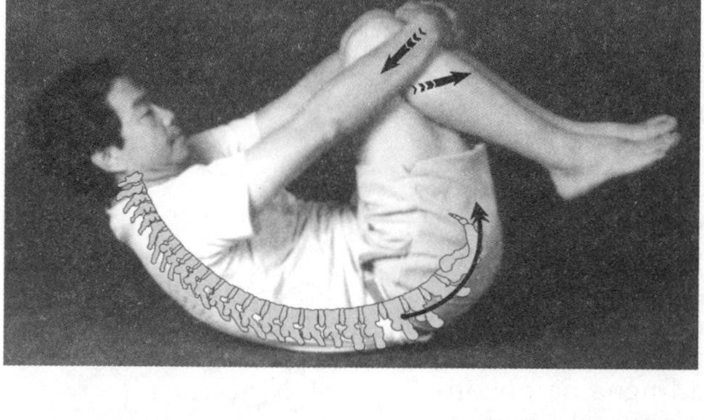

Fig. 6.7.2 Força Contrária dos Joelhos Estendidos. Pressione os joelhos para cima contra as mãos e estimule o psoas e o iliopsoas, **sem** erguer mais as vértebras torácicas, o pescoço ou a cabeça.

3. **Não erga mais a cabeça e a parte superior do corpo.** Com os músculos psoas e iliopsoas estimulados, lembre-se de manter a consciência da sensação de felicidade no Tan Tien, verificando se os seus músculos abdominais estão relativamente relaxados. Se erguer a cabeça e a parte

superior do corpo, você não estará fazendo o exercício corretamente. Sinta a sua região lombar fazer pressão sobre o tapete enquanto eleva ligeiramente o sacro e as vértebras torácicas. Observe os músculos iliopsoas e psoas enquanto faz este exercício (a percepção aumenta com a prática). Mantenha a posição sem esforço por vários segundos.

4. **Volte à posição deitado. Descanse.** Volte à posição deitado ao mesmo tempo que inala. Descanse e relaxe. Repita várias vezes.

6.8 O MACACO FAZ FORÇA CONTRA OS JOELHOS

O PONTO DA ASA ESTIMULA OS MERIDIANOS DO CORAÇÃO E DO INTESTINO DELGADO

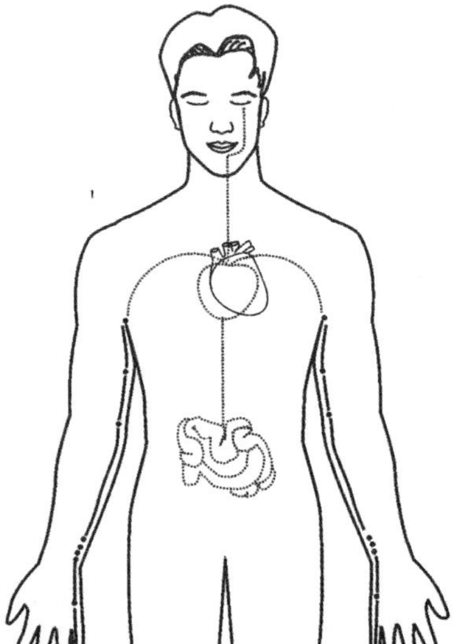

Meridiano do coração

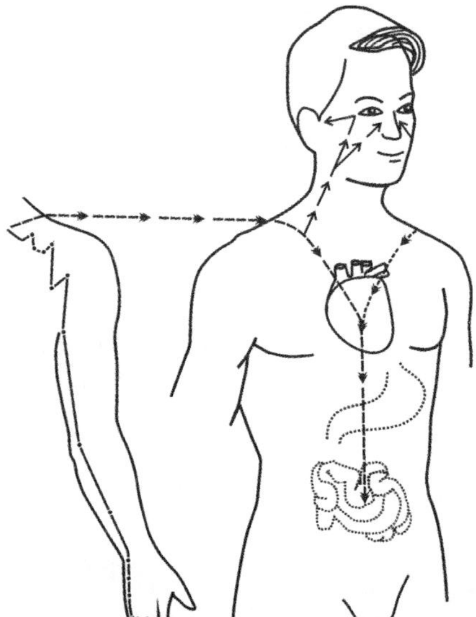

Meridiano do intestino delgado

No exercício a seguir, você vai cerrar os dentes e pressionar a extremidade da língua contra o céu da boca, atrás dos dentes. Há uma importante conexão entre os dentes, a língua e o músculo psoas. Ao cerrar os dentes e pressionar a língua de encontro ao céu da boca, você aumenta a energia que pode ser gerada pelo músculo psoas. Essa posição também ajuda a estimular a bomba craniana, que é um processo energético interno.

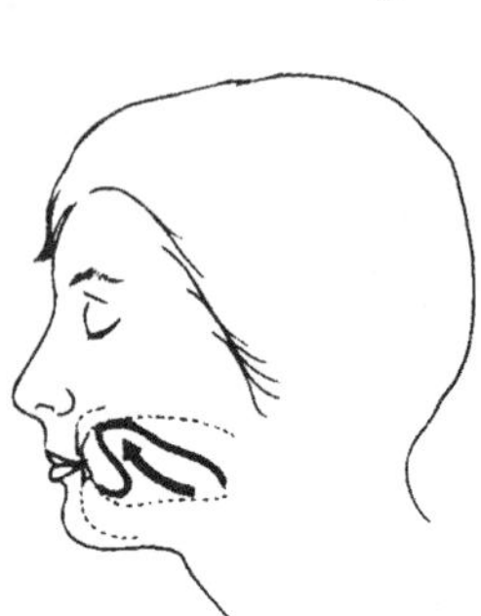

Fig. 6.8.1 Pressione a Língua no Céu da Boca, Atrás dos Dentes.

1. **Prepare-se.** Levante os joelhos de encontro ao peito, deixando os pés pendurados no ar à altura das nádegas. Apóie as mãos um pouco acima dos joelhos. Cerre os dentes um pouco e pressione a extremidade da língua de encontro ao céu da boca, atrás dos dentes, o que lhe dá força interior.

Fig. 6.8.2 Ombros Erguidos desde T6 até a Altura do Coração. Pressione as vértebras lombares e as T7-T12 no tapete; eleve o sacro, os ombros e o queixo contraído. Pressione os joelhos contra a força contrária das mãos. Conecte a língua, o coração, a T6 e as mãos nos joelhos.

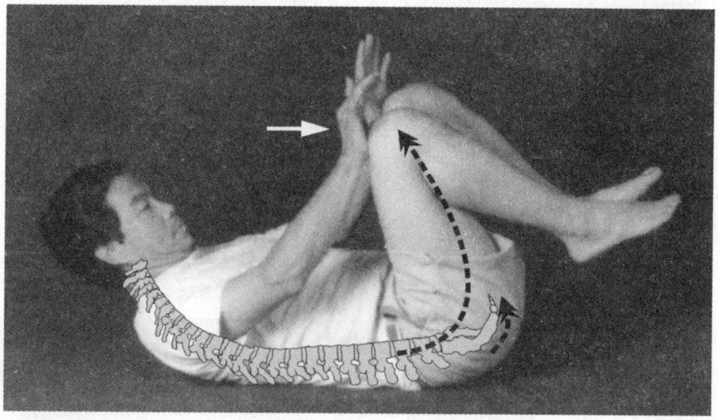

2. **Erga-se a Partir da T6.** Inicie o movimento a partir da sua região lombar: exale e, usando os músculos da base das costas (especificamente o psoas), pressione as vértebras lombares sobre o tapete, erguendo ligeiramente o sacro do tapete. Erga as vértebras torácicas apenas a partir da vértebra T6 (conhecida estruturalmente como o Ponto da Asa entre os ossos da escápula — também conhecido como o Ponto da Asa no Meridiano do Coração). Isso vai permitir que os ombros se elevem ligeiramente do chão. Mantenha o queixo contraído e as vértebras torácicas a partir de T7-T12 pressionadas sobre o tapete junto com as lombares.

3. **Cotovelos Fechados, Conecte a Língua, o Coração, a T6 e as Mãos.** Pressione os joelhos contra as mãos e pressione as mãos contra os joelhos, equilibrando as forças contrárias. Mantenha os cotovelos fechados para que a força direcionada através dos braços venha do Ponto da Asa na T6 (oposta ao centro do coração, na frente) através das escápulas e ombros. Além disso, sinta a conexão da força da língua sobre o coração e a T6.

4. **Inale e Relaxe.** Sorria e sinta o chi mover-se através da base das suas costas e pelo músculo psoas. Repita esse exercício diversas vezes. Por fim, abaixe as pernas no tapete e pratique a respiração consciente enquanto descansa.

Comentário: Não faça pressão com os joelhos com a força muscular das pernas. Ao contrário, transfira a força das vértebras lombares inferiores e do músculo psoas através da estrutura do corpo. Isso é muito importante. A produzir a força para o movimento a partir da sua região lombar e transferir a força atrás dos músculos psoas estimulados para os ossos das coxas e então para os joelhos, resistir com as mãos fortalece o músculo psoas. As vértebras lombares abrem-se em linha reta enquanto a base da coluna se endireita (em vez de se amontoar como na curvatura normal). Assim, a força lombar pode ser dirigida eficazmente através dos ossos das coxas para os joelhos.

Se fizer este exercício corretamente, você vai poder praticar o Tai Chi e todos os outros exercícios com maior eficácia, produzindo o movimento desde o psoas e a região lombar.

6.9 O MACACO "REZA" COM OS COTOVELOS

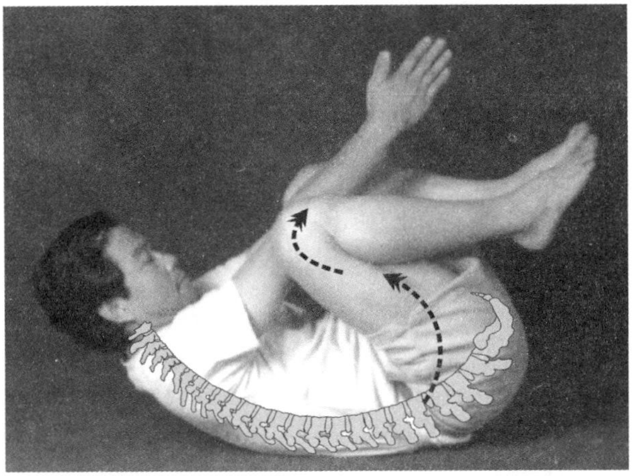

Fig. 6.9.1 Curve os joelhos em direção ao peito. Coloque os cotovelos de modo que toquem o interior dos joelhos. Estique os braços e junte as palmas das mãos.

1. Comece: Cotovelos Entre os Joelhos. Mantendo as costas sobre o tapete, traga os joelhos na direção do peito, deixando os pés pendurados no ar acima das nádegas de novo. Coloque os cotovelos de modo que eles toquem a parte interna dos joelhos. Agora, estique os braços para o alto, juntando as mãos. Assegure-se de que o exercício comece a partir da região lombar, iniciando o movimento a partir da base das costas e dos músculos psoas e iliopsoas — não dos joelhos e músculos das pernas.

Fig. 6.9.2 Cerre os dentes delicadamente, pressione a língua contra o céu da boca. Pressione as vértebras lombares para baixo, erga o sacro e as vértebras torácicas, e em seguida pressione os joelhos ao mesmo tempo que faz resistência com os braços — os cotovelos pressionando para fora e os joelhos pressionando para dentro.

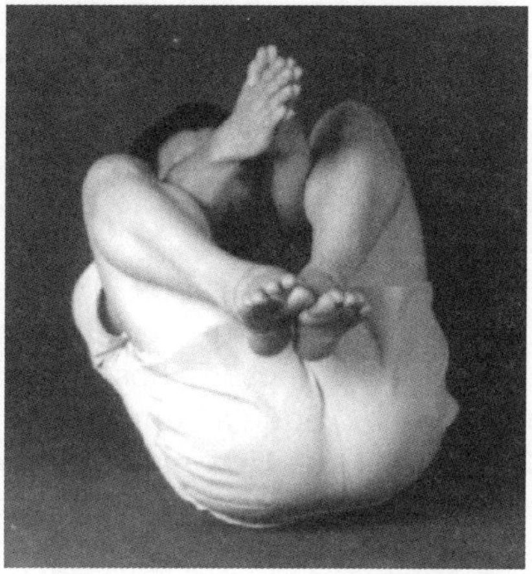

2. **Pressione a Língua, Erga-se, os Joelhos e Cotovelos Pressionando-se Mutuamente.** Cerre os dentes e pressione a língua contra o céu da boca. Exale, pressione as vértebras lombares para baixo, erga o sacro e erga o corpo a partir da T12. Em seguida, pressione as pernas em conjunto ao mesmo tempo que opõe resistência com os braços.

   Mantenha os músculos da barriga relativamente soltos e relaxados. Os cotovelos fazem força para fora e os joelhos para dentro. Encontre os músculos que movem as suas pernas para dentro e assegure-se de estar usando a região lombar para empurrar as pernas em conjunto, não os músculos das pernas. Não se esqueça do sorriso no Tan Tien!

3. **Repita e Depois Descanse.** Inale, abaixando o corpo devagar, e relaxe. Repita diversas vezes, depois abaixe as pernas e pratique a respiração consciente. Sorria e sinta as suas costas, especialmente o músculo psoas. Respire no sentido descendente até as solas dos pés, exalando a cor cinzenta sombria. Inale a luz dourada para as regiões que sente mais afetadas. Quando respira, você está conduzindo o chi, trazendo os nutrientes e a energia para o músculo psoas.

Comentário: A sua mente e a consciência do Tan Tien (educando o segundo cérebro) vai ficar mais afinada com a prática. Você será capaz de dirigir a força através da estrutura do corpo, desde as vértebras lombares e o psoas até os joelhos. No início, você pode sentir um pouco de resistência quando praticar, porque os músculos precisam estar fortalecidos para se mover dessa maneira.

6.10 OS COTOVELOS REZAM AO CONTRÁRIO: APERTANDO OS JOELHOS

A não ser pela posição dos braços e da direção das forças contrárias, este exercício é semelhante ao de *O Macaco "Reza" com os Cotovelos.*

1. **Comece: Os Braços Apertam os Joelhos.** Os joelhos estão levantados de encontro ao peito e separados como no "Macaco Reza". Os braços apertam os joelhos de fora para dentro, de modo que a curva dos cotovelos fique à vontade contra os joelhos.
2. **Os Joelhos Fazem Força para Fora, os Braços para Dentro.** Cerre os dentes, pressione a língua, erga-se, transfira a força das vértebras lombares para os joelhos. Os joelhos fazem força para fora, enquanto os braços mantêm uma pressão no sentido contrário.
3. **Repita e Descanse.** Da mesma forma que no "Macaco Reza".

6.11 TORCER O CORPO COMO UMA COBRA

MERIDIANO ESTIMULADO: YANG: VESÍCULA BILIAR

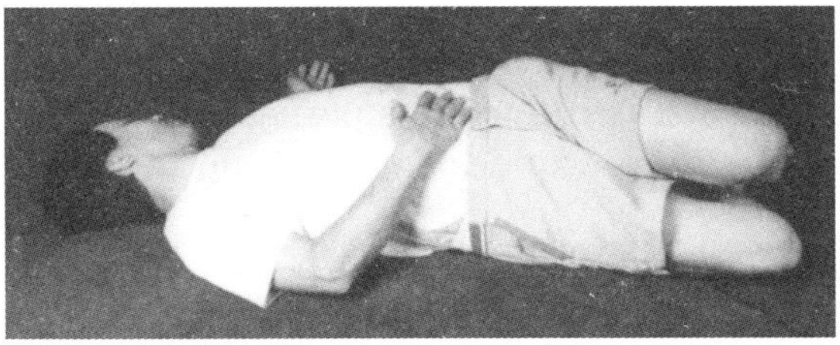

Fig. 6.11.1 Parte Superior do Corpo à Esquerda e Parte Inferior à Direita. Estenda o braço esquerdo para o lado esquerdo, a palma da mão para cima. Ponha a mão direita sobre o lado esquerdo do Tan Tien. Os joelhos curvados, caia para a direita. Vire a cabeça para a esquerda, os ombros permanecendo sobre o tapete.

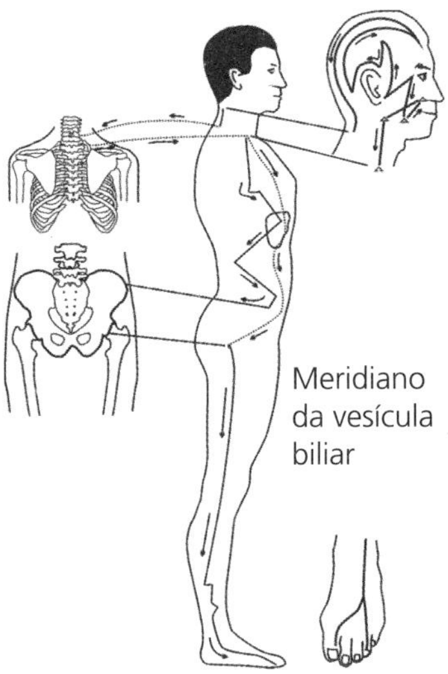

1. **Joelhos à Direita.** Deitado de costas, levante os joelhos e coloque os pés estendidos sobre o tapete. Bem devagar, deixe os joelhos caírem para a direita, aproximando-se do tapete o máximo possível sem se repuxar. Estenda o braço esquerdo para o lado esquerdo, a palma da mão para cima; ponha a mão direita sobre o lado esquerdo do Tan Tien. Vire a cabeça delicadamente para a esquerda, deixando os ombros sobre o chão.

2. **Mantenha a Posição e Respire à Esquerda.** Descanse sorrindo e respirando nessa posição. Respire com a sua atenção sobre o seu lado esquerdo, inalando a luz energizante dourada e exalando a cor cinzenta sombria. Concentre-se em expandir e alongar essa região. Permaneça nessa posição por alguns minutos, respirando com toda a consciência no lado esquerdo da caixa torácica, do abdome, da região lombar, da articulação do quadril, dos ombros e do pescoço. Sorria e envie energia positiva para a coluna.
3. **Centro.** Traga os joelhos e a cabeça de volta para o centro e observe o que o seu corpo está sentindo.

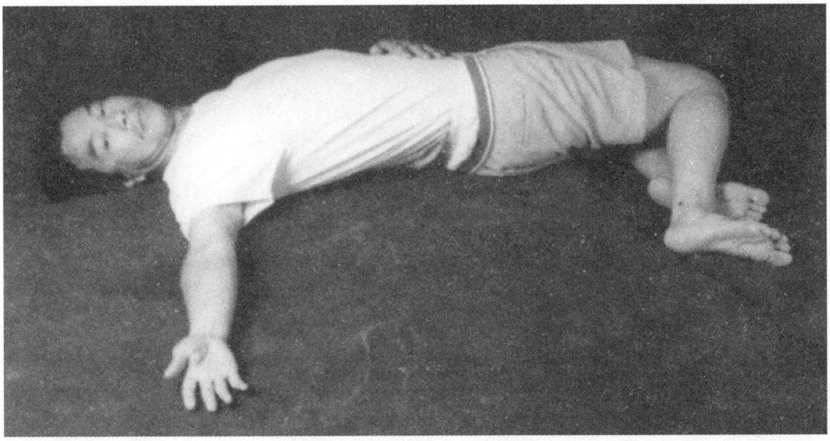

Fig. 6.11.2 Parte Superior à Direita, Joelhos à Esquerda. Repita do lado direito. Mantenha a postura e respire para alongar o lado direito.

4. **Joelhos à Esquerda.** Bem devagar, mova os joelhos para a esquerda até eles se aproximarem ou tocarem o tapete. Vire a cabeça para a direita. Estenda o braço direito e coloque a mão esquerda sobre o lado direito do Tan Tien.
5. **Mantenha a Posição e Respire à Direita.** Respire longamente no lado direito por alguns minutos, permitindo o alongamento e a expansão do seu lado direito. Proceda da mesma maneira como indicado acima para o lado esquerdo.
6. **Centro.** Traga os joelhos e a cabeça de volta para a posição central e relaxe. Tome consciência do seu corpo enquanto descansa sobre o tapete.
7. **Descanse.** Abaixe as pernas sobre o tapete e descanse confortavelmente de costas. Relaxe e sorria internamente.

6.12 O MACACO BATE AS PERNAS MERIDIANOS ESTIMULADOS: YIN DAS PERNAS – BAÇO, RINS E FÍGADO

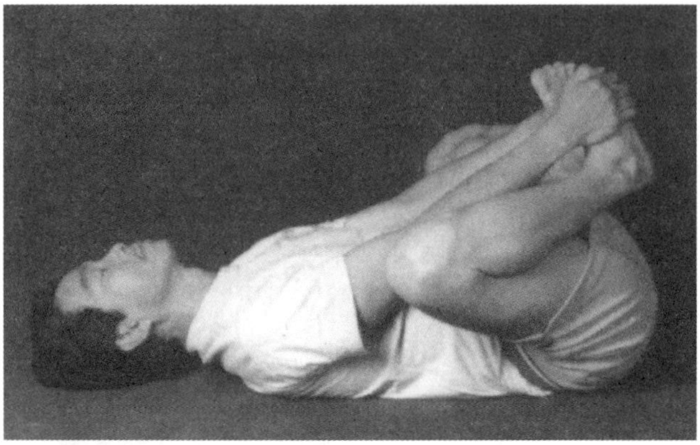

Fig. 6.12.1 Levante os joelhos, encoste as solas dos pés uma na outra e segure os pés com as mãos. Afaste os joelhos e mova-os um pouco para a frente e para trás.

1. **Relaxando o Músculo Psoas.** Deite-se de costas, levante os joelhos, encoste as solas dos pés uma na outra e segure os pés com as mãos (se não for capaz de alcançar os pés, pode segurar onde conseguir nas pernas). Separe os joelhos e mova as pernas delicadamente para a frente e para trás. Sinta o alongamento na região da virilha. Não se balance muito fortemente, mas mova-se de maneira suave.
2. **Bata os Joelhos para Cima e para Baixo.** Afaste um pouco os braços do corpo, as palmas das mãos voltadas para baixo. Estenda as pernas sobre o chão, com as solas dos pés unidas sobre o tapete. Movimente os joelhos para cima e para baixo. Relaxe.

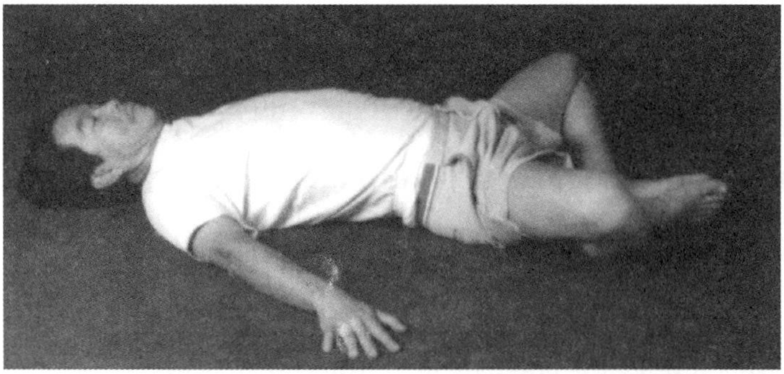

Fig. 6.12.2 Com os pés unidos, bata as pernas.

3. **Descanse.** Sorria e respire para a região da virilha. Relaxe as pernas.
4. **Comentário.** No final você será capaz de baixar os joelhos de maneira confortável sobre o tapete com as solas dos pés unidas sem precisar usar as mãos. Estenda os braços para os lados com as palmas das mãos voltadas para baixo. Faça o exercício e descanse conforme indicado acima.

Capítulo 7: Série 2

MAIS CONDICIONAMENTO DA COLUNA E DO PSOAS, RISO LINFÁTICO E PODER DOS MÚSCULOS ANELARES

Resumo: Como anteriormente, todos estes exercícios começam na posição deitado de costas. Estes exercícios oferecem mais condicionamento e treinamento para a coluna e o músculo psoas. A coluna é flexionada para o alto sobre o tapete, equilibrando os movimentos descendentes das flexões anteriores. É apresentado um exercício para promover a desobstrução do Ponto da Asa e a eliminação de bloqueios ali. A conexão interna da língua com os principais tendões ao longo de todo o corpo é fortalecida (desenvolvendo-se mais energia interna). E, finalmente, a conexão entre o músculo psoas e os músculos anelares é estimulada, produzindo mais poder e harmonia internas. Essa coordenação da rede de músculos anelares do corpo com o músculo psoas movimenta o chi ao longo de todo o corpo e é importante para o desenvolvimento do Yi individual, do poder mental-visual-cardíaco.

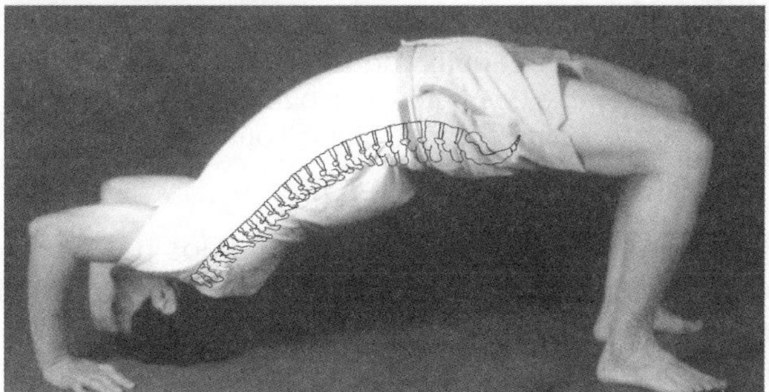

Fig. 7.3.2 Grilo Distendido sobre a Coroa.

7.1 VERGAR O ARCO I E II
7.2 A MONTANHA ELEVA-SE DO MAR
7.3 O GRILO DESCANSA SOBRE A FLOR
7.4 A COBRA VOLTA-SE PARA O PONTO DA ASA
7.5 BEBÊ BRINCANDO E RINDO
7.6 A ANDORINHA ABRE A SUA PLUMAGEM
7.7 O MACACO ABRAÇA OS JOELHOS
Movimento Automático dos Músculos Anelares

7.1 VERGAR O ARCO I E II

MERIDIANOS ESTIMULADOS: Parte I, YANG: BEXIGA; Parte II, YIN: CORAÇÃO

Parte I. ARCO EQUILIBRADO: Mantenha o Psoas e os Músculos Abdominais Equilibrados.

1. Deite-se de costas sobre o tapete, pernas estendidas à frente, braços nas laterais, palmas das mãos voltadas para baixo. Respire longa e profundamente de três a quatro vezes. Pressione a região lombar sobre o tapete e, a partir dos quadris, levante as pernas ligeiramente do chão. Ao mesmo tempo, levante a parte superior do corpo.

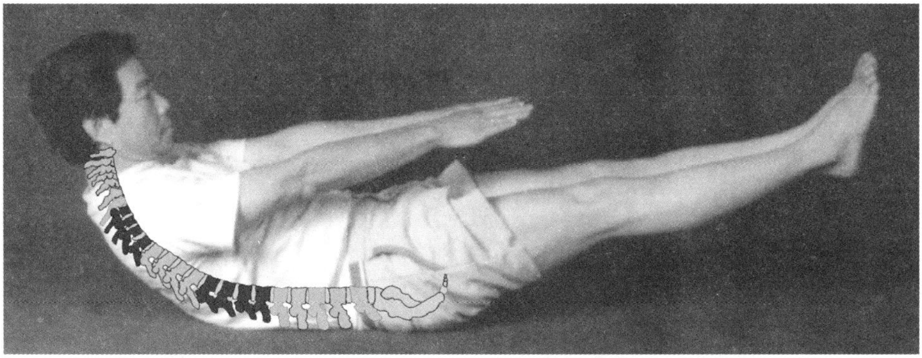

Fig. 7.1.1 Psoas e Abdominais Equilibrados. Com as vértebras lombares e o sacro estendidos no chão, levante ao mesmo tempo as pernas, as vértebras torácicas e a cabeça, com o queixo contraído.

2. Exalando, estique os braços retos na direção dos pés, ao mesmo tempo que levanta as pernas a uns 15 centímetros do chão. Não se preocupe com quanto você consegue levantar as pernas e a cabeça, nem tente tocar os dedos dos pés. Mantenha a região lombar firmemente apoiada no chão, levantando as pernas ligeiramente e depois o pescoço e a cabeça. Quando terminar de exalar, mantenha brevemente a posição elevada e depois inale, deixando todo o corpo relaxar devagar de volta ao tapete e descanse um pouco. Repita duas vezes. Por fim, enquanto descansa, sinta o calor e a energia na sua região lombar. Sorria para toda a coluna e desfrute a sensação.

Este exercício desenvolve os músculos psoas e abdominais de maneira equilibrada. Preste atenção para não levantar demais a parte superior do corpo, pois poderá estar fazendo um exercício diferente do pretendido aqui. Isso é para o exercício da Parte II.

Parte II. ARCO MÁXIMO: Levante o Tronco, Equilibre-se nas Nádegas e Ponha a Língua para Fora.

1. Comece como antes, mas agora, enquanto exala, levante o tronco todo do chão e também as pernas. Equilibre as pernas e a parte superior do tronco sobre as nádegas. Ao mesmo tempo, estenda a língua o máximo que puder — sentindo realmente o alongamento!
2. Da mesma forma, estique-se para a frente a partir das escápulas até a ponta dos dedos e flexione os dedos dos pés para cima, de modo a sentir o alongamento por todas as suas pernas e pés. Por meio desse movimento, dobre-se no meio do corpo, sinta o alongamento do complexo muscular do psoas e iliopsoas desde as vértebras lombares e o sacro até as conexões do osso femoral na parte superior das coxas. Com a prática, você acaba sendo capaz de tocar os dedos dos pés.

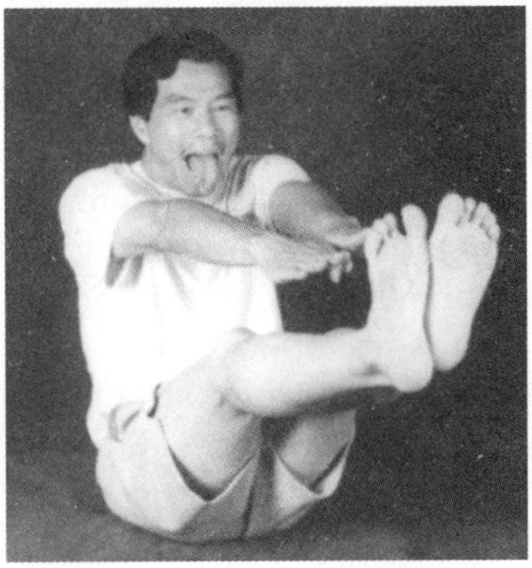

Fig. 7.1.2 Equilibre-se nas Nádegas. Levante as pernas e a parte superior do tronco e estenda a língua para fora da boca.

3. Sinta a conexão entre a língua e todos os principais tendões de todo o corpo afetados por esse alongamento total da cabeça aos pés. Inale e relaxe de volta ao tapete. Desfrute as sensações revigorantes ao longo do corpo. Repita quantas vezes desejar e depois faça um pouco de respiração consciente ou a Meditação do Lótus por alguns minutos.

7.2 A MONTANHA ELEVA-SE DO MAR

MERIDIANO ESTIMULADO: YANG: ESTÔMAGO

A montanha é muito compacta e estável. Seja como uma montanha no horizonte do mar — uma estrutura maciça, estável e calma.

Atenção: Caso você tenha pressão sangüínea alta, tome o máximo cuidado ao fazer este exercício.

1. Deite-se de costas, os braços estendidos lateralmente, as palmas das mãos voltadas para baixo, os pés plantados no chão depois de levantar os joelhos. Comece por exalar enquanto inclina o sacro para cima. Deixe que a parte inferior da região lombar acompanhe a inclinação, elevando-se.

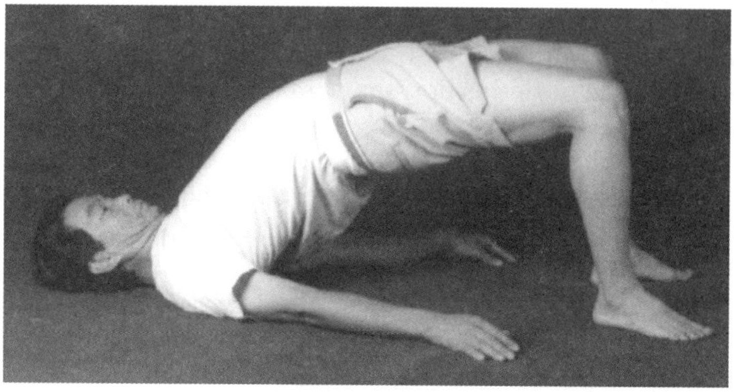

Fig. 7.2.1 Montanha Elevada. Erga o corpo desde a região lombar o máximo possível, como uma ponte levadiça.

2. Uma por uma, bem devagar, eleve do chão todas as vértebras lombares.
3. Uma por uma, levante cada vértebra torácica do tapete até chegar às vértebras cervicais. Para evitar escorregar sobre os ombros, mantenha o pescoço e a cabeça retos no tapete.
4. Deixe o seu corpo ir o mais alto que puder sem se forçar. Assegure-se de continuar a respirar profundamente. Mantenha essa posição por alguns instantes.
5. Abaixe a coluna vértebra por vértebra. Primeiro, desça cuidadosamente as vértebras torácicas para o tapete, depois as lombares e por fim o sacro. Enquanto desce, observe quais vértebras tocam o tapete individualmente e quais tocam em grupo. Sinta cada vértebra desobstruída e perceba o fluxo de chi. Isso requer um movimento lento, consciente. (Depois de ganhar alguma consciência e habilidade nesse processo, você pode ajustar o ritmo dos seus movimentos e da sua respiração.)
6. Repita. Descanse, sorria para toda a coluna e relaxe. Deixe a sensação de bem-estar se espalhar por todo o corpo. Sorria e respire a energia dourada através da espinha e de cada célula do seu corpo.

7.3 O GRILO DESCANSA SOBRE A FLOR

MERIDIANOS ESTIMULADOS: YANG: ESTÔMAGO, YIN: PERICÁRDIO

1. Deitado de costas, os braços estendidos lateralmente, palmas das mãos voltadas para baixo, levante os joelhos e mantenha os pés planos de encontro ao tapete. Sinta a delicadeza, o controle e o equilíbrio envolvi-

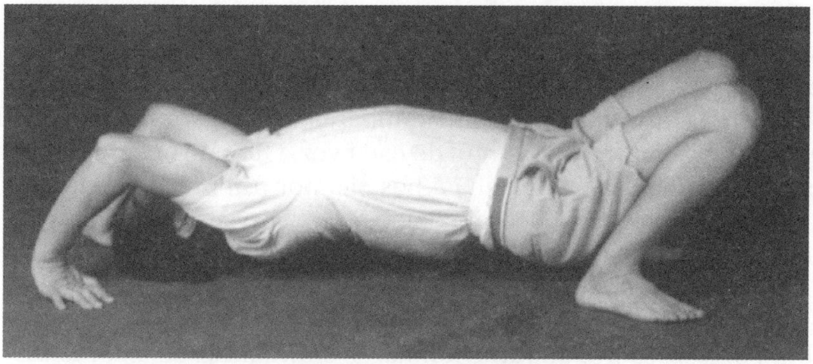

Fig. 7.3.1 Rolando da Parte de Trás da Cabeça para a Coroa. Primeiro erga cada vértebra desde o sacro, rolando da parte de trás da cabeça até a coroa e forme um arco com o torso elevado.

dos nessa posição de *O Grilo Descansa sobre a Flor.* Agora, retenha as sensações de calma e solidez estrutural proporcionadas pelo exercício anterior enquanto prossegue neste. Exale e continue o movimento com a respiração normal: levante do chão muito vagarosamente o sacro, a região lombar e as vértebras lombares, como foi feito no exercício da *Montanha Eleva-se do Mar.* Ao chegar às vértebras cervicais, coloque as palmas das mãos estendidas no chão próximo às suas orelhas, os dedos apontando para os seus pés, e estabilize o movimento de elevação apoiando-se na sua coroa.

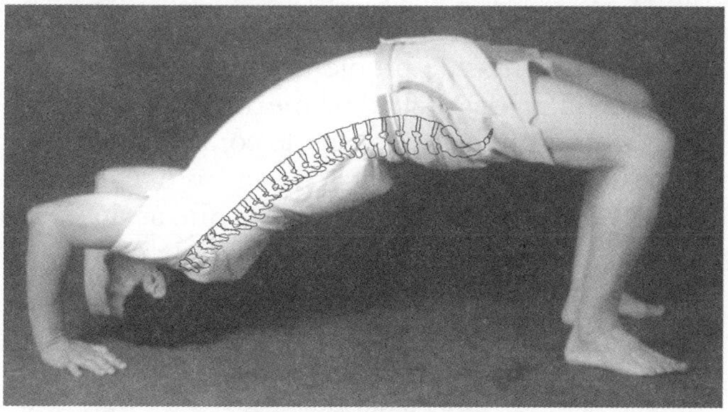

Fig. 7.3.2 Grilo Distendido sobre a Coroa. O corpo está totalmente distendido, com a coroa sobre o tapete.

Role desde a base do crânio para o alto da cabeça até a coroa. Assegure-se de que toda a parte de trás do seu corpo esteja levantada do tapete — apenas com os pés, as mãos e a coroa fazendo contato com o tapete.

NOTA: Interrompa este exercício se ele lhe causar um grave desconforto!

2. Inale e role de volta devagar, baixando primeiro a cabeça, depois o pescoço, as vértebras torácicas, as lombares e o sacro. Desça uma vértebra de cada vez enquanto vai respirando normalmente.
3. Exale, erga o sacro, as vértebras lombares e os quadris, e a região lombar bem devagar, uma vértebra de cada vez. Quando chegar ao topo das vértebras torácicas, mantenha a posição por um breve instante.
4. Inale e desça devagar. Descanse. Respire e sorria para toda a sua coluna. Inale a energia dourada para dentro da coluna e exale toda energia negativa, colorida de acinzentado sombrio.
5. Exale devagar e eleve todo o corpo de novo, da mesma forma, uma vértebra por vez: sacro, quadris, lombares e torácicas. Seja como um belo grilo, erga-se inteiramente e mantenha a posição, apoiando-se de maneira confortável por um minuto.
6. Inale devagar e comece a descer, as vértebras tocando o tapete uma por uma. Descanse. Sorria, observando como o seu corpo está se sentindo. Desfrute as sensações. Respire conscientemente.

7.4 A COBRA VOLTA-SE PARA O PONTO DA ASA

O *gia pe* ou "Ponto da Asa" está localizado entre as escápulas, na região mediana da caixa torácica. Esse é um ponto oposto ao centro do coração (localizado atrás do esterno) sobre a coluna, entre as vértebras torácicas 5-6. Essa região ao redor do *gia pe* é chamada de "pakua dorsal". A região ao redor do esterno é chamada de "pakua frontal". As mulheres podem ter energia acumulada nessas regiões por causa da pressão causada pelo uso do sutiã e a compressão do tecido dos seios. Os bloqueios nessas regiões podem levar a muitas formas de problemas e enfermidades.

A cobra, ao se voltar, desobstrui os meridianos que ligam os pakuas frontal e dorsal por intermédio do centro do coração, de modo que a energia desce pelas costas para os rins, até os ovários e a glândula da próstata. A desobstrução desses meridianos previne que as doenças concentradas nas costas depois se espalhem para a frente do corpo. Este exercício também é eficaz para ajudar os homens a abrir o coração.

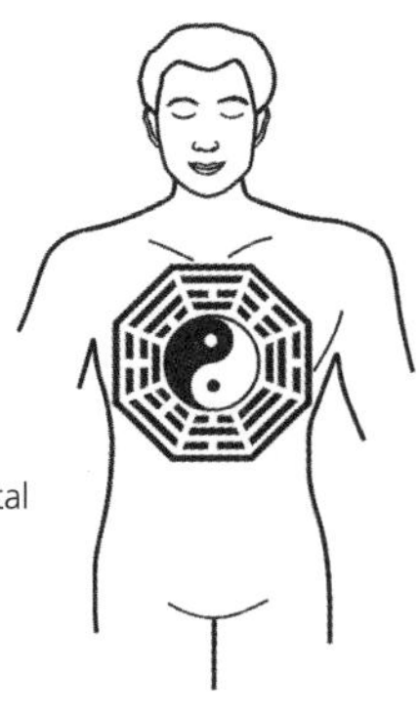

Fig. 7.4 Os Símbolos do Pakua localizados no centro do coração, na frente do corpo, e no "Ponto da Asa", na direção do coração, nas costas.

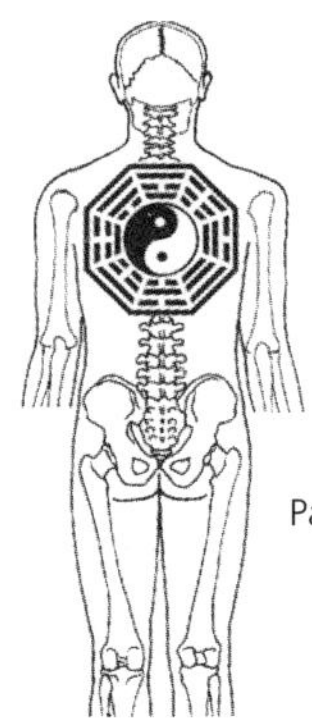

MERIDIANO ESTIMULADO: YANG: TRIPLO AQUECEDOR

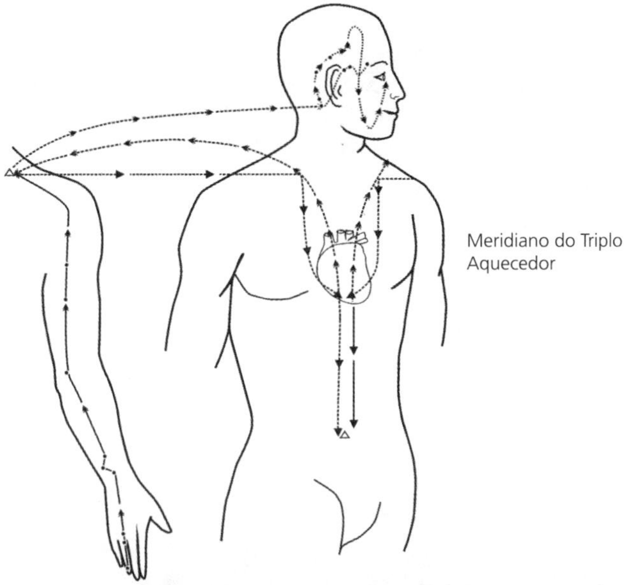

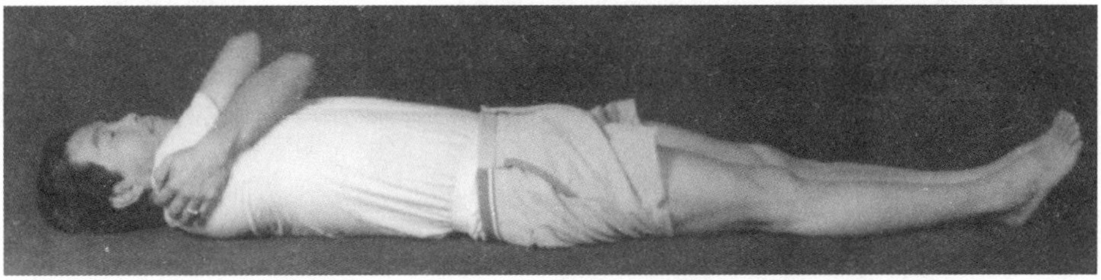

Fig. 7.4.1 Abrace os Ombros. Cruze as mãos sobre o peito, segurando cada ombro.

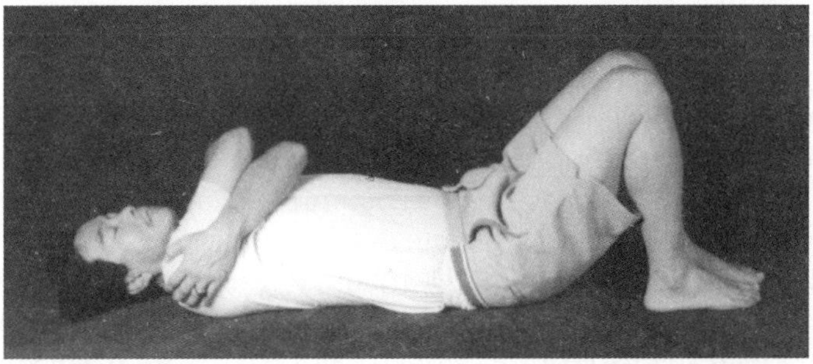

Fig. 7.4.2 Joelhos para Cima. Dobre os joelhos e relaxe o abdome.

1. Para começar, deite-se de costas. Abrace a si mesmo, segurando delicadamente a parte externa de cada ombro. Levante os joelhos com os pés apoiados no chão.

2. Contraia o queixo e exale enquanto ergue a parte superior do corpo desde o *gia pe*.

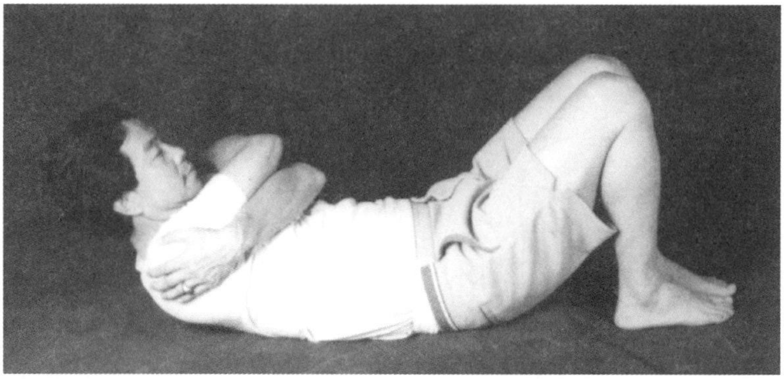

Fig. 7.4.3 No Ponto da Asa. Exalando, erga as vértebras torácicas, queixo contraído.

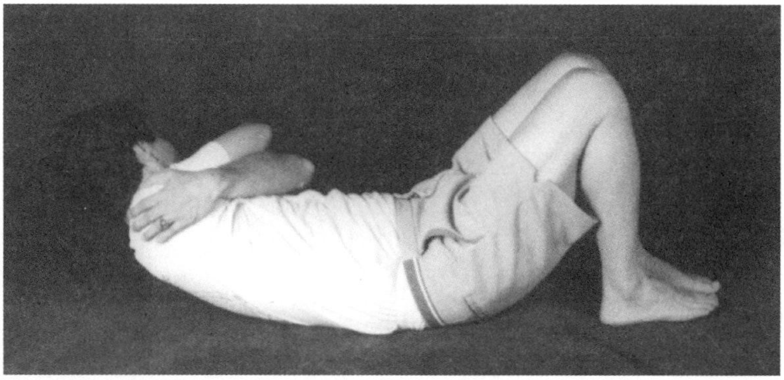

Fig. 7.4.4 Vire à Esquerda. Ainda exalando, role à esquerda em T5-T6. Mantenha.

3. Mantendo o queixo contraído, role a parte superior do corpo e a cabeça para a esquerda, deixando a base das costas sobre o tapete. Enquanto vira a parte superior do corpo, certifique-se de erguer apenas as vértebras torácicas 5-6 do tapete. A nossa meta é desobstruir o centro do coração e o *gia pe*. Inale, volte para o centro. Exale enquanto vira a parte superior do corpo para a direita.
4. Desfaça e volte à posição central, inalando enquanto volta e relaxa. Ao praticar este exercício, mova apenas a parte superior das costas. Sinta o pakua dorsal se desobstruir. Sinta o calor e o chi na parte superior das suas costas. Sinta o *gia pe* (Ponto da Asa) se desobstruir.
5. Relaxe, sorria e traga a luz dourada para dentro do pakua dorsal.
6. Sempre que praticar este exercício, faça no mínimo três repetições de cada lado.

7.5 BEBÊ BRINCANDO E RINDO

Este exercício estimula o sistema linfático, movimentando desde a periferia do corpo até a cavidade linfática, próxima ao coração.

Um bebê alegre geralmente expressa alegria rolando sobre as costas e erguendo os braços e pernas para o ar. Ele agita os membros, deixando-os relaxados e soltos — movimentando-se sem inibições — arrulhando, gorgolejando e rindo. O exercício do *Bebê Brincando e Rindo* deve o seu título a esse comportamento. O riso aumenta a secreção de endorfinas específicas que por sua vez aumenta a oxigenação do sangue. Elas relaxam as artérias, aceleram o funcionamento do coração e diminuem a pressão sangüínea. Todas essas reações exercem uma influência positiva sobre as enfermidades cardiovasculares e respiratórias. Acima de tudo, o riso aumenta a resposta do sistema imunológico.

A meta das técnicas do Tao de Cura Internacional é melhorar a saúde. Isso significa melhorar a qualidade de vida, aumentar a nossa vitalidade (quantidade e qualidade do chi vital), estendendo a nossa expectativa de vida e satisfazendo o nosso potencial genético, evolutivo e espiritual.

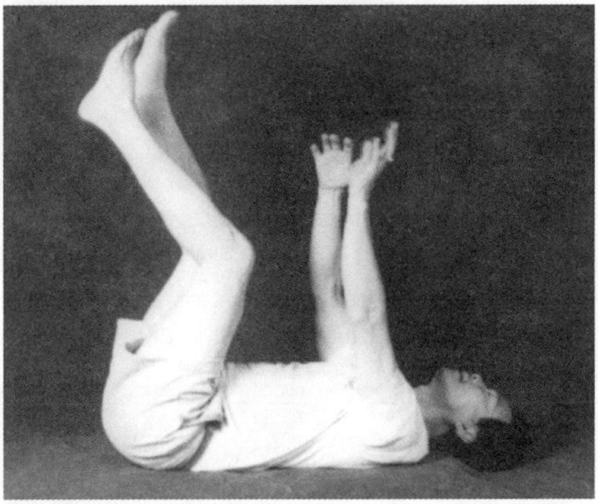

Fig. 7.5.1 Como um Bebê. Agite o corpo relaxado. Observe o fluxo linfático dos seus braços e pernas. Sinta o chi fluindo através de todo o corpo.

1. Deite-se de costas, levante os braços e as pernas para o ar e agite-os como uma boneca de trapos bem mole. Respire fundo, produzindo sons de tensão-relaxamento, e dando longos suspiros ao exalar. Agite o corpo relaxado e sinta o abdome se agitar como se você estivesse rindo. Ainda melhor, comece a rir enquanto agita o corpo.
2. Pare de se mexer e mantenha os braços e pernas para o ar.
3. Repita a agitação do corpo e descanse no mínimo mais duas vezes.
4. Abaixe os braços e pernas sobre o tapete. Descanse e aproveite a sensação de ter o chi se espalhando por todo o corpo, especialmente na região lombar e do umbigo. Respire conscientemente.

7.6 A ANDORINHA ABRE A SUA PLUMAGEM

1. Deitado de costas, com as pernas e os braços estendidos, as palmas das mãos voltadas para baixo, pressione as vértebras lombares sobre o tapete. Usando os braços como apoio, levante devagar as pernas retas para o ar, erguendo o sacro ligeiramente do tapete para equilibrar o esforço das pernas e do músculo psoas.
2. Levante as pernas o máximo que puder sem se forçar e em seguida, bem devagar, traga-as para baixo, quase encostando-as no tapete. Quando os tornozelos estiverem a uns 15 centímetros do tapete, mantenha a posição por um instante e depois torne a levantar as pernas.

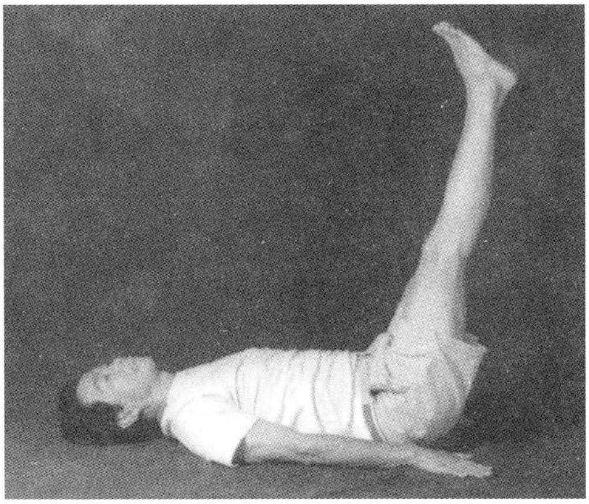

Fig. 7.6.1 Erga a Plumagem. Usando os braços como apoio, levante as pernas e pressione as vértebras lombares para baixo.

3. Mantenha a região lombar pressionada de encontro ao tapete.

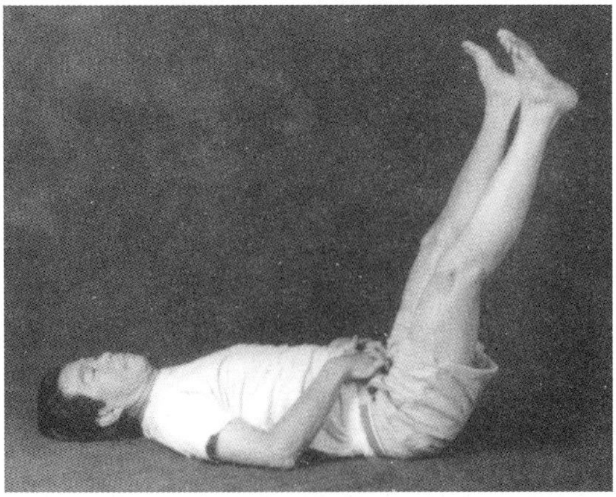

Fig. 7.6.2 Círculos de Penas. Circule as pernas cinco vezes no ar. A perna esquerda no sentido horário, a perna direita no anti-horário. Depois inverta por outras cinco vezes.

4. Abra as pernas para os lados a uma distância confortável e use os músculos iliopsoas e psoas para mover as pernas devagar em círculos largos. Se desejar, pode tocar o seu músculo psoas por dentro da coxa, próximo à virilha. Mantenha as pernas estendidas, fazendo lentamente uns cinco círculos amplos.

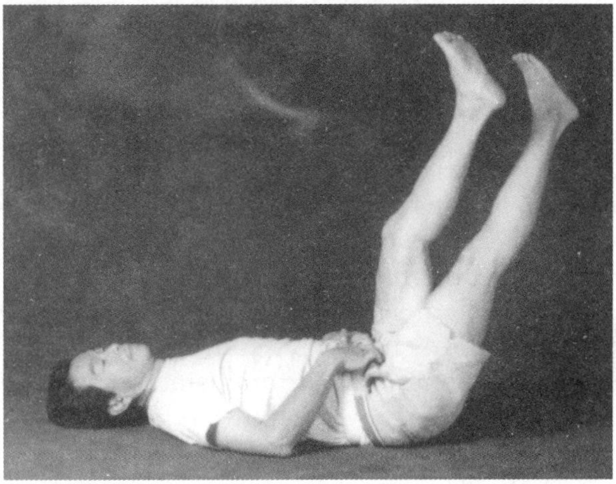

Fig. 7.6.3 Jogo-da-velha. Balance as pernas em linhas entrecruzadas, da frente para trás e de lado a lado.

5. Mantenha as pernas levantadas e faça mais cinco círculos na direção oposta. Mova as pernas devagar, mantendo a região lombar sobre o tapete e relaxada.
6. Mova as pernas lateralmente, cruzando-as para a frente e para trás e de lado a lado, de maneira alternada com os movimentos para a frente e para trás. Sem pressa, faça esse entrecruzamento das pernas várias vezes.
7. Pressionando as vértebras lombares de encontro ao tapete, abaixe as pernas devagar.
8. Descanse e desfrute a sensação. Sorria e respire fundo.

7.7 O MACACO ABRAÇA OS JOELHOS

7.7.1 DESCRIÇÃO. Desenvolvimento do "Músculo Chi": Conexão Harmoniosa dos Músculos Anelares Esfincteriano com o Músculo Psoas em Movimento Automático. Nesta parte, combinamos os efeitos de contração e relaxamento do "Músculo Espiritual" (diafragma torácico — respiração de corpo inteiro) e do "Músculo da Alma" (músculo psoas) com a rede corporal de músculos anelares esfincterianos. Os taoístas chamam os músculos esfincterianos de "Músculos Chi". O sistema esfincteriano ao longo do corpo é o motor principal, o substrato, a fonte que estimula todos os processos do corpo. Todos os órgãos, sistemas musculares, o sistema circulatório do sangue, o sistema linfático e o sistema digestivo — tudo no corpo deve o seu funcionamento aos músculos esfincterianos.

Os músculos esfincterianos são uma forma básica em toda a vida animal, incluindo os complexos seres humanos, e a sua origem pode ser localizada na mais simples ameba pré-histórica. A parte primitiva do cérebro nos humanos, às vezes mencionada como o cérebro reptiliano, funciona geralmente no nível subconsciente. Ela mantém e regula todos os processos de sobrevivência essenciais: todos os movimentos musculares, a respiração, a circulação, a digestão e a eliminação. Esse cérebro está intimamente ligado aos músculos esfincterianos.

Os músculos com a forma de anel que envolvem os orifícios e aberturas do corpo são os músculos esfincterianos. Internamente, os orifícios são os lugares onde os músculos anelares, redondos, se ressaltam através de camadas de músculos, chamadas diafragmas, que separam uma região ou superfície de outra. Os músculos esfincterianos existem internamente, assim como nas superfícies externas do corpo. Eles se contraem e se soltam, fecham e abrem, apertam e relaxam. Quando um bebê abre a boca no primeiro choro, está começando uma vida inteira de abrir e fechar indefinidamente esse sistema sincronizado de músculos esfincterianos. No fim da vida, com a respiração final, o músculo esfincteriano ao redor da boca se abre — mas não se fecha. O corpo pára de funcionar na ausência da atividade esfincteriana.

A nossa vida baseia-se num contínuo, uma cadeia ininterrupta, de aberturas e fechamentos, contrações e relaxamentos. Existem músculos anelares em diversas partes do corpo, tanto interna quanto externamente. É a sua contração e o seu relaxamento coordenados e harmoniosos que inicia a respiração, a digestão, a circulação, a eliminação e todos os movimentos musculares. Não há nada no corpo humano que não seja afetado pelos músculos anelares. Os nossos olhos se abrem e fecham para enxergar. As nossas narinas se abrem e fecham para respirar. A nossa boca se abre e fecha para comer e beber. Os nossos músculos se contraem e relaxam para nos movimentarmos. As nossas mãos se abrem e fecham para pegar ou soltar alguma coisa. O nosso coração se contrai e relaxa para que o sangue circule. O estômago e os intestinos se contraem e relaxam para digerir os nutrientes.

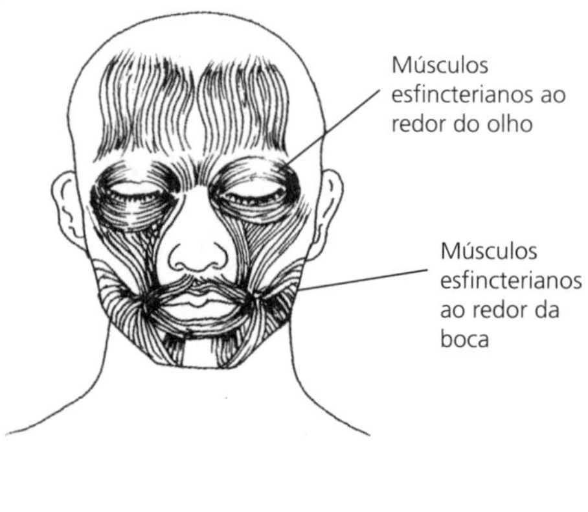

Fig. 7.7.1 Músculos Anelares Esfincterianos da Face ao Redor dos Olhos e da Boca.

Fig. 7.7.2 Olho Humano, Cílios e Pálpebra. Corte do Interior do Olho. Mostra o esfíncter pupilar da íris próximo à pupila, que se contrai na luz brilhante para reduzir a área da pupila.

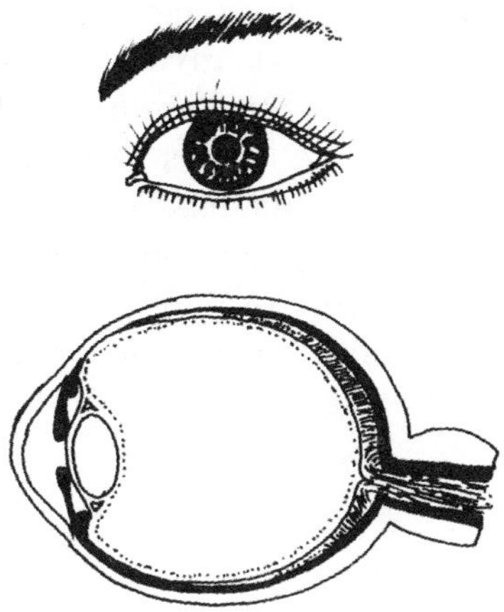

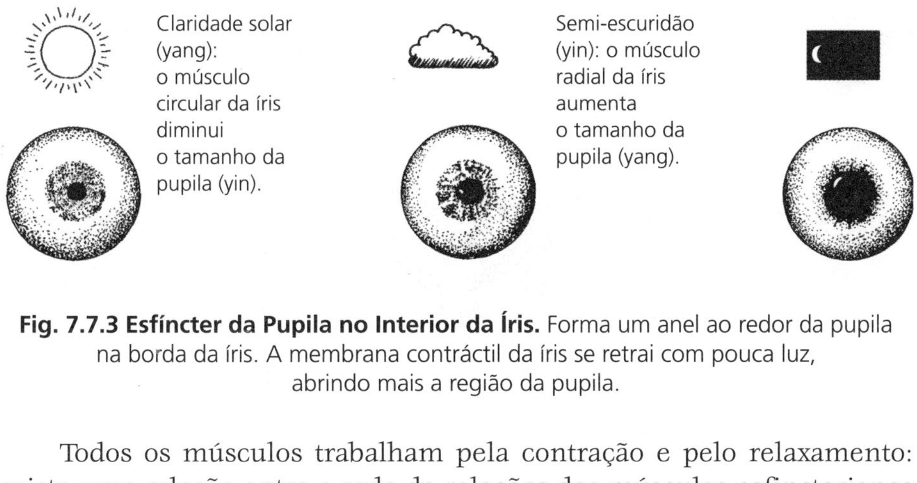

Fig. 7.7.3 Esfíncter da Pupila no Interior da Íris. Forma um anel ao redor da pupila na borda da íris. A membrana contráctil da íris se retrai com pouca luz, abrindo mais a região da pupila.

Todos os músculos trabalham pela contração e pelo relaxamento: existe uma relação entre a rede de relações dos músculos esfincterianos circulares e todos os outros sistemas do corpo. Num corpo saudável, todos os músculos esfincterianos se contraem e relaxam ao mesmo tempo num ritmo pulsante natural. Os taoístas reconhecem a ação harmoniosa desse sistema esfincteriano primário como o mecanismo de energização de todas as células com o chi vital.

Os músculos esfincterianos são os primeiros músculos que usamos na infância. Eles são usados para as funções vitais básicas de mamar o leite e de excreção. Ao observar um bebê mamar, observe que, a cada ação de sugar, a boca se contrai. Ao mesmo tempo, as pálpebras se contraem, assim como as mãos com os punhos cerrados, as solas dos pés se contraem e ondas de movimentos peristálticos fluem através do trato digestivo numa série de contrações e relaxamentos segmentados. Ao mesmo tempo, os esfíncteres do ânus e da uretra se contraem.

As ações da rede muscular esfincteriana são geralmente contrações e relaxamentos simultâneos naturais involuntários. À medida que aprendemos a assumir o controle voluntariamente, também tendemos a perder o nosso sentido de conexões e ritmos naturais. À medida que nos distanciamos desses ritmos naturais básicos do nosso corpo, ocorrem problemas. Num corpo saudável, existe uma íntima conexão entre as contrações e relaxamentos dos diversos diafragmas do corpo — como os diafragmas torácico (que controla a respiração), pélvico e urogenital — e a cadeia esfincteriana. Os diafragmas e esfíncteres devem pulsar em harmonia rítmica.

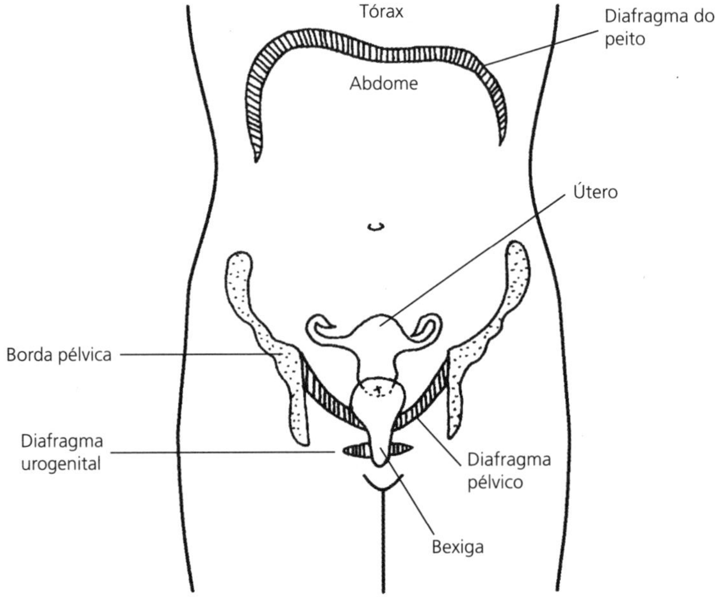

Fig. 7.7.4 Os Diafragmas Femininos: Torácico, Pélvico e Urogenital.

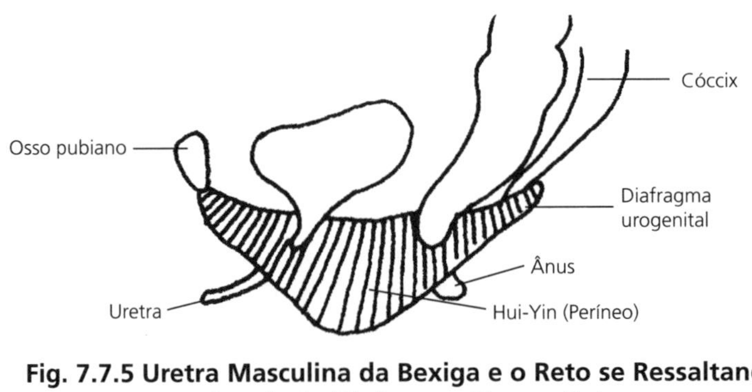

Fig. 7.7.5 Uretra Masculina da Bexiga e o Reto se Ressaltando através do Diafragma Urogenital.

Durante o sono, nossas pálpebras se movem no ritmo da nossa respiração. Quando exalamos, nossas pálpebras se contraem ligeiramente; quando inalamos, elas se relaxam e expandem ligeiramente. Essa cadeia interminável de contrações e relaxamentos é sutil, mas representa movimento. Esse movimento superficial atravessa o corpo todo, incluindo os membros e órgãos. É uma forma de exercício básico, natural. O movimento refletido nas pálpebras no sono nos enche de força vital, chi, como se recarregasse uma bateria.

Quando existe uma fraqueza do esfíncter em uma ou mais regiões do corpo, ele pode ser fortalecido pela conexão no exercício com o resto dos esfíncteres que são mais fortes. Quando a pessoa perdeu a interligação e o ritmo natural da cadeia esfincteriana, a reeducação pode restaurar o funcionamento adequado. Por exemplo, concentrando-se no exercício do esfíncter da pálpebra, a pessoa pode estabelecer a conexão e ajudar a desenvolver o esfíncter da uretra enfraquecido (que pode ter resultado na condição de incontinência urinária).[7]

Os dois esfíncteres inferiores na frente e costas, os esfíncteres da uretra e do ânus, são os principais esfíncteres. Os efeitos das suas contrações são sentidos ao longo do corpo e são a base do transporte de chi da parte inferior do corpo até a parte superior, no cérebro. O esfíncter anal é claramente o mais forte, quando está saudável.

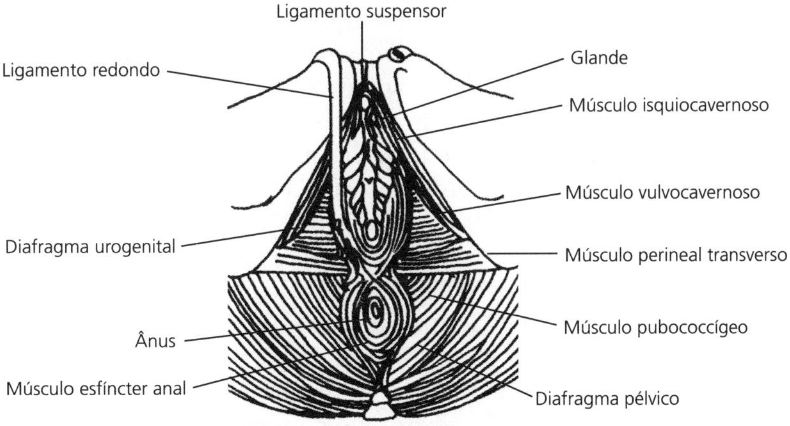

Fig. 7.7.6 Musculatura Chi Feminina.

Quando uma criança mama, os olhos, a boca, o ânus e o períneo se contraem. Essas contrações estimulam gradualmente toda a musculação involuntária. O coração, as veias e as artérias são também músculos com a forma anelada (redondos). Os músculos anelados do corpo — a boca, os olhos, o ânus, o diafragma urogenital e pélvico e o períneo — estão todos interligados. Quando esses músculos estão estimulados, eles também estimulam o músculo psoas. O exercício do *Macaco Abraça os Joelhos* foi criado para interligar os músculos anelados com o psoas para estabelecer as interligações e desenvolver a força e a harmonia internas naturais.

Os exercícios deste capítulo estão divididos em duas partes. A Parte I está voltada para o desenvolvimento da percepção dos músculos esfincterianos individuais e depois ligar os seus movimentos em conjunto. Isso é feito isolando-se primeiro cada região para desenvolver a sensibilidade e depois acrescentando-as em conjunto até que todas se tornem ligadas em um só movimento unificado. Esses exercícios vão ajudar a alcançar força, equilíbrio e coordenação da musculatura esfincteriana. A Parte II acrescenta os movimentos esfincterianos coordenados ao movimento do psoas aprendido anteriormente. A meta é vincular o ritmo natural dos esfíncteres com as contrações do diafragma e do psoas de modo que todos pulsem juntos em harmonia natural. Por fim, tudo está interligado. Você poderá a certa altura sentir o corpo unificado num movimento automático.

7.7.2 PARTE I: DESENVOLVA SENSIBILIDADE, FORÇA, EQUILÍBRIO E COORDENAÇÃO DA MUSCULATURA ESFINCTERIANA

Estratégia: Os exercícios estão dispostos de modo a acomodar os praticantes em diversos estágios de sua sensibilidade, condição física, experiência e capacidade. Você pode escolher o que é melhor de acordo com as suas necessidades para atingir as metas com o uso mais eficaz do seu tempo e energia. Você pode formular a sua própria estratégia por um período de tempo maior para desenvolver sistematicamente a sua sensibilidade de todos os esfíncteres e fortalecer, coordenar e equilibrá-los. Ou, se já tiver alcançado resultados importantes com o seu sistema esfincteriano a partir de um treinamento anterior, você pode preferir dar um salto para a frente e se concentrar nos estágios mais avançados da técnica.

A estratégia global dos exercícios é isolar os diferentes esfíncteres para desenvolver a sua respectiva sensibilidade, ainda que eles estejam, na verdade, todos interligados. Um esfíncter pode estimular a conexão com os outros. As conexões fracas podem ser fortalecidas pelas mais fortes. Seja paciente e saiba que os resultados geralmente vêm indiretamente. Continue dentro dos limites da sua zona de conforto.

Cada Exercício é Apresentado em Três Fases. Faça Cada Fase 3-9 Vezes. As Contrações São Realizadas Durante a Exalação.

Fase 1: Contraia, Segure, Depois Relaxe e Inale (5-10 Segundos Cada).

Fase 2: Faça uma Série de Contrações Duplas, a Segunda é Mais Forte (Feita Mais Rápido que a Primeira).

Fase 3: Contrações em Repetição Rápida — Sem Relaxamento Intermediário.

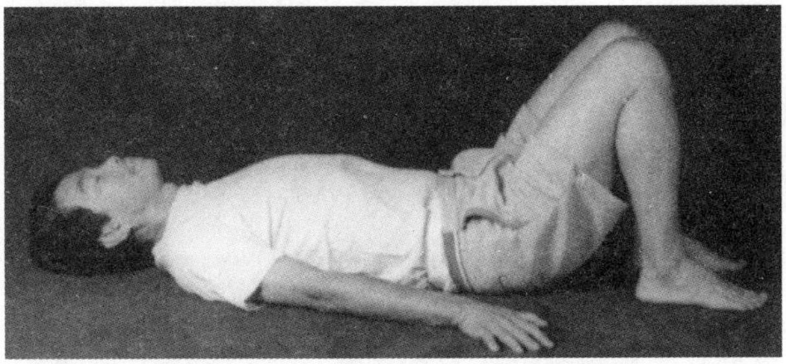

Fig. 7.7.7 Posição Inicial. Faça as contrações esfincterianas deitado de costas, os braços estendidos lateralmente, os joelhos levantados, os pés junto às nádegas e plantados no chão.

1. **Esfíncteres dos Olhos e da Boca Combinados.** Feche os olhos ligeiramente, contraindo as pálpebras até apertar toda a região ao redor dos olhos. Não abra os olhos quando relaxar, mantendo-os fechados por toda a seqüência. Ao mesmo tempo, enrugue os lábios para fora, usando o lábio inferior e a mandíbula para pressionar o lábio superior de modo que ele se curve para o nariz. Repita essas contrações nas três fases comentadas acima.
2. **Em Seguida, Contraia as Mãos e os Pés,** enrugando, apertando e repuxando essas partes do corpo. Para tanto, feche os punhos e contraia os pés como se fosse agarrar o tapete com os dedos e as solas dos pés. Ao mesmo tempo, pressione a região lombar sobre o tapete e incline o sacro para cima como aprendeu nos exercícios anteriores. Repita as três fases.
3. **Esfíncter Frontal Inferior (Esfíncter da Uretra).** Contraia o esfíncter da uretra da mesma maneira que faz ao contrair o músculo para conter o fluxo da urina. Concentre-se só nesse esfíncter. Tente separá-lo do esfíncter traseiro do ânus. Repita as três fases de contrações. Enquanto contrai o esfíncter, pressione a região lombar para baixo e erga o sacro como no exercício anterior, isto é, O Rio Corre pelo Vale. (Descanse e sorria para as regiões lombares para relaxar o esfíncter.) Observe as sensações do corpo e as do fluxo de chi.
4. **Esfíncter Traseiro** (o esfíncter anal consiste de dois músculos anelares, interior e exterior). Da mesma maneira que para o esfíncter frontal, aperte o ânus com os componentes interno e externo do esfíncter anal como se resistisse ao impulso de defecar. Esse músculo é normalmente mais forte do que o esfíncter frontal. Execute as contrações e ao mesmo tempo pressione a região lombar contra o tapete e incline o sacro. Complete as três fases. Descanse e sorria para as regiões afetadas e observe as sensações.
5. **Contraia os Esfíncteres Frontal e Traseiro Simultaneamente.** Faça as contrações combinadas com o movimento das regiões lombar e sacra.
6. **Contraia os Olhos, a Boca, as Mãos e os Pés, os Esfíncteres Frontal e Traseiro Simultaneamente.** Combine todas as contrações com o movimento das regiões lombar e sacra. Faça as três fases. Descanse, sorria e observe.

PARTE II: SEGURE OS JOELHOS COM FIRMEZA. ABRACE-OS. NÃO DEIXE OS JOELHOS SE ERGUEREM MAIS CONFORME FEITO EM 6.7 O MACACO BATE OS JOELHOS.

MERIDIANO ESTIMULADO: YANG: BEXIGA

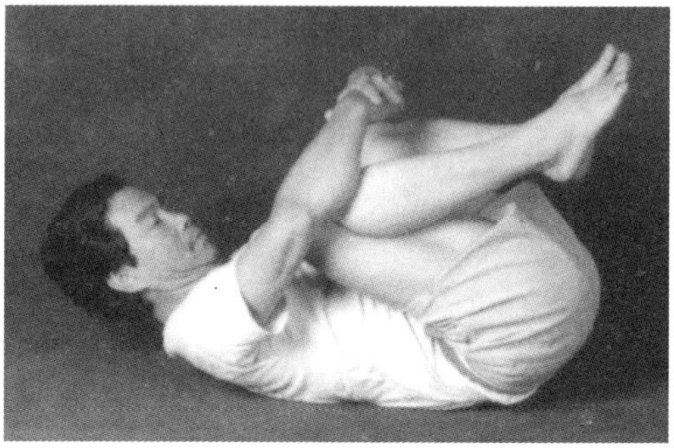

Fig. 7.7.8 Comece as Repetições. Primeiro, contraia os olhos, a boca, o períneo e o órgão sexual. Depois, acrescente o movimento ascendente e descendente do sacro e das vértebras lombares.

INTERAÇÃO: Faça as três fases como na Parte I.

1. **Joelhos Contra o Peito.** Atraia os joelhos para o peito e aperte as mãos sobre os joelhos.
2. **Comece a Contrair Levemente os Olhos, a Boca, o Períneo e o Órgão Sexual.** Contraia os olhos, a boca, o períneo e os órgãos sexuais algumas vezes. O músculo psoas acaba se envolvendo automaticamente.
3. **Contraia Apenas os Olhos e o Órgão Sexual. Mova o Sacro e as Vértebras Lombares.** Contraia e solte os músculos anelares apenas dos olhos e do órgão sexual, e depois comece a mover as vértebras lombares e o sacro para cima e para baixo. O músculo anelar próximo ao órgão sexual tem uma relação íntima com o psoas. O músculo anelar do olho também se relaciona com o músculo anelar próximo ao órgão sexual. Não importa se você inala ou exala enquanto contrai, apenas continue contraindo os olhos e o órgão sexual e depois relaxe. Contraia e relaxe. Contraia os olhos e o órgão sexual várias vezes enquanto balança o sacro para cima e para baixo contra o tapete por cinco a dez minutos para envolver plenamente o músculo psoas.

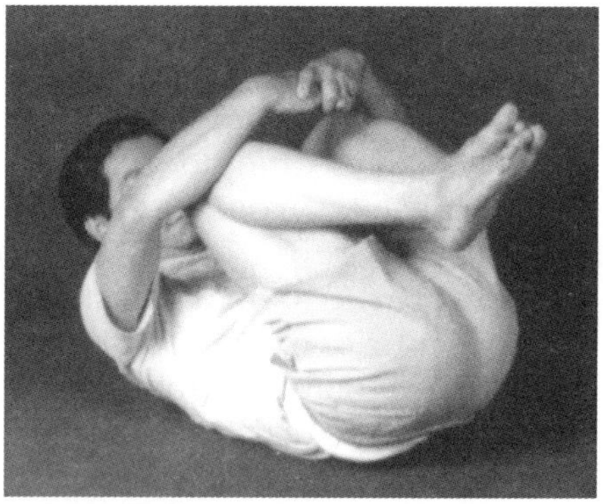

Fig. 7.7.2 Repetições do Músculo Anelar com o Movimento do Sacro e da Região Lombar.
A. Contraia os olhos e o órgão sexual.
B. Contraia a boca e o órgão sexual.
C. Contraia os olhos, a boca, o ânus, o períneo e o órgão sexual.

4. **Boca e Órgão Sexual com o Movimento do Sacro e Região Lombar.** Agora, contraia apenas a boca e o órgão sexual. Observe a diferença. Tanto a boca quanto o órgão sexual trabalham com o psoas, as costas e o diafragma. Contraia e relaxe por alguns minutos. Observe a conexão entre os músculos anelares, as costas, o diafragma e o psoas.
5. **Finalmente, Contraia os Olhos, a Boca, o Ânus, o Períneo e o Órgão Sexual Todos Juntos.** Sinta como a conexão de todos esses músculos anelares cria uma contração mais poderosa. Descubra a conexão entre os olhos, a boca, o ânus, o períneo, o órgão sexual, o psoas, as vértebras lombares e o diafragma. Contraia e relaxe por mais alguns minutos. Algumas pessoas têm contrações involuntárias enquanto estiverem relaxando. Se isso acontecer com você, deixe os músculos se contrair e relaxar sozinhos até que as contrações automáticas cessem ou você decida pará-las.
6. **Descanse com as Pernas sobre o Tapete.** Descanse as pernas estendidas sobre o tapete e sinta o chi circulando através de todo o seu corpo. Concentre a atenção para sentir o interior do corpo.

Comentário: Os músculos anelares de todo o corpo também são conhecidos pelos taoístas como "músculos chi". Quando estimulados, como neste exercício, todo o corpo fica estimulado com o chi. Quando a rede de "músculos chi" está ligada em harmonia com o músculo psoas (Músculo da Alma), a pessoa pode se tornar mais consciente das bases física e energética de Yi, o poder mental-visual-cardíaco.

Capítulo 8: Série 3

ESPÍRITO DA NAJA DO AMOR: YI

Resumo: Estes exercícios começam na posição de bruços e os dois últimos levam à posição sentado. A coluna é primeiramente flexionada na base das costas, depois na parte superior e na inferior, e por fim toda a parte superior é arqueada. Em seguida são apresentados movimentos laterais de coluna e de rotação para cima, como no "Pavão". Seguem-se mais rotações de coluna, em duas posições com o corpo sentado.

O Ritual de Amor da Naja incorpora uma série de movimentos e pressões sobre diversas partes do corpo que foram cultivadas nos exercícios anteriores. Basta fazer corretamente os exercícios físicos conforme indicado em relação a forma, movimento e respiração e o resultado será o bem-estar. Para o máximo benefício, as conexões internas, as suas relações e o Yi devem ser coordenados com sensibilidade. Então, todo o treinamento anterior terá valido a pena e você sentirá os seus benefícios.

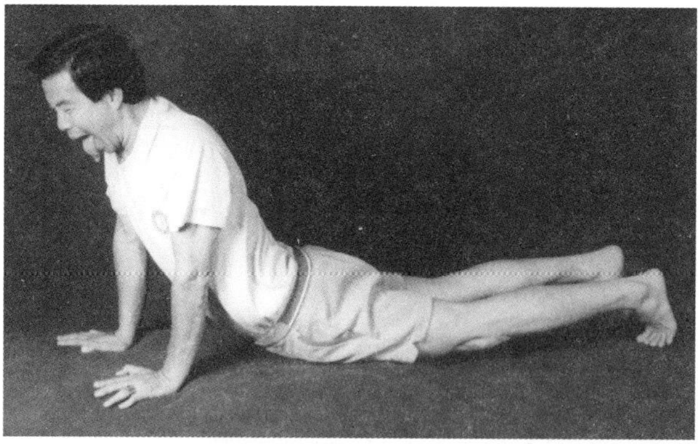

Fig. 8.3.1 A. Etapa final da Naja do Amor levantada.

8.1 O GOLFINHO LEVANTA A CAUDA
8.2 SONHO DE VOAR
8.3 RITUAL DE AMOR DA NAJA I, II E III
8.4 O PAVÃO OLHA A PRÓPRIA CAUDA
8.5 O MACACO GIRA A COLUNA PARA ABRIR A PERNA
8.6 O MACACO GIRA A COLUNA PARA FECHAR A PERNA

8.1 O GOLFINHO LEVANTA A CAUDA

MERIDIANOS ESTIMULADOS: YANG: BEXIGA, YIN: RINS

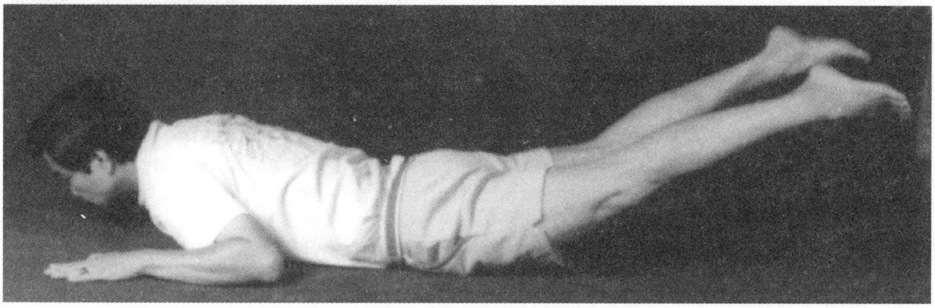

Fig. 8.1.1 A. Nádegas contraídas, levante as pernas e a cabeça.
B. Faça círculos com as pernas.
C. Inverta a direção dos círculos.

1. Deitado sobre a sua barriga, coloque as palmas das mãos voltadas para baixo sobre o tapete, a alguns centímetros à frente dos seus ombros. Comprima e enrijeça as nádegas para proteger a base das costas. Exale e levante um pouco as pernas e a cabeça do tapete, arqueando levemente as costas.
2. Enquanto inala, volte suavemente para o chão.
3. Comprima as nádegas e levante as pernas e a cabeça de novo. Faça círculos no ar com as pernas, cada perna fazendo círculos em direções opostas.
4. Inale e volte suavemente para o tapete. Descanse por uma respiração ou duas. Depois repita, invertendo a direção do giro das pernas.
5. Exale, levante a cabeça e as pernas de novo e agite as pernas em sentido cruzado, da frente para trás e para os lados. Alternativa: primeiro uma perna cruza para cima, depois a outra vai para cima.
6. Descanse. Respire conscientemente nas suas vértebras lombares e relaxe completamente o corpo inteiro.

8.2 SONHO DE VOAR

MERIDIANO ESTIMULADO: YANG: BEXIGA; YIN: RINS

1. Deite-se sobre a barriga e estique os braços à frente da cabeça, as palmas das mãos voltadas para baixo. Ao exalar, levante os braços, a cabeça e as pernas do chão simultaneamente, arqueando as costas. Olhe para cima e mantenha a posição por alguns segundos.
2. Inale e abaixe o corpo de volta para o tapete. Relaxe.

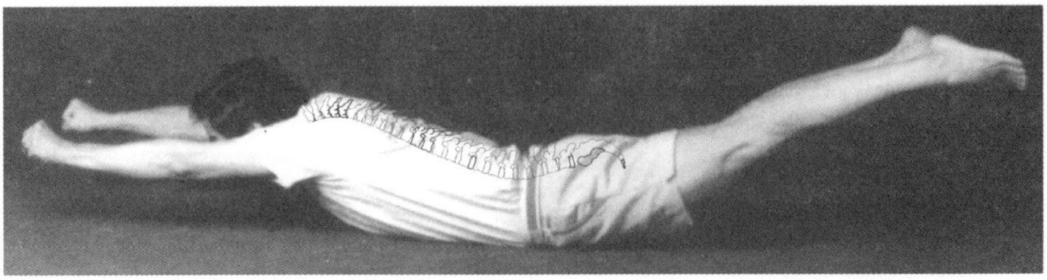

Fig. 8.2.1 A. Levante os braços, a cabeça e as pernas ao mesmo tempo e olhe para cima. B. Levante e arqueie as costas de modo que apenas o osso pubiano toque o tapete.

3. Novamente, ao exalar, dessa vez feche os punhos, levante os braços e as pernas completamente do tapete — arqueando as costas ainda mais, de modo que apenas o osso pubiano esteja tocando o chão. Mantenha a posição por alguns segundos.
4. Inale e relaxe.
5. Repita algumas vezes e depois relaxe completamente. Sorria internamente e respire a luz dourada para todas as partes do seu corpo que parecerem tensas ou contraídas. Observe as sensações do seu corpo enquanto ele descansa sobre o tapete. Libere a tensão, as toxinas ou a energia cansada na forma de cor cinzenta sombria.

8.3 RITUAL DE AMOR DA NAJA I, II E III

MERIDIANOS ESTIMULADOS:
A. YANG: ESTÔMAGO
B. YIN: CORAÇÃO
C. YIN: PULMÕES

8.3.1 DESCRIÇÃO: Entendendo a "Naja do Amor". Esta é uma seqüência de movimentos que encerra algumas posturas complementares. Os principais movimentos e posturas lembram os da serpente naja, famosa por sua capacidade de se erguer e por seu interessante ritual de acasalamento. Apelidamos a postura levantada como sendo da "Naja do Amor" para distingui-la de outros exercícios inspirados em cobras.

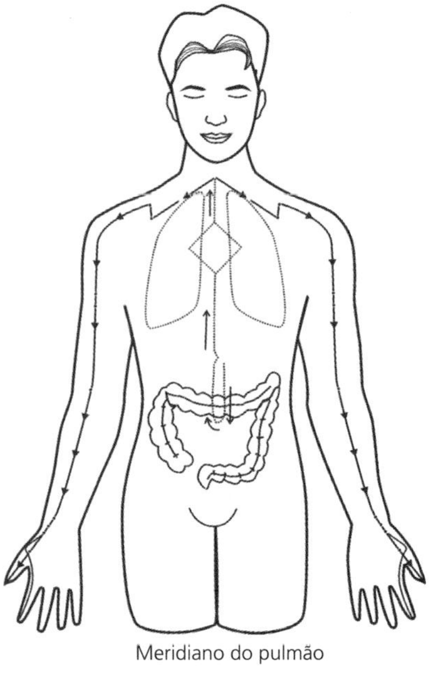

Meridiano do pulmão

Características Especiais da Naja do Amor:

1) A "Naja do Amor" levantada nesta seqüência usa os braços com vigor para empurrar o corpo para cima e arquear a coluna. Ela levanta a parte superior do corpo do tapete acima do osso pubiano.
2) Ela contrai o queixo, travando as vértebras do pescoço, para evitar que a cabeça se incline para trás.
3) Ela coloca a base dos dedos dos pés sobre o tapete para desempenhar um papel importante na postura inteiramente levantada da "Naja do Amor".
4) Na posição levantada, o praticante rola os olhos para cima, na direção da coroa, e com um "grunhido" estica a língua totalmente para fora.

Estratégia: Pratique diversas vezes a dinâmica simples da seqüência, conforme indicado nas instruções da Parte I. Procure captar a sua "essência". Pratique bastante a seqüência, de modo a realizá-la de maneira precisa e suave, relaxada ainda que com força. Em seguida, passe para o ritual "básico" completo na Parte II e assimile os seus fundamentos. Leia as passagens descritivas. Você vai ter uma compreensão maior e boas informações para "flexionar-se" na dinâmica interna da técnica da Naja do Amor e seu ritual do amor. Por fim, acrescente as duas posições adicionais do ritual "extravagante" na Parte III.

8.3.2 PARTE I, RITUAL DE AMOR DA NAJA "SIMPLES"

INSTRUÇÕES: Combine Forma, Movimento e Respiração.

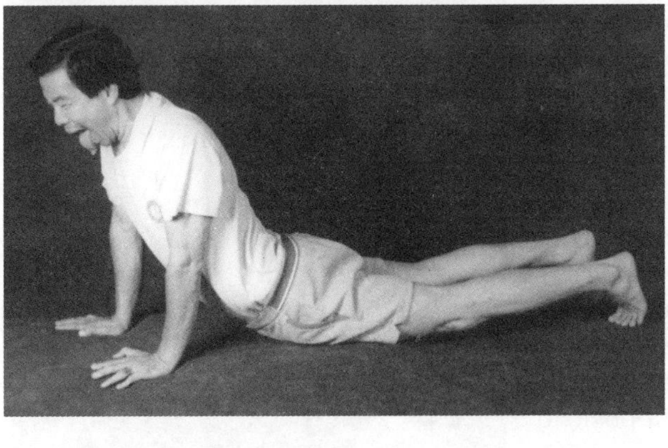

Fig. 8.3.1 A. Etapa Final da Naja do Amor Levantada. Pressione a base dos dedos dos pés sobre o tapete, contraia as nádegas, levante as costas e empurre o corpo para cima com os braços, contraia o queixo, arqueie a coluna, gire os olhos para cima, estenda a língua e solte grunhidos.

1. **Posição Inicial.** Deite-se sobre a barriga com as palmas das mãos sobre o tapete, colocadas na altura do peito, ou quem sabe um pouco adiante dos ombros — dependendo do seu tipo de corpo e condição física. Determine a melhor posição inicial das suas mãos depois de fazer algumas tentativas. Mantenha as pernas fechadas, com os joelhos separados no máximo 15 centímetros um do outro. Pressione a polpa (base) dos dedos dos pés sobre o tapete.

2. **Empurre o Corpo a Partir dos Dedos dos Pés.** Inale e comece a exalar bem devagar depois de começar a empurrar o corpo a partir dos dedos dos pés. Contraia as nádegas e mantenha-as tensas para proteger a base das costas de uma luxação durante todo o movimento de elevação do corpo. (Observação: Não se distraia com a respiração enquanto aprende os novos movimentos. Permaneça relaxado, em posição confortável. Aprimore-se passo a passo.)
3. **Levante a Naja do Amor.** Mantenha os joelhos, coxas e osso pubiano sobre o tapete e levante devagar a parte superior do corpo. Levante-se parcialmente com os músculos das costas, mas em grande parte pelo empurrão dos braços. Comece a se erguer a partir da base da coluna o quanto puder, com os tendões e músculos das costas, e mantenha-os operantes durante essa fase de elevação. Complete a elevação num movimento contínuo e suave, pressionando ainda mais com os braços. Continue a exalar lentamente (inale um pouco de ar se for necessário). Contraia um pouco o queixo enquanto arqueia a coluna e olhe para cima. Empurre a parte superior do corpo para cima o máximo que puder sem se forçar, mas mantenha o osso pubiano sobre o tapete.
4. **Mantenha a Posição, Gire os Olhos, Estenda a Língua e Solte Grunhidos.** Depois que a sua coluna estiver totalmente arqueada e você chegar ao alongamento máximo para cima, mantenha a posição, gire os olhos para cima nas órbitas e concentre a atenção no meio da coroa. Mantenha os olhos virados para cima, estenda a língua para fora o máximo que puder e solte grunhidos. Depois de ter exalado completamente com os grunhidos, prenda a respiração só um pouco mais e intensifique a sua concentração no ponto do meio da coroa — mas não se force muito.
5. **Relaxe o Alongamento, Abaixe-se.** Relaxe a língua e os olhos, mantenha as nádegas contraídas enquanto estiver na posição elevada e abaixe o corpo devagar de volta ao tapete. Quando a testa tocar o tapete, relaxe os pés de modo que a parte superior dos dedos encostem sobre o tapete. Os dedos e as solas dos pés relaxam, voltados para cima.

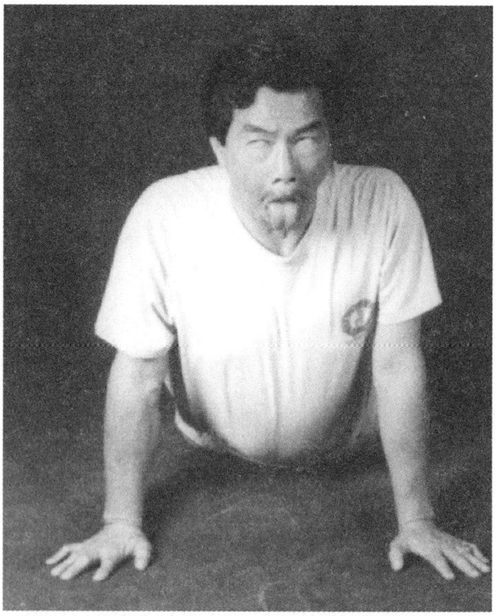

Fig. 8.3.1 B. Mantenha a Posição, Gire os Olhos, Estenda a Língua e Solte Grunhidos. Mantenha a posição com o corpo esticado ao máximo, gire os olhos para a coroa, estenda a língua para fora e solte grunhidos.

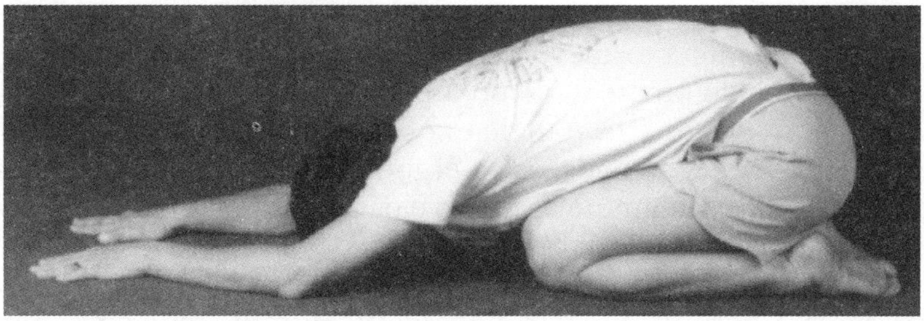

Fig. 8.3.2 Descanse sobre os Calcanhares. Nádegas sobre os calcanhares, barriga sobre as coxas, testa sobre o tapete, palmas das mãos e braços estendidos para a frente.

6. **De Volta aos Calcanhares.** Mantenha o nariz próximo à superfície e faça pressão com os antebraços, cotovelos e palmas das mãos sobre o tapete para mover o corpo para trás de modo que as nádegas acabem descansando sobre os pés. Mantenha os antebraços e mãos para a frente sobre o tapete depois de terminar de empurrar, ou seja, quando a parte superior das pernas tiver assumido o controle do movimento para trás. Deixe-as escorregar sobre o tapete e mantenha o nariz próximo à superfície do tapete por todo o percurso enquanto o corpo recua sobre as coxas. Quando as nádegas finalmente se encaixarem nos calcanhares levantados, repouse a barriga e a parte inferior do peito sobre as coxas. Incline a testa sobre o tapete e sinta como se todo o tronco se fundisse com o tapete. Desfrute as sensações corporais e respire conscientemente para relaxar por completo e se revigorar.

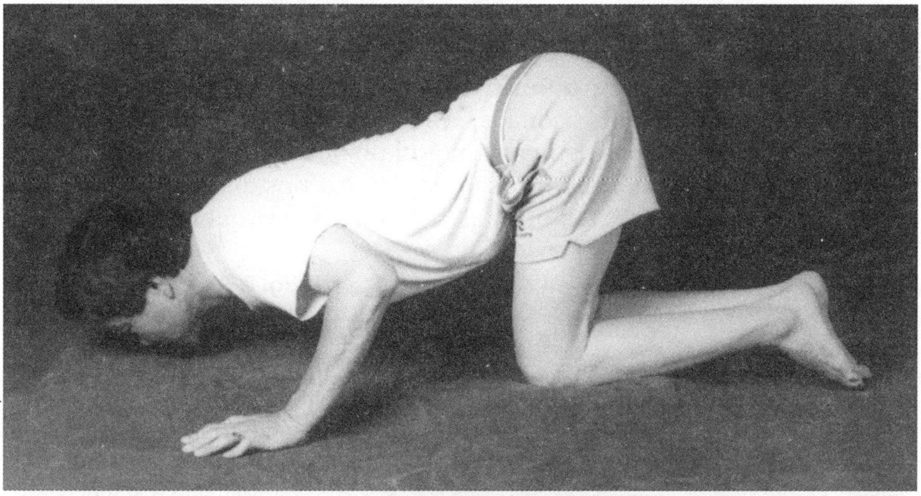

Fig. 8.3.3 A Meio Caminho para a Frente na Elevação da Naja. Use as pernas para se erguer na direção dos calcanhares, mude os dedos dos pés para a posição de pressão, mantenha o nariz próximo ao tapete. Deslize os cotovelos, os antebraços e as mãos para a frente sobre o tapete para a posição inicial de elevação e use-os para sustentar o deslizamento inclinado para a frente até a sua posição inicial de elevação.

7. **Assuma a Elevação da Naja do Amor.** Depois de um breve descanso, exale e levante a testa e o peito de modo que o nariz se afaste apenas um pouco do tapete. Usando a parte superior das pernas, erga as nádegas dos calcanhares e inale enquanto movimenta o corpo para a frente. Depois que as nádegas se ergueram dos calcanhares no movimento para a frente, mude os dedos e os pés de volta para a posição de pressão. Com o nariz próximo ao tapete, deslize as mãos estendidas e os antebraços para a frente sobre o tapete para a posição inicial da Naja do Amor. Continue a inalar suavemente durante todo o movimento. Quando as mãos atingirem a sua posição inicial de elevação, use os antebraços e cotovelos sobre o tapete para sustentar o deslizamento para baixo do peito próximo ao tapete. O deslocamento para a frente entra na fase de elevação da Naja num movimento contínuo.

   Quando o peito tiver chegado à sua posição inicial na frente, abaixe as coxas e o osso pubiano sobre o tapete. Contraia as nádegas e comece a exalar devagar. Levante-se com as costas e faça pressão com os braços para elevar a Naja. Arqueie a coluna, contraia o queixo, mantenha a posição (...) olhos, língua e grunhidos. O ritual deve ser repetido no mínimo duas vezes.
8. **Última Etapa: Descanse sobre os Calcanhares, Depois sobre as Costas.** Quando tiver terminado a última repetição, relaxe e se recomponha enquanto repousa dobrado sobre os joelhos. Em seguida, mova-se para a frente, vire o corpo e relaxe completamente deitado de costas. Tome consciência das sensações corporais e energéticas, e também faça a respiração consciente.

8.3.3 PARTE II, RITUAL DE AMOR DA NAJA "BÁSICO"

DESCRIÇÃO: Descubra o Sentido. Analise o que sentiu até agora. As polpas dos dedos estão pressionadas de encontro ao tapete e as solas dos pés estão flexionadas para cima num ângulo vertical (aproximadamente 90 graus). Isso resulta numa pressão para baixo nos dedos que é sentida como uma pressão para trás nos calcanhares. Isso proporciona um bom

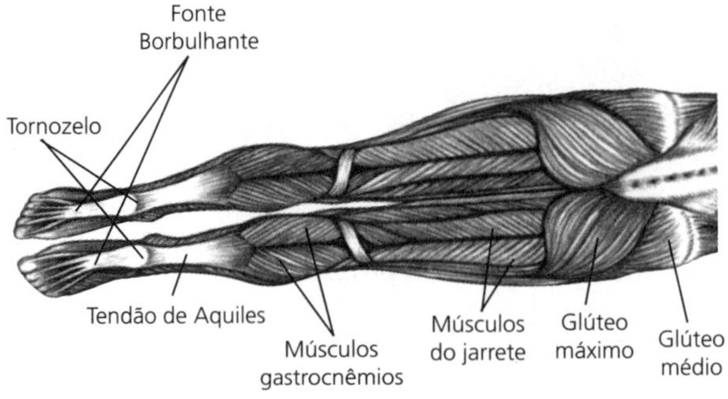

Fig. 8.3.4 Visão Anatômica das Solas dos Pés e Parte Traseira das Pernas. Sinta a conexão quando os dedos dos pés são pressionados sobre o tapete, as solas são flexionadas para cima verticalmente e o tendão de Aquiles e as panturrilhas são alongados desde o tornozelo. Estenda a conexão até a coroa na Naja do Amor levantada.

alongamento para os ligamentos, tendões e músculos dos dedos e das solas dos pés, além de estimular as Fontes Borbulhantes. Além disso, esse alongamento revigorante envolve o tendão de Aquiles e as panturrilhas na parte traseira inferior das pernas e estende a parte superior das pernas.

Familiarize-se com os detalhes da Naja do Amor simples de modo a poder combiná-los numa seqüência que flua suavemente. Verifique as suas conexões internas. Deve-se sentir a pressão dos dedos dos pés ininterruptamente até a coroa quando a Naja do Amor estiver levantada na posição máxima. Isso é conseguido pela estimulação do "capelo da naja" e pela participação da língua, dos grunhidos, dos olhos e do Yi em combinação com a elevação plenamente entrosada e completa.

INSTRUÇÕES: Desenvolva uma Dinâmica e uma Consciência Interiores.

1. **Posição Inicial.** A mesma da Naja do Amor Simples.
2. **Pressão a Partir dos Dedos dos Pés.** A mesma. Exale devagar. Transfira a pressão através das solas dos pés e calcanhares, subindo pelo tendão de Aquiles e as panturrilhas na parte inferior das pernas. Sinta a pressão e o alongamento revigorante proporcionado pelos dedos dos pés ligados em conexão com a parte inferior das pernas. Enrijeça as nádegas e mantenha-as enrijecidas para proteger a base das costas, assim como para servir como um condutor na transferência de força desde os dedos dos pés e pernas para a parte superior do corpo.
3. **Levante a Naja do Amor.** O mesmo procedimento. Sinta a transferência de força dos dedos dos pés através das nádegas enquanto você eleva vagarosamente a parte superior do corpo pela pressão exercida com os braços. Enquanto a parte superior do corpo se eleva, sinta a conexão com a força que sobe dos dedos, vértebra por vértebra, através da base da coluna.
4. **Mantenha a Elevação: Do Capelo à Coroa.** Agora, quando atingir o ponto máximo da posição elevada e a sua coluna estiver totalmente arqueada, faça uma pausa e mantenha a posição. Prenda a respiração por um momento, estenda a língua para o céu da boca, a paleta, e faça pressão com a língua. Sinta a força da conexão entre o coração e a língua. Além disso, sinta a pressão para cima da língua conectada com a força da pressão vinda através do corpo desde os dedos dos pés e apoiada por ela. Ao mesmo tempo, contraia o queixo um pouco mais e use o seu Yi para direcionar parte da pressão de volta para a Almofada de Jade, logo abaixo da base da cabeça. Sinta a expansão da pressão, como um capelo enfunando-se na base da cabeça e também dos lados e atrás da cabeça.

   Gire os olhos para cima nas órbitas e concentre-se na força do seu poder mental-visual-cardíaco, Yi, no meio da coroa. Faça tudo isso ao mesmo tempo: detenha a respiração, exerça pressão com os dedos dos pés e com a língua, contraia o queixo e enfune o capelo, com os olhos para cima, o Yi dirigido para a coroa. Mantenha essa posição por algum tempo, sem fazer pressão demais.

5. **Solte a Respiração, os Olhos Virados para Cima, a Língua para Fora e Solte Grunhidos.** Mantendo os olhos virados para cima e o Yi dirigido para a coroa, estenda a língua o máximo que puder para fora da boca. Ao mesmo tempo, solte a respiração com um grunhido. Agora, enquanto você grunhe, contraia bem a musculatura esfincteriana anal e genital. Depois de ter soltado um "grunhido", prenda a respiração por um instante e dê uma pequena contração a mais dos esfíncteres; conecte a força do meio da coroa, usando o seu Yi.
6. **Libere a Naja do Amor Levantada, Abaixando-se.** Continuando a partir deste ponto, o descanso do Ritual da Naja "Básico" é o mesmo que o explicado na Parte I, para o Ritual da Naja Simples. Assimile essa dinâmica interna na sua Naja do Amor e conclua a seqüência do Ritual de Amor da Naja. Colha os frutos da sua prática.

DESCRIÇÃO: Mais do que Mecânica Física.

Visualização Criativa. A maioria da população norte-americana e européia não tem experiência com najas, uma vez que esses animais são nativos da Ásia e da África. Quais são algumas das imagens que as pessoas têm das capacidades das najas? Para estimular a imaginação desses leitores/praticantes, a lista a seguir serve como um lembrete de imagens comuns no folclore, documentários, etc. Considere as seguintes impressões sobre as najas.

1) Quando Buda meditou por um longo período ao sol, uma grande naja-rainha ergueu-se à frente dele e manteve-se com o seu capelo expandido, fazendo sombra e proteção contra o sol em sua cabeça.
2) Os encantadores de cobras da Índia tocam música de um instrumento num gravador e uma naja se levanta de um cesto e dança como que hipnotizada pela música.
3) Outro tipo de naja pode projetar o seu veneno a 2 metros de distância nos olhos do seu alvo, talvez um inimigo ou caça.
4) Considerando a sua capacidade para se enrolar e erguer-se verticalmente, uma naja pode sem dúvida se desenrolar com grande força para dar um bote (como uma cascavel) e atingir seu inimigo ou caça.
5) Por suposição, provavelmente todas as variedades da família da naja possuem capacidades semelhantes até certo ponto.

Na verdade, essas qualidades devem ser muito impressionantes e atraentes quando exibidas no sentido de procurar apaixonar um amante de uma naja — para não mencionar os efeitos poderosos estimulados naquele que assim se comporte. Criar uma imagem romântica e idealizada

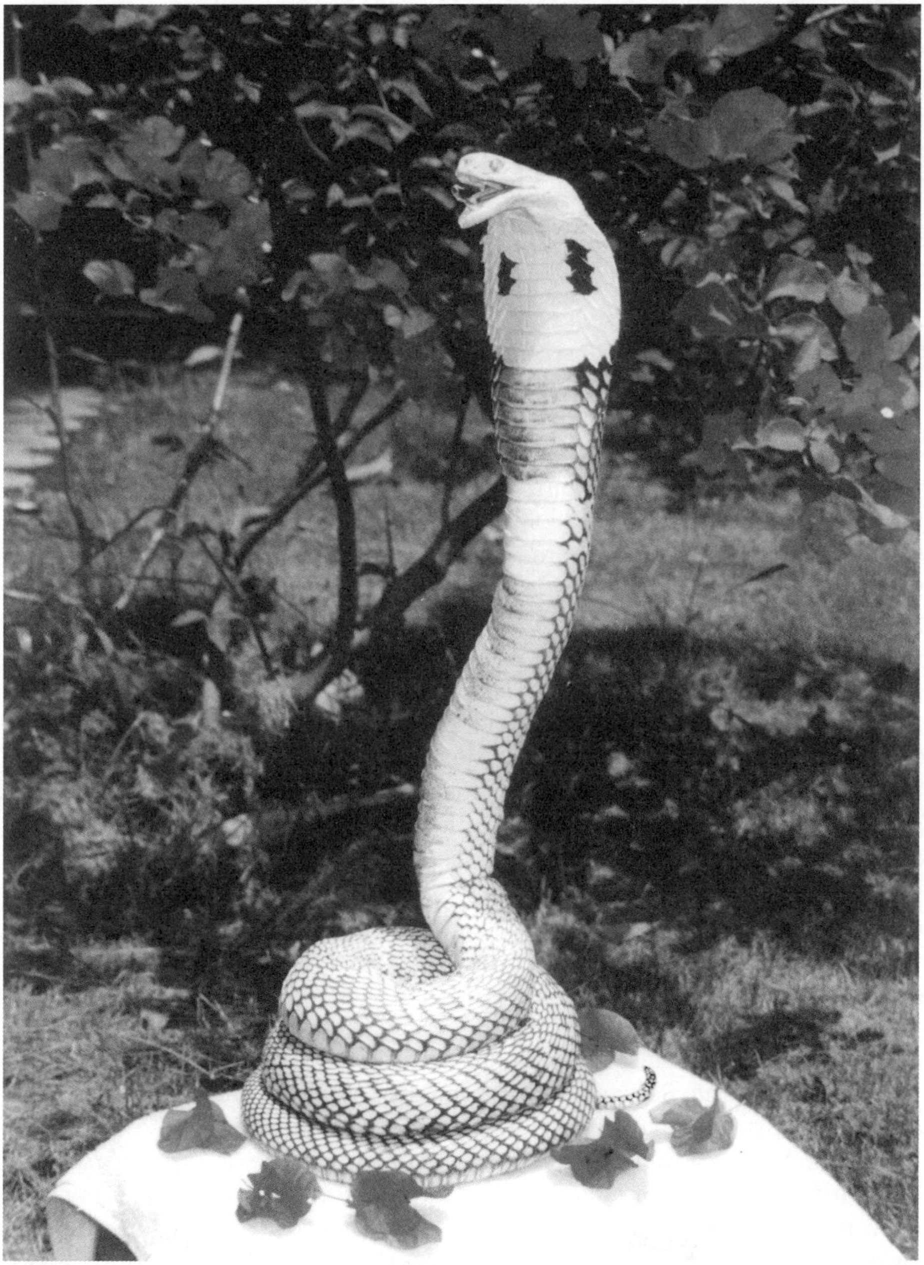

Fig. 8.3.5 Conheça "Cobie". Esta é a naja branca de estimação do editor, "Cobie", da Tailândia. Observe que Cobie está 3 1/2 vezes enrolada. São 3 voltas da parte mais grossa do corpo e a ponta menor da cauda se estende para trás enrolada num semicírculo na direção oposta, fornecendo a força contrária de estabilização para o resto do corpo. Cobie está contente por conhecer você — ela está com a boca aberta num grande sorriso e a sua língua está estendida em forma de cumprimento (mas é difícil identificar isso nesta fotografia). Admire o maravilhoso capelo que ela ostenta.

de uma naja incorporando essas capacidades num desempenho ritualizado para impressionar o seu namorado.

Observe uma naja num local perto da sua casa, ou consiga um vídeo sobre najas em uma biblioteca ou locadora e assista aos movimentos de acasalamento da naja. Se essas fontes de consulta não estiverem disponíveis, ou se você não se preocupar com outras pesquisas, siga as seguintes instruções e use a sua imaginação. Divirta-se.

Capte o Espírito. Empenhe o poder mental-visual-cardíaco, o Yi. Mantenha a consciência da "sensibilidade" no Tan Tien inferior. Usando a sua imaginação, torne-se a Naja em espírito. Sinta o ardor amoroso amplificado pelos hormônios estimulados dessa naja dócil e feliz. Sinta a extremidade da sua cauda estabilizando a sua base e projetando o seu poder para o alto através do seu corpo. Com o queixo graciosamente contraído, o capelo regiamente enfunado e a língua toda estendida para fora de maneira impressionante, libere um grunhido sensual emanando ininterruptamente da sua musculatura esfincteriana anal e genital contraída. Mantendo os olhos virados para cima, para o centro da sua coroa, concentrada no ardor amoroso, sinta o poder expandir-se para a coroa desde a parte inferior do corpo — fortalecida pelo efeito cumulativo dos impulsos dirigidos para cima.

No momento em que essa Naja atingida pelo amor está completamente elevada em toda a sua glória, os efeitos vivificantes desse alongamento estimulante serão sentidos desde as extremidades dos dedos dos pés até a ponta da língua e o alto da coroa. Combinado com a força dirigida para cima através das conexões físicas estabelecidas no alongamento e arqueamento, o foco energético na coroa estimula hormônios e energias vitais desde a parte inferior do corpo até a cabeça. Isso beneficia o cérebro e as glândulas endócrinas.

Ao completar essa fase de expressão no Ritual do Amor, a naja relaxa a postura elevada. Com uma dignidade calma ela se abaixa de volta ao tapete. Assim que a testa toca o tapete, ela libera os pés de modo que as partes superiores desçam sobre o tapete e as solas dos pés estejam relaxadas, voltadas para cima. Satisfeita com a sua expressão de amor e ardor, a naja se inclina para trás para relaxar e assimila os efeitos do esforço físico.

Com a cabeça inclinada logo acima da superfície do tapete, mantendo as mãos e os antebraços sobre o tapete estendidos na frente da cabeça, a naja humanizada movimenta o corpo para trás vagarosamente, recuando da plena extensão do seu corpo e energia. Mantendo a cabeça respeitosamente inclinada próxima à superfície do tapete, as mãos deslizam para trás com o corpo. A naja permite que o meio do seu corpo se levante o necessário para recuar sobre as coxas até poder descansar as nádegas sobre os calcanhares. Por meio desse movimento consciente, as vértebras da base das costas são delicadamente flexionadas na direção oposta à da posição que ela acabou de abandonar.

Com as nádegas encaixadas sobre os calcanhares, a cabeça se inclina sobre o tapete e a barriga e a parte inferior do peito mergulham sobre as coxas numa prostração de humilde repouso. O torso relaxa e a coluna e o peito mergulham em confortável tranqüilidade, como se fundindo no tapete (veja a Fig. 8.3.2). A naja regala-se com as agradáveis sensações do corpo e a grande onda pacífica de energia amorosa atravessando suavemente as suas células.

Depois de um breve descanso meditativo em respiração consciente, a naja apaixonada e realizada desliza as mãos e os braços estendidos para a frente para a posição inicial. Depois ela ergue as nádegas dos calcanhares no movimento para a frente, os dedos e os pés invertem a sua posição para pressionar. Movendo-se para a frente, ela mantém a sua testa voltada para baixo com o nariz logo acima da superfície do tapete (veja a Fig. 8.3.3). O deslocamento para a frente estende-se até a fase de levantamento da Naja como um movimento contínuo. O ritual é repetido no mínimo duas vezes mais.

Essa combinação de movimentos e posturas yang e yin precisamente controlados é muito boa para o condicionamento físico do corpo. Ela também facilita a distribuição benéfica de chi dos hormônios. Isso deixa a pessoa com uma sensação agradável de equilíbrio mental. Tanto a naja-macho quanto a fêmea podem participar desse ritual. As estruturas e movimentos são os mesmos, embora os sentimentos e o jogo de imagens possa ser adequado de acordo com a natureza especial de cada um. Simplesmente acentue os "aspectos positivos".

8.3.4 PARTE III, RITUAL DE AMOR DA NAJA "EXTRAVAGANTE"

DESCRIÇÃO: Gato e Gato Inclinado. Esta parte oferece duas "posturas adicionais" opcionais que algumas vezes são boas para acrescentar no movimento intermediário depois que a Naja do Amor já voltou a se abaixar no tapete. Essas posturas podem ser feitas de maneira a manter a elasticidade e a disposição do Ritual da Naja. Elas podem ser executadas como ondulações lentas e sensuais da coluna, que são mantidas brevemente na postura máxima, para a excitação ulterior do amante da naja.

Essas posturas são chamadas de "Gato" e "Gato Inclinado". Elas são movimentos de coluna complementarmente opostos e são feitas com o corpo levantado sobre as mãos e os joelhos. O Gato flexiona a região intermediária da coluna para cima como um gato quando se sente ameaçado e "levanta o traseiro". A cauda e a cabeça nas extremidades da coluna são contraídas para baixo para obter um alongamento mais satisfatório sobre o arco total da coluna. O Gato Inclinado flexiona a região intermediária da coluna para baixo, na direção oposta, enquanto o traseiro e a cabeça se elevam. Depois da intensidade do alongamento do corpo e arqueamento da coluna na Cobra do Amor, o Gato oferece um alongamento equilibrado mais forte para a coluna e as costas.

No Ritual Simples da Naja, o movimento da cobra para trás "permite que o meio do seu corpo se levante o necessário para recuar sobre as coxas (...) as vértebras da base das costas são delicadamente flexionadas na direção oposta à da posição que ela acabou de abandonar". Às vezes, o corpo anseia por uma sensação mais profunda de alívio equilibrado do que as vértebras "delicadamente flexionadas" podem oferecer. Portanto, a cobra acrescenta esses movimentos em paralelo ao seu ritual e depois volta a descansar o traseiro sobre os calcanhares.

INSTRUÇÕES: Acrescente as Posturas Opcionais do "Gato" e do "Gato Inclinado".

As instruções que precedem e sucedem as posturas inseridas do Gato e do Gato Inclinado são as mesmas das anteriores nas seqüências Simples e Básica. Acrescente esses movimentos adicionais imediatamente antes de recuar o corpo para repousar sobre os calcanhares (no nº 6, "De Volta aos Calcanhares", na seqüência Simples da Naja, na Parte I). As instruções para incluir o Gato e o Gato Inclinado são as seguintes:

De Volta aos Calcanhares. Mantenha o nariz próximo à superfície e dê impulso com os antebraços, cotovelos e palmas das mãos sobre o tapete para recuar o corpo de modo que as nádegas finalmente descansem sobre os pés. Mantenha os antebraços e as mãos para a frente sobre o tapete depois que eles terminarem de dar impulso, ou seja, quando a parte superior das pernas tiver assumido o controle sobre o movimento de recuo. Deixe os braços e as mãos escorregarem sobre o tapete e mantenha o nariz próximo à superfície do tapete durante todo o percurso enquanto o corpo recua para *o ponto do movimento em que as coxas assumem uma posição vertical sobre os joelhos.*

Nesse ponto, detenha o movimento das pernas, levante os ombros e a cabeça e continue a deslizar as mãos para uma posição abaixo dos ombros. Flexione a coluna para cima, para a postura do Gato. Ao mesmo tempo, abaixe a cabeça e contraia a cauda para baixo para maximizar o alongamento da parte de cima, ao longo das vértebras. Mantenha a posição por instantes e sinta um bom alongamento. Depois libere e abaixe a coluna na postura do Gato Inclinado, com a cabeça e as nádegas inclinadas para cima. Mantenha a posição por instantes. Repita esses alongamentos da coluna em paralelo por duas vezes.

Depois, bem devagar, incline a cabeça e abaixe os antebraços e cotovelos de volta sobre o tapete enquanto as nádegas recuam para os tornozelos. Quando as nádegas finalmente se encaixarem sobre os tornozelos levantados, deixe que a barriga e a parte inferior do peito mergulhem sobre as coxas. Abaixe a testa sobre o tapete e relaxe completamente o tronco inteiro, sentindo como se estivesse se fundindo com o tapete. Aprecie as sensações corporais e respire conscientemente para se revigorar com a luz energizante dourada.

8.3.5 CONCLUSÃO: Essência do Ritual: Florescimento Interno.

Ritual: Na melhor das hipóteses, um bom ritual produz uma estrutura na qual se pode aprender — se as etapas forem seguidas corretamente. Isso se aplica especialmente no caso de um "ritual do amor", em que as emoções e sensações físicas nos apressam a pular etapas. Os taoístas, do passado e do presente, chegaram a algumas conclusões claras sobre importantes processos e vivências interiores, com seus efeitos benéficos. Para transmitir esses conhecimentos eles foram buscar referências na natureza, como a da naja em seu ritual "do amor", para demonstrar as características da dinâmica interna que devemos cultivar.

Um praticante pode ver os reflexos dessa dinâmica interna expressos nos movimentos e no processo ritual da naja. A partir daí, podemos tirar conclusões importantes ao ajustar o alinhamento interno e fazer as conexões corretas. Desse modo, nos tornamos capazes (com a ajuda do Yi) de invocar dinamicamente e energizar o nosso potencial para a saúde, a felicidade e a evolução. Os professores e antepassados taoístas tiraram a essência dos movimentos do ritual de acasalamento da naja e os relacionaram à anatomia humana para identificá-los para o benefício do estudante.

As anatomias obviamente são diferentes, mas existem correspondências físicas, do ponto de vista funcional. Cabeça com cabeça, dedos dos pés e pés com cauda e o sentido de elevação da naja corresponde à coluna vertebral no corpo humano. Existem nuances nas ações da naja que correspondem energeticamente à nossa vivência interior. Com movimentos semelhantes aos da naja, os praticantes condicionam a sua coluna e abrem os seus meridianos energéticos. Eles se sintonizam para despertar e manipular o fluxo da energia da força vital, o chi, em seu corpo.

Um elemento importante da energia do corpo é a energia sexual. Essa energia é gerada e armazenada na parte inferior do corpo, próximo à base da espinha. Essa energia da força vital é mencionada como o poder da serpente e como a força serpentina nas tradições místicas indianas. Nos círculos iogues, ela também é chamada de energia Kundalini. Ela é considerada como energia em estado adormecido logo abaixo da base da coluna, posicionada como uma cobra enrolada ao longo da coluna até o cérebro. Em seu livro, *KUNDALINI, The Evolutionary Energy in Man,* Gopi Krishna[8] explica a expansão dessa consciência dentro de si, da seguinte maneira:

> "(...) A transformação fora provocada pela corrente vital que havia começado debaixo da espinha e abria caminho para o meu cérebro através da coluna vertebral. (...) A iluminação que eu havia vivenciado era interior, parte integrante de uma consciência ampliada, uma parte de mim mesmo."

Por meio dessa referência pode-se ver um exemplo de uma indicação de que outras culturas e sistemas, especialmente nos países asiáticos, há muito tempo têm conhecimento da existência dessa energia interna especial. A associação dessa energia com as características da serpente e a coluna vertebral é bem estabelecida. Essa energia interna especial desperta e leva a pessoa para outro nível de vivência interior. Ela pode levar à realização se alimentada de maneira adequada.

Esta seqüência de exercícios traz benefícios físicos definidos, mas a medida plena do domínio individual do "ritual do amor" será avaliado em profundidade no campo energético interno.

O Poder Misterioso da Naja, Yi: Um enorme potencial pode ser estimulado ao se aprender a cultivar e coordenar o movimento automático da musculatura anelada inter-relacionada em todo o corpo — a boca, os olhos, o ânus, o períneo e os diafragmas urogenital e pélvico. Esses irão, por sua vez, estimular gradualmente todos os músculos involuntários. O coração, as veias e as artérias também são músculos anelares (redondos). Quando esse complexo de músculos anelares está estimulado, eles se ligam coletivamente com o músculo psoas, estabelecendo a harmonia funcional interior e um poder grandemente acentuado. (Esse é o objetivo de um exercício anterior, nº 7.7, *O Macaco Abraça os Joelhos*).

Uma vez que os olhos e o coração fazem parte dessa rede unificada, pode-se ver uma base física tangível de realidade no corpo para Yi, o poder mental-visual-cardíaco. Estimule o seu Yi e a experiência do poder misterioso da Naja.

Ponto Crucial. Talvez algumas partes das descrições e discussões tenham ajudado você a entender os diversos aspectos do Ritual de Amor da Naja, de modo que você consegue fazê-los melhor. Ótimo! Aplique as instruções com uma atitude paciente e positiva.

Use os elementos resumidos abaixo na sua abordagem para verificar a sua compreensão deste e de outros exercícios do livro. Observe a si mesmo enquanto pratica os exercícios que já aprendeu. Por exemplo, voltando aos exercícios anteriores, você realmente entendeu o nº 7.7, o *Macaco Abraça os Joelhos?* Você "descobriu o objetivo" e "captou o espírito, o sentido real"? Cada exercício oferece o seu próprio benefício. Mais do que isso, as habilidades acumuladas e o poder desenvolvido ao longo de diversos exercícios geralmente combinam-se para oferecer os ingredientes para os resultados desejados em outros exercícios. Todos os exercícios são importantes. Seja paciente e torne-se o seu próprio mestre.

Esta discussão pode servir como exemplo para você na criação do seu próprio diálogo interior, quando necessário. Ela pode ajudar você a dominar um exercício que pode não ter feito sentido para você a princípio.

Cultivando Flores. Aprender um novo exercício, como o Ritual de Amor da Naja:

1. **Aprenda Direito.** Torne a estudar as instruções; o exercício pode ser diferente do que você já conhece.
2. **Descubra o Objetivo.** Experimente. Tome consciência do que você sente. Sinta as conexões. Não se entregue a velhos padrões automaticamente. Reexamine com a luz interior e os sentimentos profundos. Eduque o seu Segundo Cérebro.
3. **Capte o Espírito.** Use a sua imaginação para incorporar as atitudes implícitas, o sentido real sugerido no título do exercício — ou no que está especificado nas instruções. Use o seu Segundo Cérebro e o seu Yi!
4. **Essência do Ritual.** Seja paciente e aprenda a mecânica (aspectos estruturais), reaprendendo e se recondicionando com toda a atenção. Depois que a mecânica correta tiver se tornado automática e o sentido real exclusivo de cada exercício estiver por trás dos seus movimentos — o chi estará fluindo e o seu corpo vai brilhar.
5. **O Ponto Crucial.** PRATIQUE: "É fazendo que se aprende" (MC).
6. **Nota de Rodapé.** Torne-se a naja amorosa e protetora. Quando você descobre que o seu "capelo" está inflado (energeticamente, ele está claro e distinto), isso é bom. Então, quando a sua coroa e o seu cérebro se tornarem imbuídos da suave energia jubilosa, você estará definitivamente no caminho certo. Você estará começando a "captar". Continue assim. Na próxima etapa, quando a felicidade despontar por todo o corpo — você terá "captado"! Essa é uma boa referência na jornada interior. Aproveite o resto da viagem. Seja como uma cobra sedutora e levante a sua "naja" interior feliz. (DH)

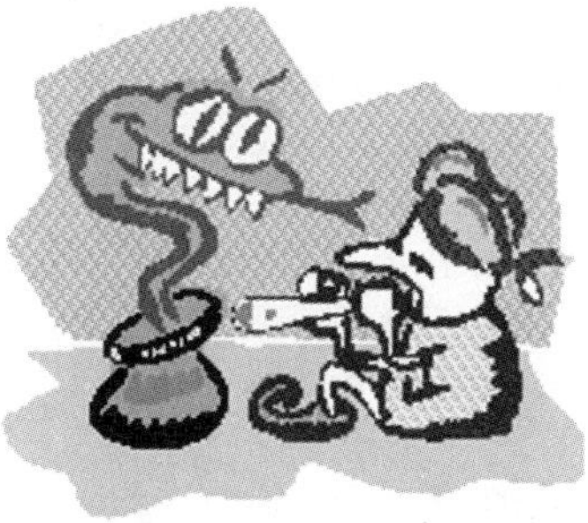

Fig. 8.3.6 "Naja" Interior Feliz. Cobie diz: "Tao Yin: Tao se refere ao fato de que os movimentos físicos são dirigidos pela força da mente, Yi, e eles por sua vez estimulam o fluxo interno de chi interno no corpo. 'Yin' significa que com a ajuda dos movimentos físicos o chi pode atingir as extremidades do corpo."

ABRINDO A COLUNA

Todos os exercícios a seguir foram criados para ajudar você a desobstruir a sua coluna. Você vai sentir a sua coluna flexível e energizada se fizer esses exercícios corretamente. Desobstruir a coluna produz um efeito benéfico sobre o seu sistema nervoso. Para relaxar, você precisa primeiro relaxar a coluna. Estes exercícios vão ajudar o chi a circular mais livremente através da coluna e fluir para todos os centros energéticos. Eles também irão facilitar a sua prática da Camisa de Ferro do Chi Kung e do Tai Chi. Em termos de saúde e longevidade, tenha em mente o ditado: "Você é tão jovem quanto a sua coluna!"

Comece os movimentos a partir da região lombar e não da cabeça, do pescoço ou dos ombros — o erro mais comum. Lembre-se, o movimento começa na região lombar (a Porta da Vida) e sobe gradualmente pela coluna e termina no pescoço e na cabeça. Essa é uma nova maneira de encarar os movimentos do corpo para muita gente e requer concentração para encontrar a maneira correta de fazer esses exercícios. Encolher o queixo para travar o pescoço ajuda a cabeça a seguir o movimento, e não a comandá-lo. Talvez você considere conveniente pedir a alguém para ajudá-lo no início. Peça à outra pessoa para sentir a sua coluna para ver se ela está direita. Seu ajudante também pode ajudar o seu corpo a girar suavemente a partir da base das costas.

8.4 O PAVÃO OLHA A PRÓPRIA CAUDA

Preparação: Reserve um minuto para sentir a sua coluna. Localize a sua região lombar e gire só as vértebras lombares, sem mover o pescoço ou os ombros. Separe a região lombar do resto do corpo. Ponha as mãos sobre a base das costas e sinta o movimento que está fazendo. Assegure-se de que a sua cabeça e os ombros não se movam enquanto gira a região lombar. Eles devem estar meramente descansando acima das outras vértebras e simplesmente "seguindo a carreira", como um carrossel; o movimento deve ser apenas o das vértebras lombares. Acompanhe com o olhar as costelas movendo-se separadamente desde a pelve (por causa do movimento da região lombar).

Visualização do Espírito: Pense no pavão. O pavão macho é orgulhoso da plumagem da sua cauda em forma de leque, com as suas muitas nuances de cores e os "olhos" em cada pluma. O pavão caminha de modo pomposo e pára; e com uma demonstração de flexibilidade ele ergue vagarosamente a parte inferior do pescoço, suavemente, parte por parte, para admirar sua cauda multicolorida e cheia de olhos. Seja exatamente como um pavão orgulhoso, movendo-se com graça majestosa.

MERIDIANO ESTIMULADO: YIN: BAÇO

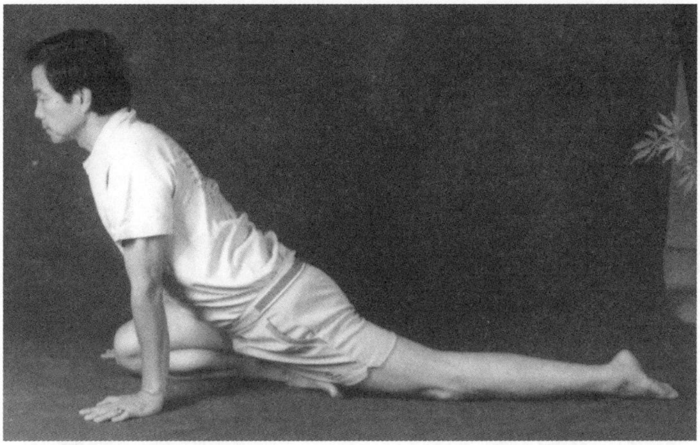

Fig. 8.4.1 Posição Inicial. Levante a parte superior do corpo com os braços esticados. Dobre o joelho direito inteiramente para a frente do lado direito.

1. **Deitado de Bruços, Levante-se com o Joelho Direito para a Frente.** Comece deitando-se de bruços e coloque as palmas das mãos ao lado da altura mediana do peito. Dê impulso com os braços para levantar a parte superior do corpo e então mova o joelho direito inteiramente para a frente sobre o tapete e embaixo do lado direito do corpo. Ajuste as mãos de modo que elas fiquem alinhadas com o joelho dobrado para a frente.

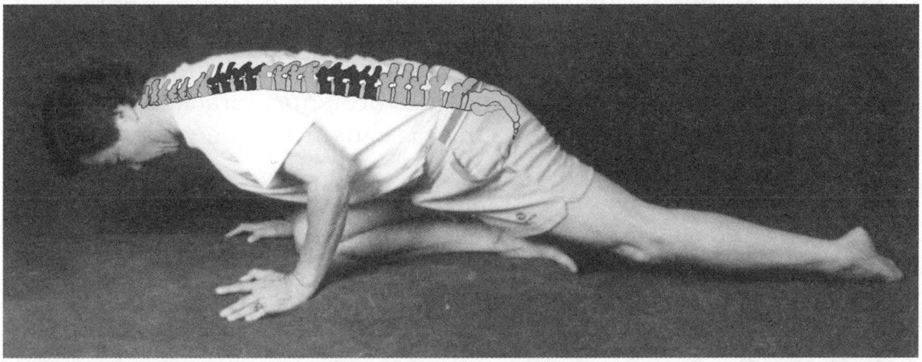

Fig. 8.4.2 Encolha o Queixo, Abaixe-se Reto para a Frente, Depois Horizontalmente para a Direita. Abaixe a parte superior do corpo reta a partir das vértebras lombares inferiores, para o nível da coxa direita. Em seguida, mova a coluna reta horizontalmente desde as vértebras lombares para a direita, acima da coxa.

2. **Queixo Contraído, Coluna Reta, Inclinado para Baixo, Mova-se para a Direita.** Encolha o queixo para travar o pescoço, o que lhe permite manter a cabeça, o pescoço e a coluna em linha reta. Devagar, abaixe a parte superior do corpo assim alinhada, começando o movi-

mento pelas vértebras lombares inferiores, até que o seu estômago toque ligeiramente a coxa direita. A essa altura, mantenha a coluna reta e inicie um movimento lateral lento desde a região lombar. Comece a mover horizontalmente a parte superior do corpo para a direita acima da coxa direita. Sinta cada vértebra lombar desobstruída.

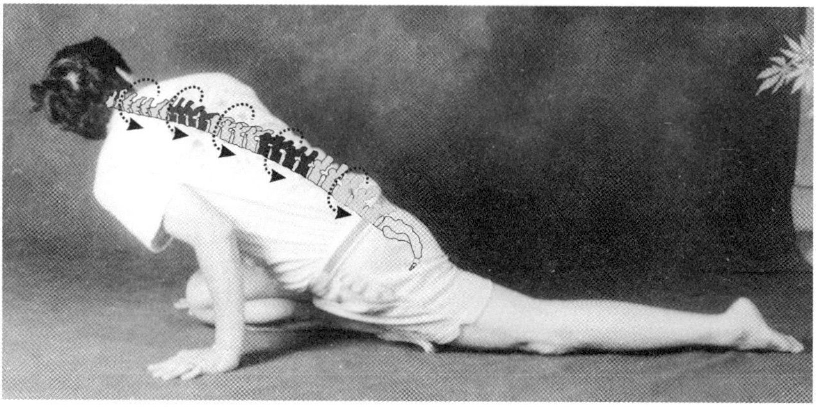

Fig. 8.4.3 Torça Cada Vértebra para a Direita e para Cima. Comece com L1, L2, uma por uma, através das torácicas e os ombros. Por fim o pescoço e a cabeça estarão numa posição para virar acima do ombro direito e depois você vê o seu calcanhar esquerdo.

3. **Torça para a Direita: Primeiro as Vértebras Lombares, das Vértebras Torácicas Inferiores para as Superiores, Ombros, Pescoço, Cabeça.** Comece a torcer um pouco as suas vértebras lombares para a direta e para cima, uma por uma. Os seus quadris permanecem quase paralelos ao chão. Quando as vértebras lombares estiverem completamente torcidas, mova as vértebras torácicas, depois os ombros. Por fim, o pescoço e a cabeça seguem até que você seja capaz de ver o seu calcanhar esquerdo.

   Não mova a cabeça nem a parte superior do corpo antes para ser capaz de ver o calcanhar, nem quando desfizer a posição final para retornar à posição inicial no centro. Mantenha a coluna reta e não se incomode se não puder ver o calcanhar. Torne as suas vértebras lombares maleáveis e macias. Por fim, você vai se tornar mais flexível.
4. **Volte ao Centro.** Retorne à posição central na seguinte ordem:
   A. Gire as vértebras lombares de volta ao centro (Tan Tien).
   B. Gire as vértebras torácicas inferiores para o centro (Plexo Solar).
   C. Gire as vértebras torácicas medianas para o centro (Centro do Coração).
   D. Gire as vértebras torácicas superiores para o centro (Centro da Garganta).
   E. Gire as vértebras cervicais para o centro (Olho Central).

   Respire e sorria nas costas por algumas respirações. Repita o exercício no mínimo duas vezes mais do lado direito.

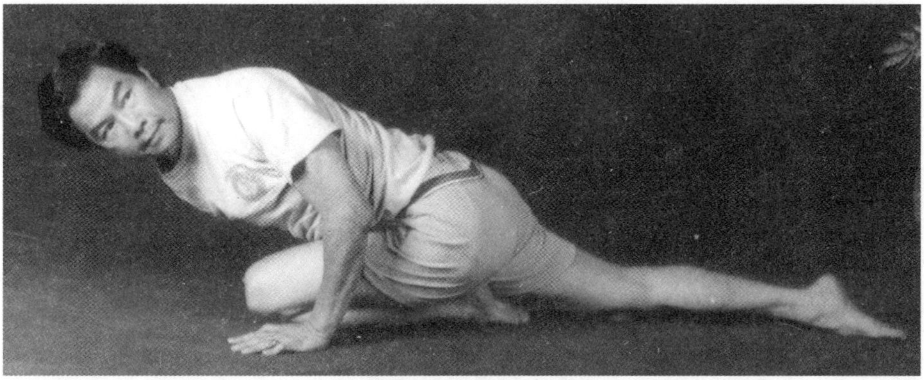

Fig. 8.4.4 Torça para o Lado Esquerdo. Joelho esquerdo para a frente, repita como anteriormente. Desde as vértebras lombares, mova a coluna reta para baixo até o nível da coxa, mova para a esquerda a partir das vértebras lombares sobre a coxa esquerda, torça para a esquerda e para cima através de cada vértebra. Por fim, acima do ombro esquerdo, vire o pescoço e a cabeça para ver o tornozelo direito.

Lembre-se de manter a consciência no seu Tan Tien, de modo a educar o seu Segundo Cérebro e também o seu Cérebro Límbico durante esse processo de recondicionamento.

5. **Mude de Lado.** Dobre o joelho esquerdo para a frente e repita o exercício — dessa vez virando para a esquerda.
6. **Volte para o Centro.** Retorne à posição central e repita o movimento para a esquerda ao menos duas vezes mais.
7. **Deite-se de Costas.** Relaxe, sorria e respire conscientemente dentro da coluna. Se você fez o Pavão corretamente, então irá sentir toda a coluna desobstruída.

Comentário: A Porta da Vida (Ming Men) localiza-se no espaço entre a segunda e a terceira vértebras lombares. Os taoístas consideram esse ponto como o local de armazenamento da essência vital, e um lugar onde o chi pode entrar. Toda a sua parte superior do corpo descansa sobre as vértebras lombares: a cabeça, o pescoço, os ombros, os braços, as costelas e todos os órgãos internos. Por causa do peso e da maneira como usamos o nosso corpo, as vértebras lombares ficam comprimidas. Aprendendo a fortalecer o músculo psoas e a desobstruir a Porta da Vida, podemos evitar a nossa participação no grupo de pessoas que precisam de cirurgia na base das costas.

8.5 O MACACO GIRA A COLUNA PARA ABRIR A PERNA

MERIDIANO ESTIMULADO: YANG: BEXIGA

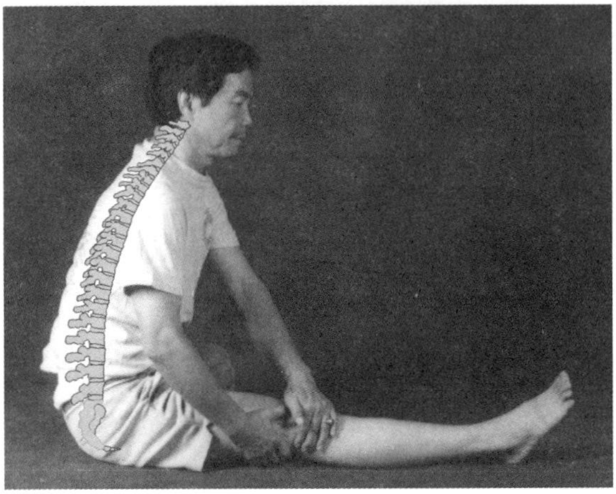

Fig. 8.5.1 Perna Direita Estendida, Esquerda Dobrada. Ambas as mãos do lado de fora do joelho direito. Coluna reta.

1. Sente-se sobre o tapete com a perna direita estendida à sua frente. Dobre a perna esquerda, colocando a sola do pé estirada sobre a parte de dentro da sua coxa direita, o calcanhar próximo da virilha. Coloque a mão direita do lado de fora da perna direita logo acima do joelho. Ponha a mão esquerda sobre a parte externa da perna direita, logo abaixo do joelho.

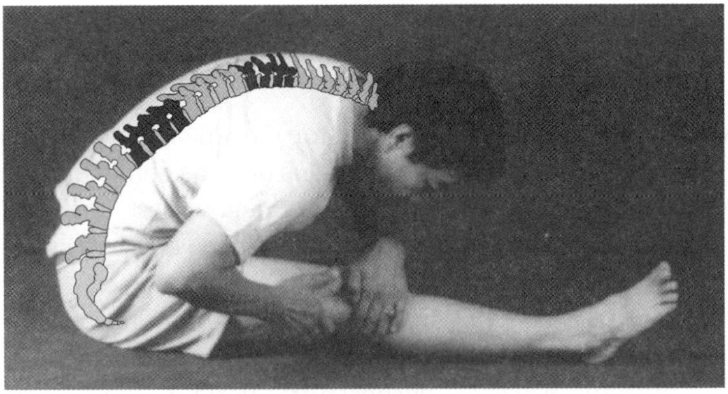

Fig. 8.5.2 Dobre-se a Partir das Vértebras Lombares para abrir a Porta da Vida, tomando cuidado para não causar um deslocamento.

2. Sente-se com a coluna ereta, contraia o queixo e incline-se para a frente sobre a perna direita. Sempre comece este movimento a partir da região lombar, mantendo a coluna reta para abrir a Porta da Vida e alon-

gar toda a coluna. Cuidado para não conduzir o movimento com a cabeça ou a parte superior do corpo. Não arredonde as costas, não incline a cabeça nem beije o joelho. Esse movimento é para facilitar a cooperação entre os seus tendões do jarrete e as vértebras lombares. No começo você pode apenas ser capaz de abaixar alguns centímetros. Vá até onde puder sem provocar uma luxação.

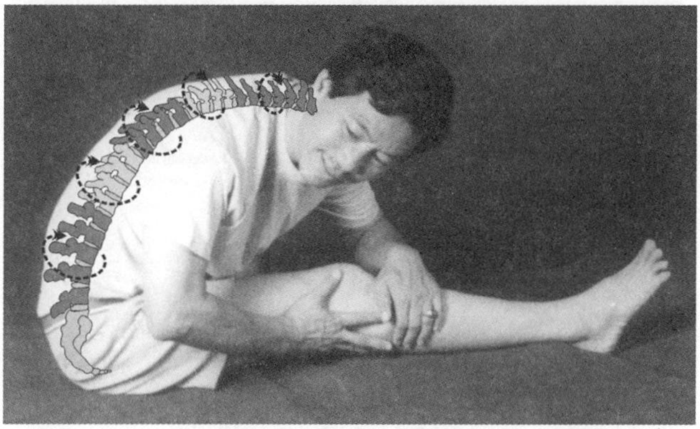

Fig. 8.5.3 Depois de Alongar para a Frente, Gire para a Direita. Começando com a região lombar, use as mãos para ajudar na rotação.

3. Depois de ter abaixado o máximo que puder com a coluna reta, gire para a direita, começando a torção da base da região lombar e girando gradualmente acima pela coluna, até concluir no pescoço e na cabeça. Use as mãos sobre o joelho para apoiar o movimento. A mão esquerda puxa e a direita empurra.

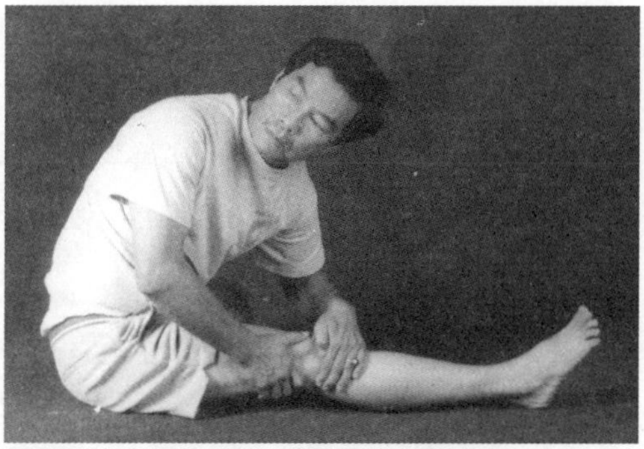

Fig. 8.5.4 Mantenha a Coluna Reta Enquanto Gira. Depois volte ao centro.

4. Mantenha a coluna reta ao começar este movimento. A sua região lombar é a única parte das costas que se dobra para a frente, depois a parte superior do corpo se abaixa automaticamente na direção da perna. Enquanto gira, use as mãos, empurrando e puxando, contra a perna para dar apoio à torção. Comece o giro com as vértebras lombares, depois

com as torácicas. O seu pescoço e a cabeça são as últimas partes do seu corpo a fazer a rotação.

5. Endireite o corpo e volte ao centro, como no Pavão.
6. Descanse e, suavemente, balance o corpo de um lado para o outro a partir dos ossos usados para sentar, e sorria enquanto respira para dentro da sua região lombar.

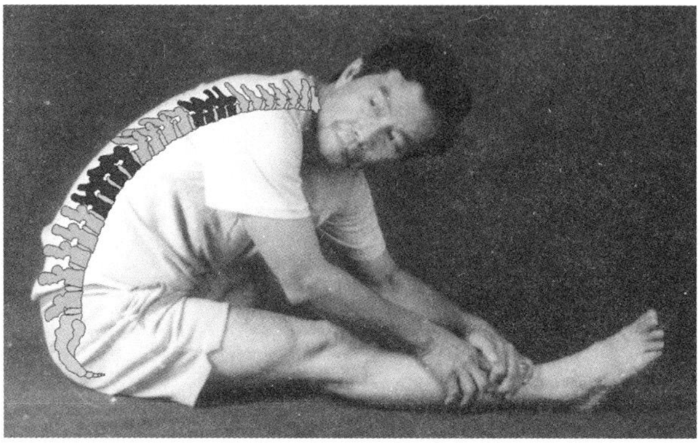

Fig. 8.5.5 Leve as Mãos para o Meio da Panturrilha e estenda-se para a frente. Depois gire devagar para a direita, começando da região lombar.

7. Desça com as mãos pela perna direita até o meio da panturrilha. Dobre o corpo a partir da base da região lombar, abrindo a Porta da Vida.
8. Vire a base das costas e comece a girar devagar para a direita, permitindo que o resto da coluna siga o movimento.
9. Endireite a coluna, volte ao centro e descanse por um instante.

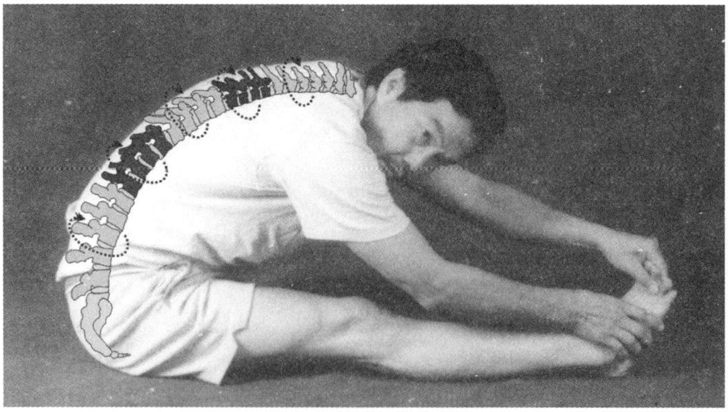

Fig. 8.5.6 Leve as Mãos para o Pé Direito, e estenda-se para a frente, alongando mais ainda o músculo psoas.

10. Abaixe as mãos para o tornozelo direito e também o corpo todo com a coluna reta, alongando o psoas ainda mais. Estique o tornozelo com as mãos, para alongar o psoas um pouco mais.

11. Gire o corpo devagar para a direita, começando pela base da região lombar e depois estendendo gradualmente o movimento coluna acima até a cabeça.
12. Conclua a rotação ascendente e volte para o centro. Descanse e respire conscientemente dentro da coluna, sentindo a energia revigorada percorrendo o corpo.

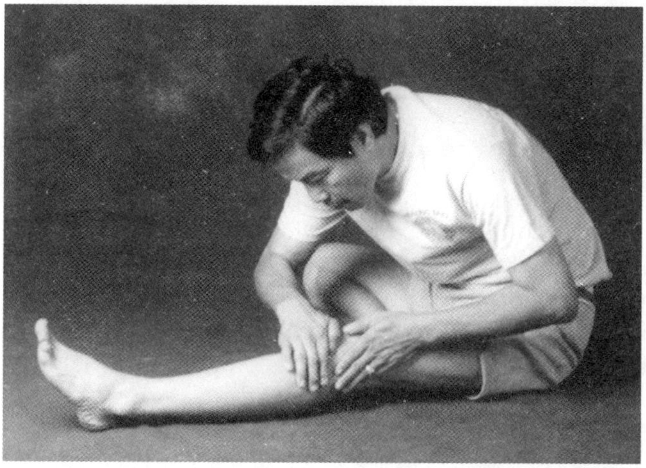

Fig. 8.5.7 Mude para a Perna Esquerda.

13. Troque de perna e repita os três movimentos do lado esquerdo.

8.6 O MACACO GIRA A COLUNA PARA FECHAR A PERNA

Este exercício é muito parecido com o exercício anterior, mas seu objetivo é aumentar a flexibilidade e fortalecer os tendões do jarrete. Procure sempre manter a coluna reta. Gire o corpo a partir da base da coluna, dando um tempo entre os quadris e as costelas, primeiro entre cada uma das costelas inferiores. Depois de ter aberto todos esses espaços o máximo possível, vire o ombro e por fim a cabeça. Muitos tendões fortes que se ligam aos quadris e à coluna nunca têm a oportunidade de se mover, a menos que você pratique conscientemente a partir da base da região lombar.

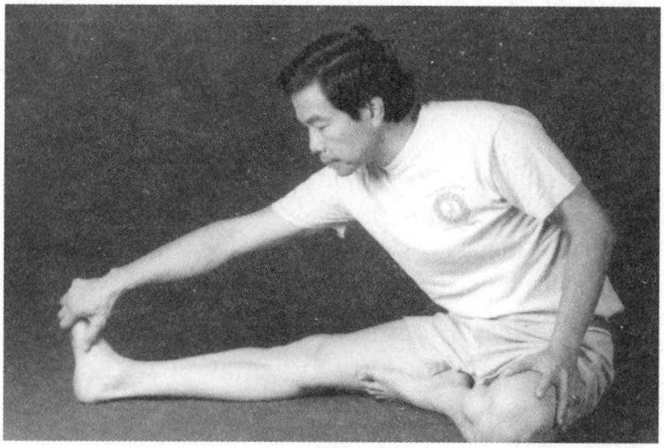

Fig. 8.6.1 A. Perna Direita Estendida, Perna Esquerda Dobrada. Segure o pé ou o tornozelo direito com a mão direita.

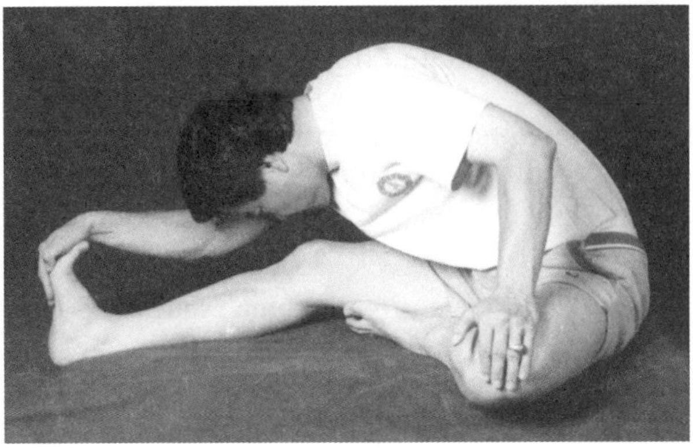

Fig. 8.6.1 B. Incline-se para a Frente sobre o Joelho Direito. Mantenha a coluna reta.

1. Sente-se sobre o tapete com a perna direita estendida para a frente e a esquerda dobrada para dentro, com o pé esquerdo descansando sobre a parte interna da coxa direita. Se a sua mão direita não conseguir alcançar o tornozelo direito, comece segurando o joelho. Segure o joelho esquerdo com a mão esquerda. Mantendo a coluna reta, incline toda a parte superior do corpo a partir da base da região lombar sobre a perna direita.

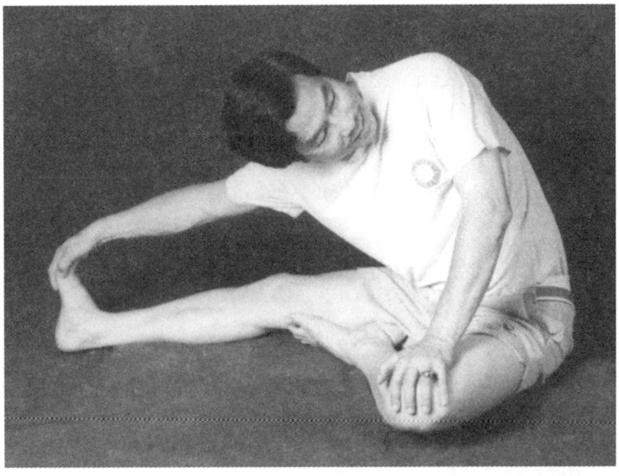

Fig. 8.6.2 Pressione a Mão Esquerda sobre o Joelho e Gire a Coluna para a Esquerda, de baixo para cima, a partir das vértebras lombares, e olhe por cima do ombro.

2. Bem devagar, comece o movimento a partir da região lombar, pressione a mão esquerda sobre o joelho e comece a girar para a esquerda e subindo desde a base da região lombar, vértebra por vértebra, até ter girado toda a coluna para olhar por cima do ombro esquerdo.
3. Ao voltar a endireitar o tronco, volte-se para o centro do Tan Tien, como no Pavão. Repita algumas vezes.
4. Agite a coluna e os joelhos levemente e sinta a energia circulando pelo corpo.
5. Mude de lado e repita o mesmo exercício algumas vezes virando-se para a direita.

Capítulo 9: Série 4

DESOBSTRUINDO OS MERIDIANOS, ELIMINANDO OS BLOQUEIOS AO CHI ABDOMINAL, AUMENTANDO A OXIGENAÇÃO DO CORPO

Resumo: Desobstruir os meridianos dos braços e pernas, ou o Canal Funcional, é o principal objetivo de diversos exercícios deste capítulo. Apresenta-se a técnica da Respiração da Força Vazia (RFV), para eliminar o oxigênio estagnado do corpo. Além dos exercícios com a RFV para relaxar a pele do rosto e para prevenir o "queixo duplo", a RFV pode ser combinada com a maioria dos exercícios anteriores de Tao Yin para aumentar a sua eficácia. São apresentadas também algumas posturas diferentes na posição sentado.

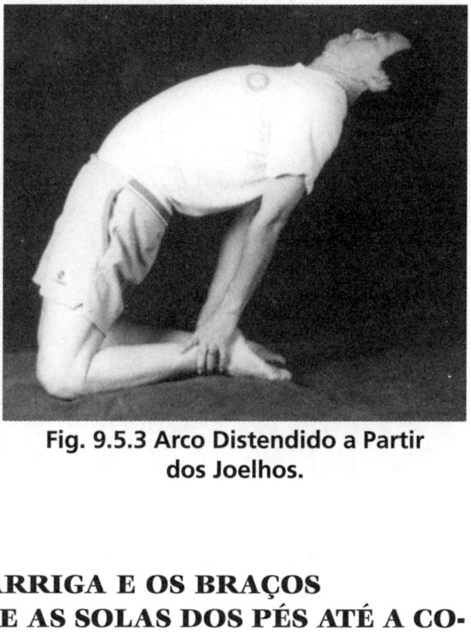

Fig. 9.5.3 Arco Distendido a Partir dos Joelhos.

As posturas e movimentos dos exercícios 9.1 a 9.4 desobstruem os canais yin e yang dos braços e das pernas. É importante continuar a respirar fundo e sorrir em todas as séries.

9.1 O MACACO ACARICIA A BARRIGA E OS BRAÇOS

MERIDIANOS ESTIMULADOS: A. YIN: MERIDIANOS DOS BRAÇOS – PULMÕES, PERICÁRDIO, CORAÇÃO. B. YANG: MERIDIANOS DOS BRAÇOS – INTESTINO GROSSO, TRIPLO AQUECEDOR, INTESTINO DELGADO

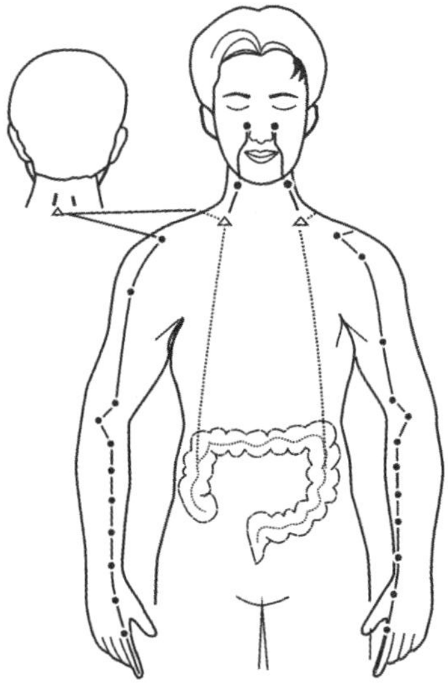

Meridiano do intestino grosso

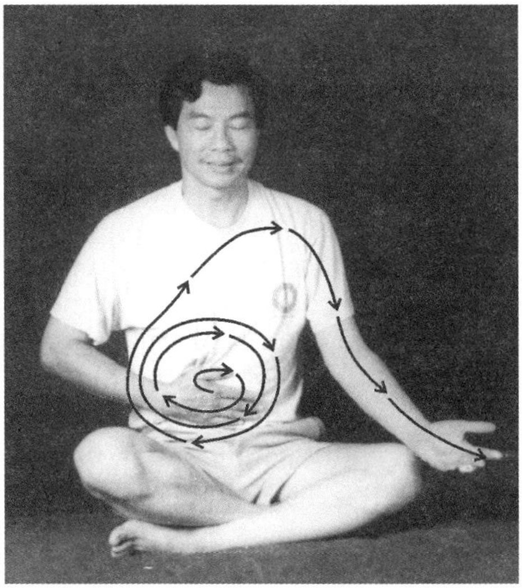

Fig. 9.1.1 Caminho Espiral no Sentido Horário do Intestino Grosso. Massageie o abdome no sentido horário com a mão direita.

1. **Espiral no Sentido Horário do Intestino Grosso.** O canal yin inicia-se no abdome. Comece massageando o abdome com a mão direita em uma espiral no sentido horário, fazendo diversos círculos. Ao fazer os pequenos círculos para fora, suba pelo caminho do intestino grosso para o cólon ascendente, através do cólon transverso, descendo o cólon descendente e de volta pelo abdome inferior, da esquerda para a direita.

   NOTA: Sempre faça espirais no sentido horário. Isso ajuda a mover o chi estagnado e alivia a constipação. No entanto, se a pessoa estiver sofrendo de diarréia, o movimento deve ser invertido, no sentido anti-horário, para ajudar a controlá-la.

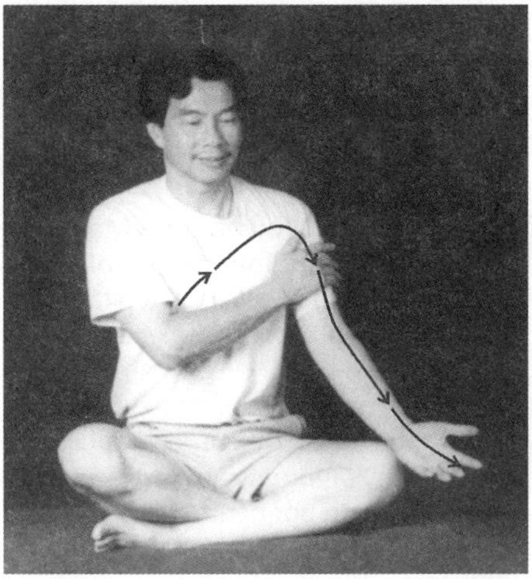

Fig. 9.1.2 Inale Subindo para o Ombro Esquerdo. Inalando, friccione com a mão direita em sentido ascendente pela caixa torácica até o ombro esquerdo antes de descer pelo braço.

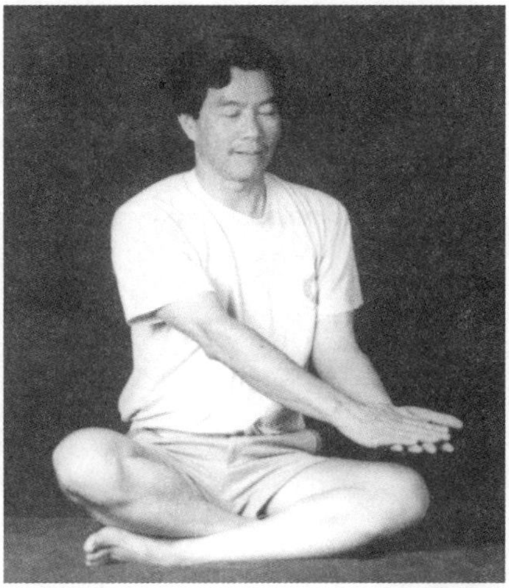

Fig. 9.1.3 Exale Descendo pelo Braço Esquerdo para as Pontas dos Dedos. Exalando, friccione com a mão direita, massageando para baixo, por dentro do braço esquerdo até a ponta dos dedos.

2. **Inale para o Ombro Esquerdo.** Depois de fazer espirais no sentido horário na barriga, inale enquanto com a mão direita massageia em diagonal a caixa torácica, atravessando-a até o ombro esquerdo.
3. **Exale, Massageando para Baixo por Dentro do Braço Esquerdo.** Gire o braço de modo que a palma da mão esteja voltada para cima. Enquanto exala, friccione com a mão direita para baixo, por dentro do braço esquerdo, até a extremidade dos dedos (o canal yin se estende para baixo).
4. **Vire a Palma para Baixo. Inale, Massageie as Pontas dos Dedos e Suba pelo Lado Externo do Braço Esquerdo.** Gire o braço de modo que a palma esteja voltada para baixo. Inale, friccionando com a mão direita as extre-

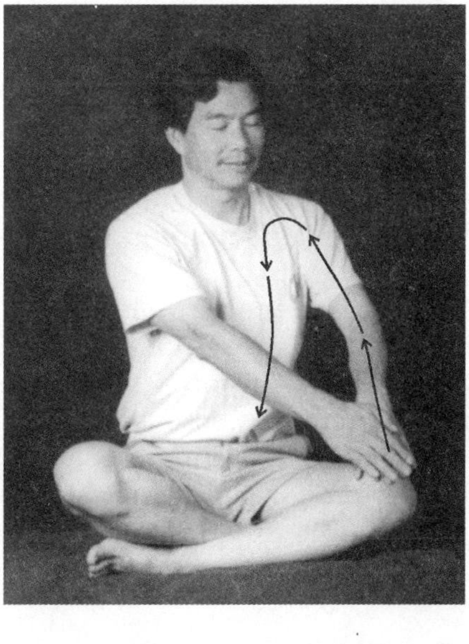

Fig. 9.1.4 Inale Subindo desde a Ponta dos Dedos pelo Lado Externo do Braço Esquerdo. Vire a palma da mão esquerda para baixo. Inalando, friccione com a mão direita subindo pelo lado externo do braço esquerdo até o ombro. Depois exale, movendo a mão para a barriga.

midades dos dedos, e suba pelo lado externo do braço esquerdo, chegando até o alto do ombro (o canal yang se estende para cima).

5. **Volte à Barriga.** Exale enquanto traz a mão direita de volta para a barriga. Essa é uma maneira simples e eficaz de estimular esses canais.

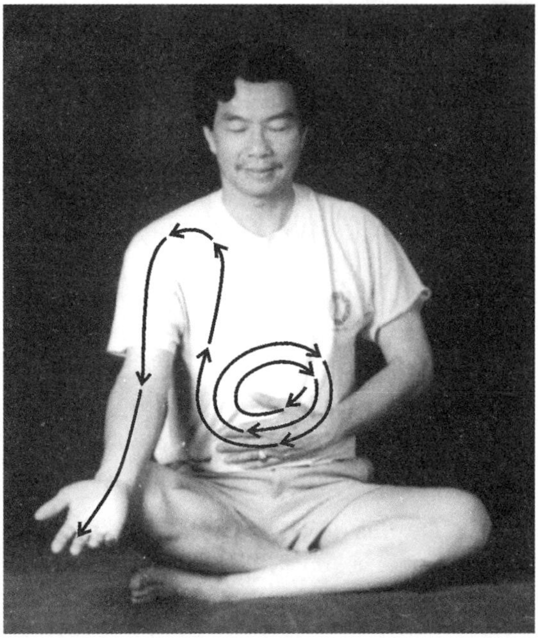

Fig. 9.1.5 Mude para a Mão Esquerda, também Espiralando no Sentido Horário. Repita o mesmo procedimento. Com a mão esquerda, faça círculos em espiral no sentido horário sobre a barriga como antes. Depois inale subindo para o ombro direito, exale descendo por dentro do braço direito até a palma virada para cima. Vire a palma para baixo e inale subindo por fora do braço direito até o ombro, e retorne para a barriga.

6. **Mude para a Mão Esquerda e Faça Círculos sobre o Intestino Grosso no Sentido Horário como Antes, Depois Inale Subindo para o Ombro Direito e Repita sobre o Braço Direito.** Com a mão esquerda, massageie a barriga fazendo círculos no sentido horário diversas vezes. Inale, movendo a mão esquerda sobre as costelas do lado direito até chegar ao ombro. Então, exale devagar por dentro do braço direito até a ponta dos dedos. Vire a palma direita para baixo. Inale, massageie a parte de fora do braço para cima até o ombro e de volta à barriga. Isso completa uma volta. Mude de novo para a mão direita e repita no mínimo 3 vezes.

Para obter o melhor resultado possível, pratique entre 18 e 36 voltas. Pode ser que você sinta vontade de arrotar — um resultado natural importante deste exercício —, então arrote. Engolir a saliva também vai melhorar os resultados. Isso ajuda nos problemas digestivos. Depois de comer, é bom caminhar e massagear a barriga um pouco para encorajar o arroto. Isso produz espaço no estômago para a digestão.

9.2 O MACACO LIMPA-SE DESDE AS SOLAS DOS PÉS ATÉ A COROA E NAS COSTAS

MERIDIANOS ESTIMULADOS: A. YIN: DAS PERNAS – BAÇO, RINS e FÍGADO. B. YANG: DAS PERNAS – VESÍCULA BILIAR, BEXIGA e ESTÔMAGO

Os canais yin sobem por dentro das pernas desde as solas dos pés e seguem direto até a garganta. Os canais yang sobem da garganta para a cabeça, descem pelas costas, seguindo através e por fora das nádegas e descem pelas costas das pernas até as solas dos pés.

1. **Estimule os Canais Yin. Sentado Confortavelmente, as Solas dos Pés Unidas, Massageie dos Dedos dos Pés Até os Calcanhares.** Sente-se no tapete e junte as solas dos pés (este não é um exercício de alongamento, portanto a posição das suas pernas não é tão importante quanto sentar-se confortavelmente). Comece massageando levemente as solas diversas vezes, dos dedos dos pés até os calcanhares com os dedos e as palmas das mãos.

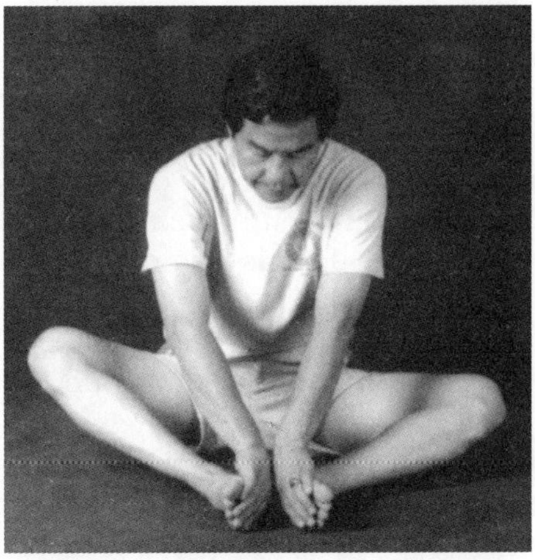

Fig. 9.2.1 Solas Unidas, Massageie dos Dedos até os Calcanhares. Massageie levemente as solas diversas vezes, dos dedos até os calcanhares. Relaxe-os e estimule o chi.

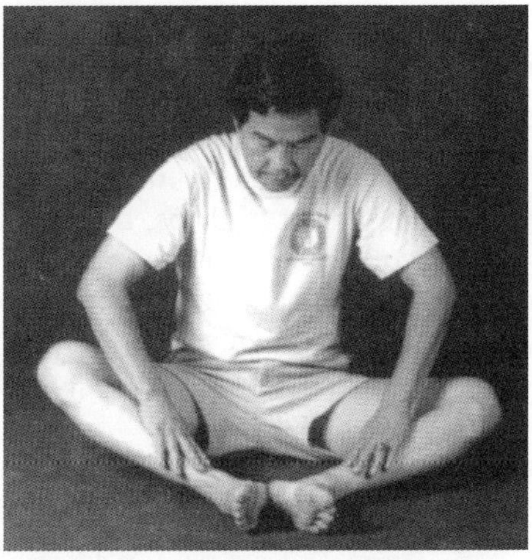

Fig. 9.2.2 Massageie por Dentro dos Tornozelos, Subindo pela Parte Inferior das Pernas em Movimento Contínuo. Depois que a energia foi estimulada nos pés, comece um movimento contínuo dentro das pernas para a parte superior do corpo.

2. **Massageie por Dentro dos Tornozelos, Dentro da Parte Inferior das Pernas.** Quando as solas dos pés estiverem relaxadas e estimuladas, massageie a parte interna dos tornozelos. De lá, massageie

levemente o interior da parte inferior das pernas, subindo até a virilha, o abdome e o peito num movimento contínuo.

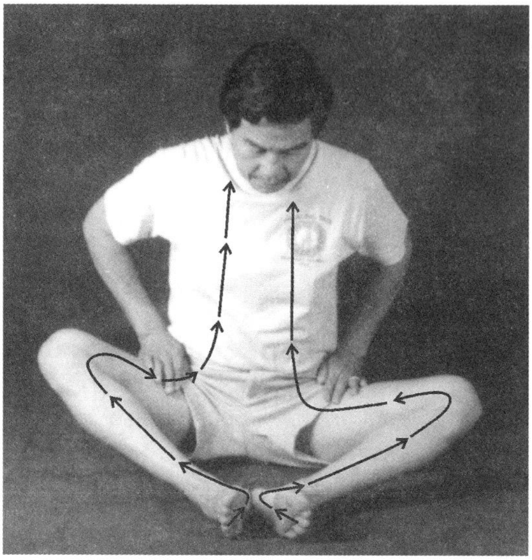

Fig. 9.2.3 Continue Subindo Através da Virilha. Dirija o chi de dentro das pernas, através das virilhas, e subindo pela frente do corpo até a garganta.

3. **Estimule os Canais Yang na Garganta. Do Alto da Cabeça Desça pelas Costas e por Fora das Pernas.** Os canais yang começam no nível da garganta. Inale e suba com as mãos pelo queixo e olhos, até o alto da cabeça e volte pela parte posterior do pescoço até os ombros. Ao chegar aos ombros, traga as mãos para a frente (uma vez que você não consegue continuar descendo pela parte de trás dos ombros).* Corra as mãos sobre a clavícula, ao redor das axilas para a parte traseira da caixa torácica, para os rins, pelos lados das nádegas, descendo por fora das pernas até a parte superior dos pés e finalmente chegando aos dedos dos pés.
4. **Massageie os Pés, Exale para Cima da Garganta.** De novo começando a massagear os pés, e enquanto exala, siga massageando o interior das pernas, subindo pela frente do corpo até a caixa torácica. No nível da garganta, começam os canais yang.
5. **Da Garganta, Inale para os Canais Yang.** Inale enquanto sobe com as mãos para o rosto, sobe pelo alto da cabeça e vai direto para baixo, pelas costas e pernas, até os pés.
6. **Repita.** Repita os movimentos, subindo pela frente do copo, estimulando os canais yin e descendo pelas costas e parte de fora do corpo, estimulando os canais yang.

* Os canais yang na verdade descem pelas costas, mas uma vez que não podemos alcançar toda a parte de trás do corpo, vamos até o máximo onde conseguimos chegar.

9.3 O MACACO LIGA AS FONTES BORBULHANTES AOS RINS

MERIDIANO ESTIMULADO: YANG: BEXIGA

1. **Sentado, Pernas Estendidas para Fora, Massageie os Rins.** Sente-se sobre o tapete com as pernas estendidas à sua frente. Massageie a região dos rins (de cada lado da base das costas, dentro das costelas de baixo) em círculo algumas vezes. Inale e friccione com as mãos o lado interno das pernas, da parte superior dos pés até os dedos mínimos e chegando à parte interior das solas. Dessa maneira, você pode dirigir a energia dos rins para as solas dos pés e para as Fontes Borbulhantes.

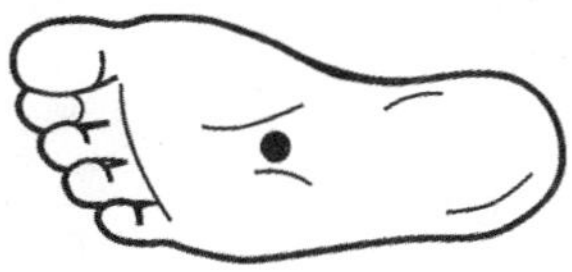

Fig. 9.3.1 B. Ponto da Fonte Borbulhante.

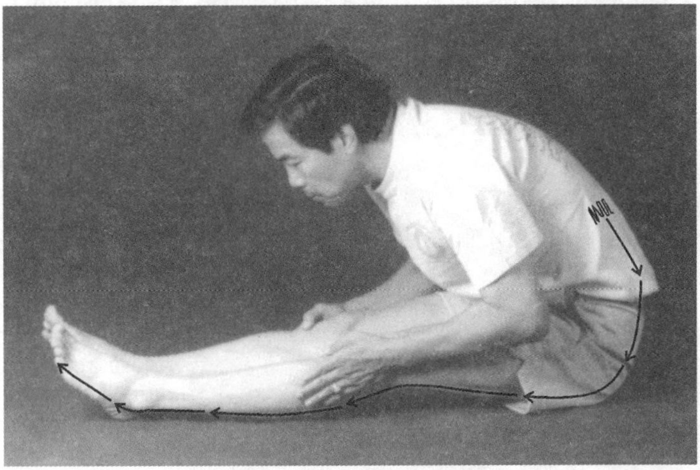

Fig. 9.3.1. A. Massageie desde os Rins, Descendo por Fora das Pernas.
Depois de massagear os rins, desça as mãos por fora e por trás das pernas, até os dedos mínimos dos pés e as solas.

2. **Friccione as Solas, Massageando as Fontes Borbulhantes.** Dobre os joelhos o quanto for necessário, depois friccione as solas dos pés algumas vezes, e use os polegares — espiralando — para massagear os pontos das Fontes Borbulhantes, estimulando a energia dos pontos.
3. **Segure os Dedos do Pé Esquerdo com a Perna Dobrada.** Em seguida, segure os dedos do pé esquerdo com a perna dobrada e endireite a perna. Estique a perna para cima e os dedos para trás, na direção da cabeça, enquanto levanta e endireita a perna. Deixe a cabeça natu-

ralmente voltada para cima enquanto levanta o pé. Sinta uma pressão na base das costas e nas costas da coxa e da panturrilha diretamente dos dedos dos pés esticados para trás. Mude para a outra perna e repita, segurando os dedos e levantando-os. Esses movimentos estimulam os rins.

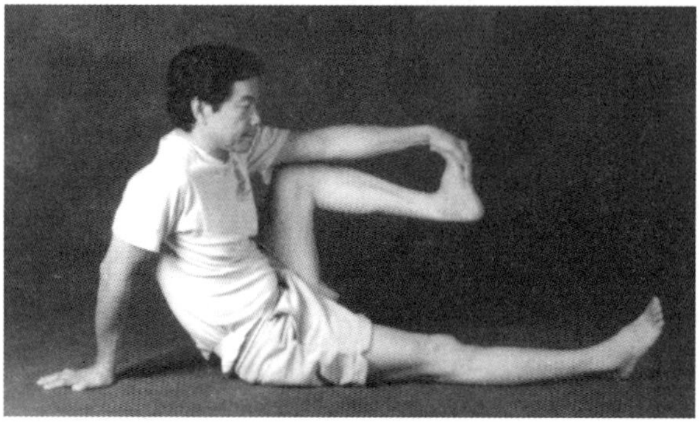

Fig. 9.3.2 Segure os Dedos do Pé com a Perna Dobrada. Segure os dedos e prepare-se para puxá-los para trás quando a perna se endireitar.

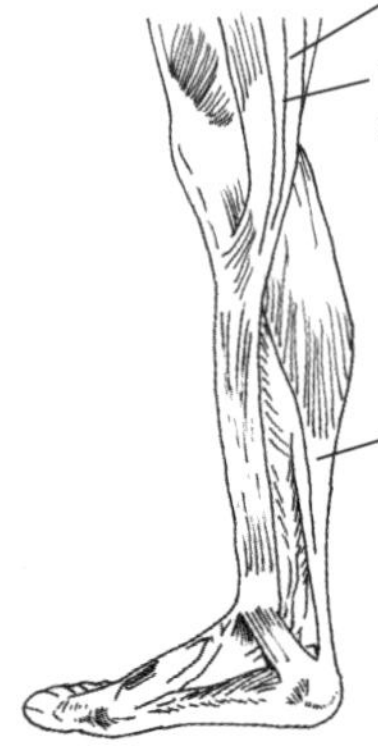

Fig. 9.3.3 Desenho do Tendão de Aquiles, da Panturrilha e da Parte de Trás das Coxas.

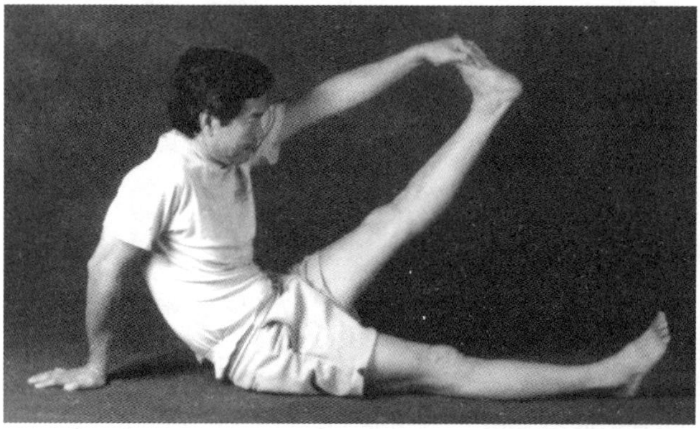

Fig. 9.3.4 Endireite a Perna e Estique os Dedos para Trás. Estique os dedos para trás ao endireitar e elevar a perna. Sinta a pressão dos dedos, do tendão de Aquiles, da panturrilha, da parte de trás das coxas até a base das costas, próximo aos rins.

4. **Conecte as Fontes Borbulhantes aos Rins: Exale, Massageie o Interior das Pernas, Passando da Virilha aos Rins.** Com ambas as pernas de volta ao tapete, exale enquanto fricciona com as mãos o interior das pernas, subindo para a virilha e para os rins.
5. **Massageie os Rins, Sinta o Chi Estimulado das Trações das Pernas.** Massageie os rins por um instante. A energia dos rins tem de descer para as solas dos pés para estimular a água das Fontes Borbulhantes nas solas. Sinta a conexão da energia dos rins estimulados com os pontos das Fontes Borbulhantes depois de dirigi-la para baixo com as mãos.
6. **Repita o mesmo exercício de três a seis vezes para ambas as pernas.**

9.4 REMANDO NUM BARCO

MERIDIANO ESTIMULADO: YANG: BEXIGA

Este movimento exercita os tendões dos tornozelos, das pernas e das costas.

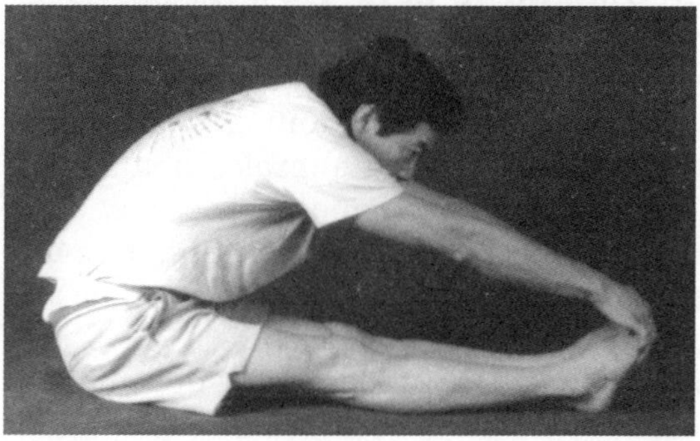

Fig. 9.4.1 Remando.
O pé esquerdo circula no sentido horário e o direito no anti-horário, enquanto ao mesmo tempo se movem para a frente e para trás.

1. Sentado sobre o tapete com as pernas estendidas à sua frente, incline-se para alcançar os dedos dos pés.
2. Mova em círculo, com as mãos, os dedos dos pés, os pés e os tornozelos, o pé esquerdo no sentido horário, o pé direito no sentido anti-horário, como se estivesse remando num barco. Enquanto movimenta os pés, ofereça um pouco de resistência. Faça pressão para a frente a partir dos calcanhares enquanto puxa com as mãos. Faça pressão com os pés ao mesmo tempo que os puxa para si. Procure fazer um círculo com os pés de modo que todos os tendões sejam estimulados. Inverta as direções dos círculos.
3. Se não puder alcançar os dedos dos pés com facilidade, dobre uma toalha sobre um pé e segurando as extremidades do tecido faça círculos em ambas as direções com esse pé. Isso é muito bom para os tendões nos arcos dos pés.
4. Relaxe e descanse por algum tempo, sorrindo para os tendões das pernas, a coluna e o pescoço. Sinta o chi e o sangue fluírem através deles. Enquanto relaxa, imagine os tendões se desenvolvendo.

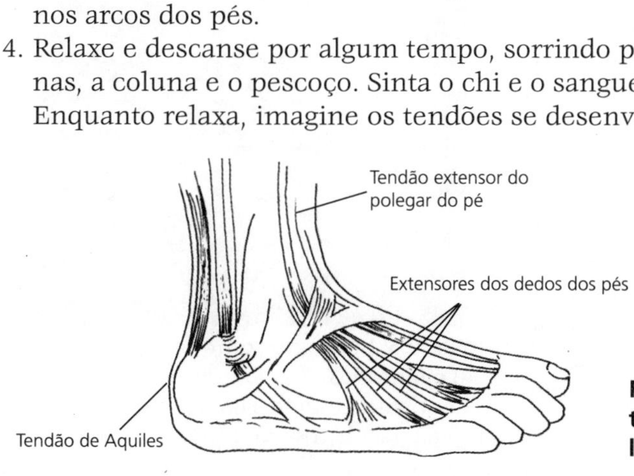

Fig. 9.4.2 Desenho dos tendões, músculos e ligamentos do tornozelo.

9.5 O MACACO CURVA-SE COMO UMA NAJA

MERIDIANO ESTIMULADO: YANG: ESTÔMAGO

Parte 1, Levantado do Tapete

1. **Sente-se sobre os Pés, Inclinando-se para Trás.** Ajoelhe-se sobre o tapete com os joelhos separados por cerca de 15 centímetros e os pés virados para cima. Sente-se sobre os pés. Incline-se para trás e coloque as mãos sobre o tapete abaixo dos ombros com os dedos apontando para trás ou um pouco para fora. Enquanto exala, erga ligeiramente a barriga para o teto, arqueando delicadamente as costas.
2. **Estenda as Coxas.** Esse movimento estende a parte superior dos músculos da coxa. Não force muito. Faça o alongamento dentro da sua zona de conforto e respire para os músculos da sua coxa.
3. **Libere a Posição, Repita.** Suba um pouco e desça, deixando as mãos atrás de você no tapete. Repita diversas vezes. Depois de se acostumar com a Parte 1, pode usá-la como aquecimento e passar para a Parte 2. No início, se quiser, deixe passar algumas semanas antes de seguir para a Parte 2.

Parte 2, Erguido sobre os Calcanhares Levantados

1. **Sentado sobre os Calcanhares Levantados.** Ajoelhe-se sobre o tapete com os joelhos separados por cerca de 15 centímetros e os pés juntos. Levante os calcanhares e pressione as almofadas dos dedos sobre o tapete. Estenda o braço esquerdo para trás e segure o tornozelo/calcanhar do pé esquerdo, depois segure o tornozelo/calcanhar direito com a mão direita. Endireite os braços para suportar o seu peso e sente-se sobre os calcanhares. Ajuste o corpo para se sentir estável e confortável. Relaxe na posição sentado sobre os calcanhares e depois inale profundamente numa preparação para o próximo movimento.

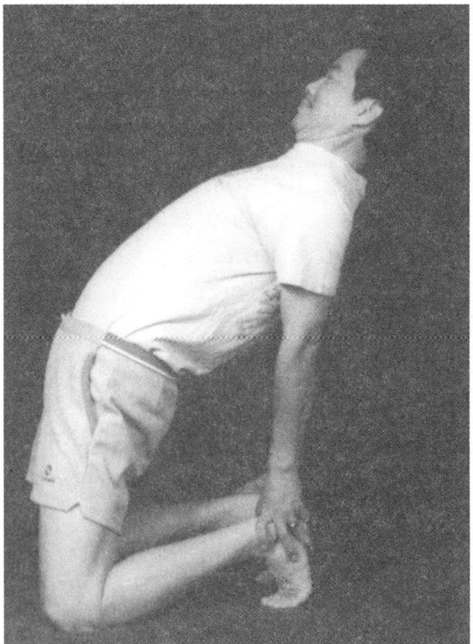

Fig. 9.5.1 Erguido sobre os Calcanhares Levantados. Pressione os quadris para a frente. Levante a barriga e o peito, arqueie as costas e contraia o queixo.

2. **Arco Estendido sobre os Calcanhares: Quadris para a Frente, Barriga e Peito para Cima.** Exale devagar enquanto levanta o corpo acima dos calcanhares e faz pressão para a frente com os quadris. Mantenha as mãos nos tornozelos. Enquanto continua para a frente e para cima, levante a barriga e estenda o meio do peito para cima. Contraia o queixo ligeiramente para proteger o pescoço e delicadamente arqueie as costas. Sinta o alongamento dos joelhos subindo até a frente do corpo. Mantenha a posição por um breve momento e respire normalmente.
3. **Solte o Corpo desde as Costas até os Calcanhares.** Relaxe a posição forçada para cima e, mantendo as mãos sobre os tornozelos, relaxe o corpo para trás de modo a sentar-se sobre os calcanhares levantados. Descanse e repita algumas vezes.
4. **Conclua de Costas.** Você pode terminar descansando de costas, inalando a luz dourada para as regiões afetadas e exalando a energia cinzenta sombria. Depois de ter-se acostumado e dominar a execução deste exercício de arqueamento sobre os calcanhares levantados, você pode avançar para a Parte 3.

Parte 3, Erguido sobre os Joelhos, Virado para Cima sobre o Tapete.

1. **Ajoelhe-se, Apoiando-se nas Costas.** Ajoelhe-se com os joelhos separados por uns 15 centímetros, os pés em ângulo para dentro, com os dedos apontados para trás, estendidos sobre o tapete. Coloque as mãos sobre a base das costas ou quadris, para apoiar a base das costas.
2. **Arqueie-se para Cima, Costas Dobradas.** Encolha as nádegas para a frente e dobre o corpo para trás. Enquanto exala, empurre as nádegas para a frente e para cima enquanto arqueia a coluna e se dobra para trás, mantendo o queixo levemente encolhido. Sustente o corpo com os braços apoiados na parte de trás dos quadris e respire normalmente.

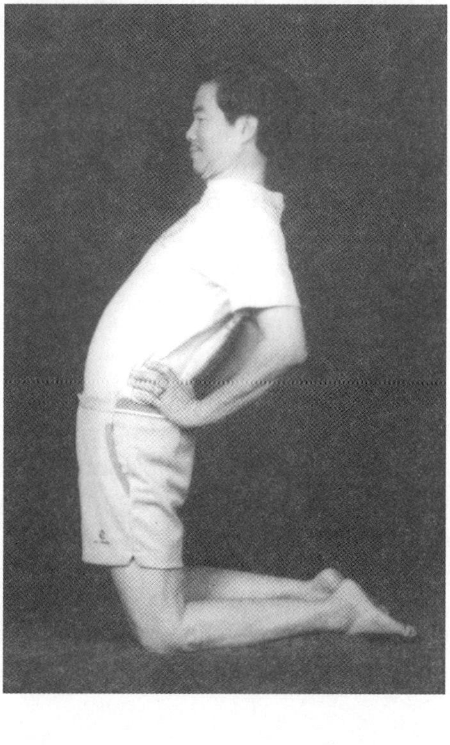

Fig. 9.5.2 Ajoelhado, Apoiando-se nas Costas.

3. **Segure os Calcanhares Virados para Cima.** Segure os pés ou tornozelos. Devagar, estenda um braço para baixo e segure o pé virado para cima, colocando a palma da mão sobre o calcanhar, com os dedos para dentro do pé e o polegar para fora. Faça o mesmo do outro lado, arqueando as costas enquanto muda para essa posição. (Mais tarde, quando você se sentir mais confiante, poderá segurar os tornozelos com os dedos voltados para fora.)

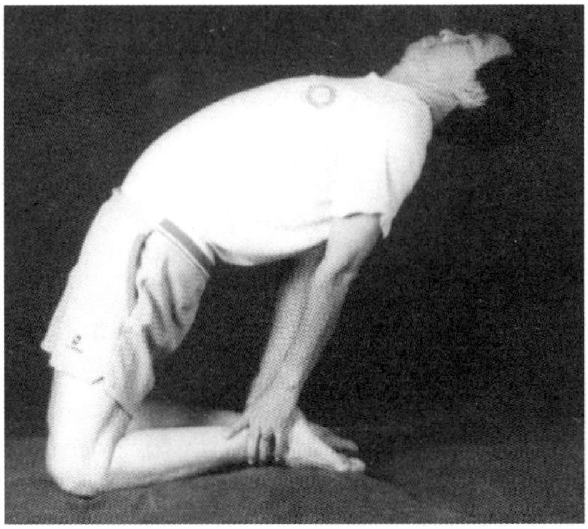

Fig. 9.5.3 Arco Distendido a Partir dos Joelhos. Ajoelhe-se sobre o tapete. Com as nádegas para a frente, dobre as costas. Segure os pés ou os tornozelos. Os quadris e a pelve voltam-se para a frente, estendidos.

4. **Arco Distendido.** Segure os calcanhares ou tornozelos com firmeza e pressione devagar os quadris e a pelve para a frente e para o alto, mantendo a coluna arqueada confortavelmente e o queixo ligeiramente encolhido. Sinta o alongamento em toda a frente das coxas e parte superior do corpo. Mantenha o alongamento por um breve período de tempo e respire para ele.
5. **Libere o Corpo até os Joelhos.** Libere o arco e volte devagar à posição de joelhos, colocando as mãos sobre a parte de trás dos quadris para se apoiar. Depois de voltar à posição de joelhos, abaixe as nádegas de volta à posição sentada sobre os pés para um breve descanso. Depois retorne à posição inicial e repita no mínimo 2 vezes.
6. **Conclua de Costas.** Depois da rodada final, descanse de costas, inspirando a luz dourada para a coluna e regiões afetadas pelo alongamento. Ao exalar, libere as toxinas e a tensão crônica dos músculos, tendões e articulações.

Opção Avançada: Libere o "Arco Distendido" Imediatamente para "Sentar-se sobre os Pés". O movimento a seguir é uma técnica alternativa de liberação do alongamento para quando você se sentir mais forte, mais flexível e mais confiante. O descanso do exercício é executado como antes. Libere o alongamento arqueando a coluna e abaixando as nádegas na direção dos pés enquanto ainda segura os tornozelos. Apóie-se com os braços ao recuar para sentar-se sobre os pés. Relaxe e descanse um pouco. Depois repita o alongamento duas vezes mais, arqueando-se para cima na posição enquanto segura os tornozelos na posição sentado. Sustente o movimento o quanto for necessário com os braços.

9.6 RESPIRAÇÃO DA FORÇA VAZIA DO TAO YIN

Atenção: Pessoas com problemas cardíacos ou com pressão sanguínea alta não controlada devem tomar muito cuidado. Consulte o seu médico, caso tenha dúvidas quanto às suas condições físicas.

Este método de respiração está sendo apresentado agora, depois que você se acostumou e se familiarizou com os exercícios até este ponto. Você pode acrescentar esta técnica complementar à sua rotina escolhendo em quais exercícios irá aplicá-la. Também são apresentados alguns novos exercícios nesta parte.

A Respiração da Força Vazia (RFV) do Tao Yin é um método respiratório do Chi Kung, usado para aumentar a quantidade de oxigênio disponível no corpo. Cada célula do corpo — cerca de 75 trilhões delas — precisa de oxigênio para manter a saúde e o funcionamento adequado. A Respiração da Força Vazia é uma extensão do movimento normal de exalação. Ela pode ser realizada por si mesma na exalação plena, expulsando todo o ar do corpo e depois prendendo a respiração. Ela é complementada pela atração dos órgãos para o "domo" da caixa torácica e depois expandindo-os de volta — repetindo conscientemente esse movimento para cima e para baixo algumas vezes antes de inalar. Isso cria uma força, uma forte sucção de vácuo, no abdome. Portanto, o vácuo abdominal pode atrair diretamente o ar para o trato digestivo abdominal para oxigenar o sangue, melhorando assim o nível de funcionamento global do corpo. Da mesma maneira, a Respiração da Força Vazia pode também ser combinada com outros exercícios para aumentar a sua eficácia.

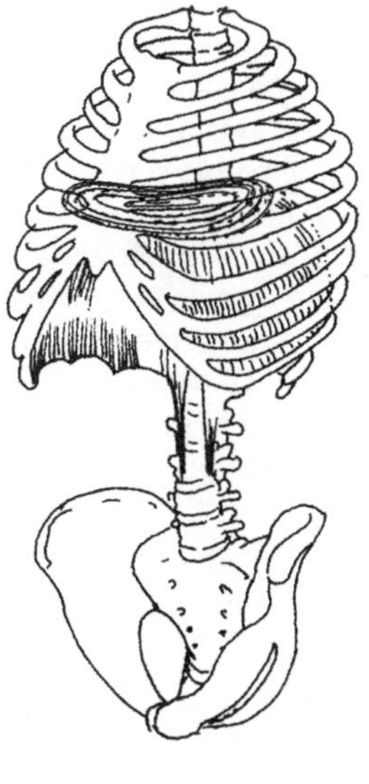

Fig. 9.6 A. Domo da Caixa Torácica. Durante a exalação normal, o diafragma torácico relaxa e se contrai para cima na forma de um domo; a região central dele converge ao redor do ápice do domo, seu tendão central logo abaixo do coração.[9]

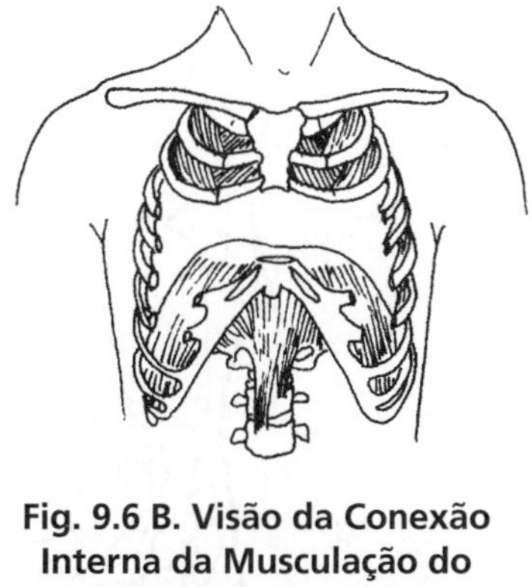

Fig. 9.6 B. Visão da Conexão Interna da Musculação do Diafragma com as Vértebras Lombares 1, 2 e 3 nas costas e no interior das costelas inferiores. Ela se insere em seu próprio tendão central no alto.

A Respiração da Força Vazia foi adaptada para os exercícios de Tao Yin. Ela permite que o sangue leve grandes quantidades de oxigênio mais rapidamente para os músculos e tendões na região afetada de um exercício. Juntamente com os nutrientes do sangue e o chi energizante que foi direcionado, o oxigênio aumenta no sangue adquirido por intermédio da Respiração da Força Vazia e produz resultados mais eficazes na prática do Tao Yin.

9.6.1 Função RFV

A técnica libera ar diretamente nos intestinos em vez de processá-lo através dos pulmões. Esse processo de aumentar a quantidade de oxigênio absorvido no sangue é usada nas técnicas taoístas de respiração há alguns milhares de anos. Mais recentemente, foi descoberto pela ciência ocidental que o revestimento do trato digestivo tem o mesmo tipo de células para a absorção de oxigênio que os pulmões. Isso permite que os intestinos absorvam oxigênio diretamente na corrente sanguínea. Mais do que apenas ser capaz de produzir uma reserva complementar de oxigênio, a Respiração da Força Vazia aumenta grandemente a quantidade de oxigênio disponível para uso imediato nas regiões inferiores do corpo. E, é claro, isso beneficia a parte superior do corpo também. Em primeiro lugar, o oxigênio oriundo dos pulmões tem de ser transferido dos pulmões para o coração e depois do coração para a região inferior do corpo, onde é necessário. Leva mais tempo para chegar lá vindo dos pulmões do que de um suprimento renovado produzido nos intestinos.

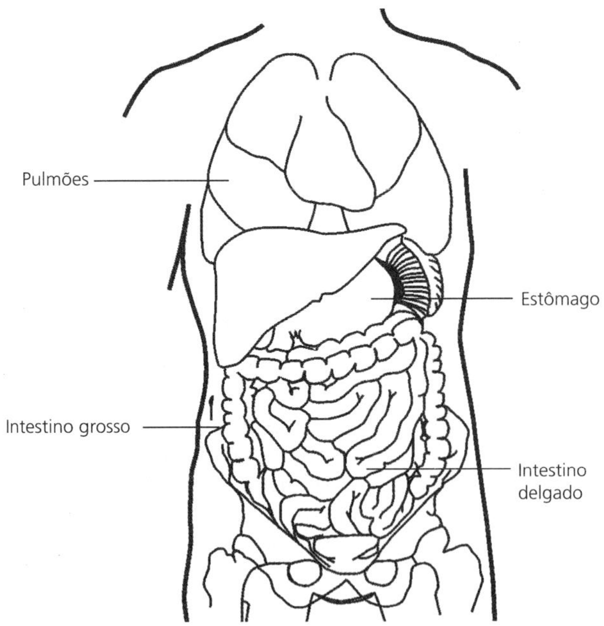

Fig. 9.6 C. Intestinos Grosso e Delgado. Seus 8,4 a 9 metros de comprimento, revestidos com o mesmo tipo de células para a absorção de oxigênio que os pulmões, fornecem uma superfície tão grande para a absorção de oxigênio quanto os pulmões. Além disso, o revestimento do estômago e do esôfago também tem essa capacidade.

Além do mais, os intestinos podem liberar mais oxigênio para a região afetada na parte inferior do corpo porque um volume maior de ar pode ser retido depois de inalado diretamente no trato digestivo e nos intestinos do que o que pode ser processado pelos pulmões. O motivo pelo qual os intestinos podem liberar mais oxigênio no sangue é que a superfície total dos 8,4 a 9 metros de comprimento dos intestinos pode absorver 5, 10, 20 a talvez até 50 vezes mais oxigênio do que a respiração nos pulmões. É claro que esses números são arbitrários. O grau de sucesso vai depender da condição e do grau de limpeza dos intestinos, assim como da capacidade individual para executar a técnica da Respiração da Força Vazia.

A oxigenação resultante que pode ser conseguida para o corpo abaixo dessas condições favoráveis é um aumento enorme sobre a respiração normal. Normalmente, se a pessoa respira através do nariz, como fazemos em circunstâncias normais, o volume de ingestão de ar é grandemente restringido por causa da passagem reduzida. Além disso, grande parte do ar inalado é exalado junto com os gases usados, como o dióxido de carbono. Por sua vez, a RFV é retida no trato digestivo, ao contrário do fluxo e refluxo do ar nos pulmões. No entanto, pode-se respirar um ar de boa qualidade. Por fim, depois de a maior parte do oxigênio ter sido absorvida e transferida para o sangue, o ar retido que não foi usado é liberado da maneira normal, isto é, mais provavelmente para baixo e para fora, mas também para cima e para fora.

9.6.2 Método

A técnica da Respiração da Força Vazia só deve ser praticada com o estômago vazio. Os exercícios da RFV são realizados esvaziando-se o ar dos pulmões, prendendo-se a respiração, realizando o exercício, e depois "respirando" o ar diretamente no trato digestivo. O ar também vai entrar nos pulmões. Com a respiração presa, o diafragma, os órgãos e os músculos do abdome podem ser exercitados.

Um exercício básico é a compressão dos órgãos abdominais, usando-se a força interior, como para reduzir o espaço que eles ocupam. Ao mesmo tempo, atraia-os internamente de encontro à coluna vertebral. O passo seguinte é "sugá-los" (sem usar nenhuma respiração interna) na parte inferior da caixa torácica juntamente com o diafragma torácico. Em seguida pressione-os para baixo e expanda-os para fora, em direção à frente. De novo comprima-os num volume compacto e traga-os para a coluna, e finalmente sugue-os de volta à caixa torácica sem respirar. Esse procedimento ajuda a criar uma sucção de vácuo mais forte, uma força "vazia". Esse padrão se constitui num ciclo; você pode visualizá-lo como uma bola rolando num círculo. Isso pode ser realizado sentado, em pé ou em qualquer posição em que o movimento abdominal seja possível.

9.6.3 PARTE I: RFV Básica e Exercícios: BOCA REDONDA, ROLE A BOLA e MANDÍBULA SALTADA

Comece por sentar-se numa posição confortável de pernas entrelaçadas sobre o tapete. Coloque as mãos sobre os quadris com os dedos para a frente e os polegares para as costas, para sustentar os movimentos no exercício.

Exercício 1: Boca Redonda

Descrição: O exercício da Boca Redonda combina-se com o exercício da RFV, Rolando a Bola. Ele vai estimular os músculos faciais e trazer mais oxigênio para o rosto. A prática regular ajuda a se livrar de rugas no rosto.
Instruções: Faça duas respirações preparatórias para fornecer uma oxigenação adicional antes de prender a respiração durante a técnica e os exercícios da RFV. Essa oxigenação adicional no início torna mais confortável prender a respiração durante os exercícios de RFV.

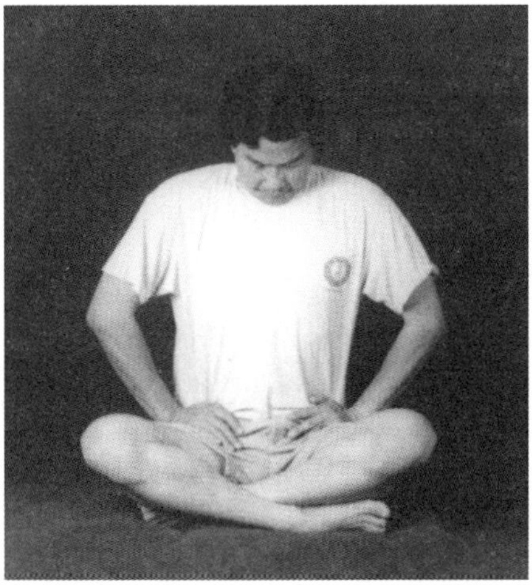

Fig. 9.6.1 Primeira Preparação. Limpe os pulmões, inspire profundamente pelo nariz, prenda a respiração e contraia um pouco o queixo.

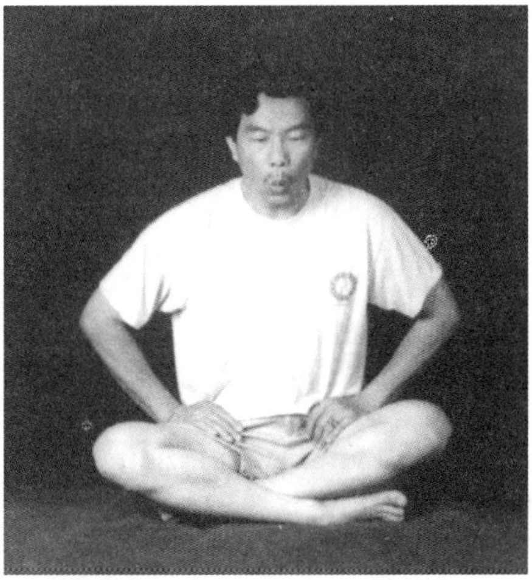

Fig. 9.6.2 Exale pela Boca. Descontraia o queixo e sopre o ar pela boca.

1. **Primeira Inalação Preparatória.** Primeiro exale para limpar os pulmões. Depois, com a boca fechada, sugue bruscamente uma grande quantidade de ar aos pulmões pelo nariz. Prenda a respiração por um breve período que lhe seja confortável, suficiente para permitir a absorção do oxigênio nos pulmões, travando a garganta com o queixo contraído.

2. **Solte a Respiração, Exalando o Ar pela Boca.** Descontraia o queixo e esvazie os pulmões dando um longo, relaxado e constante sopro pela boca.

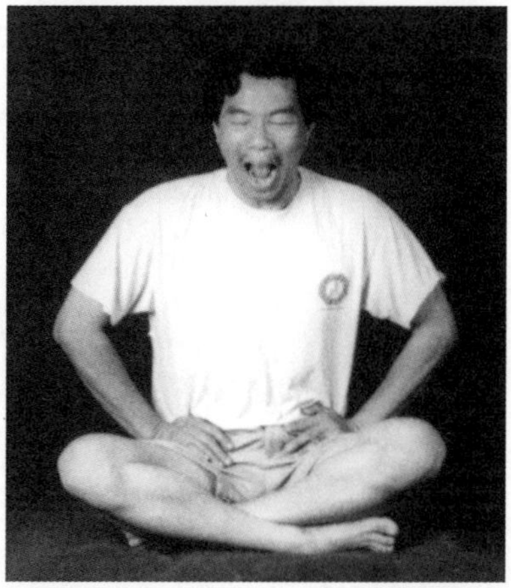

Fig. 9.6.3 3ª Respiração: Exale com o Som Cha-a-a. Solte a respiração de maneira forçada com o som Cha-a-a, a boca bem aberta. Esvazie os pulmões, comprima os órgãos, achate o abdome, sugue o diafragma para dentro da caixa torácica.

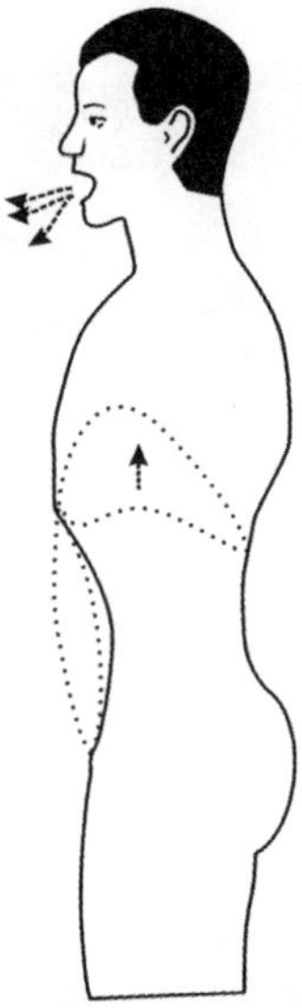

Fig. 9.6.3 A. Cha-a-a, Dirija as Forças. Achate o abdome contra as costas, o diafragma contraído para cima no domo da caixa torácica.

3. **Segunda Preparação.** Inale como no nº 1: com a boca fechada, sugue bruscamente uma grande quantidade de ar pelo nariz, encha os pulmões e contraia o queixo, prendendo um pouco mais desta vez para aumentar a absorção de oxigênio. Exale de novo, soltando o ar pela boca.
4. **Liberação Cha-a-a.** Depois das duas respirações preparatórias, inale uma terceira vez. Quando estiver pronto para soltar o ar apreendido, solte-o com força, fazendo o som Cha-a-a. Continue a exalação com a boca bem aberta (você também pode estender a língua para obter um efeito melhor). Ao exalar, use o diafragma para compactar de maneira forçada os grandes lobos inferiores dos pulmões para cima. Ao mesmo tempo, use todos os músculos ao redor do coração e dos pulmões para comprimir completamente os pulmões. Lembre-se de não sair da sua zona de conforto.

   Comprima os órgãos abdominais e achate o abdome de encontro às costas. Em seguida, contraia a musculatura esfincteriana sexual e anal de modo que possa sentir a força do som Cha-a-a vindo do fundo do corpo — não apenas do alto do peito e da garganta. O som deve ter uma característica de compressão vinda do fundo dos pulmões. Comprima todo o ar que puder para fora.

Ao prender a respiração — após exalar — sugue internamente o diafragma torácico o mais alto possível dentro da caixa torácica para criar o máximo de força vazia.

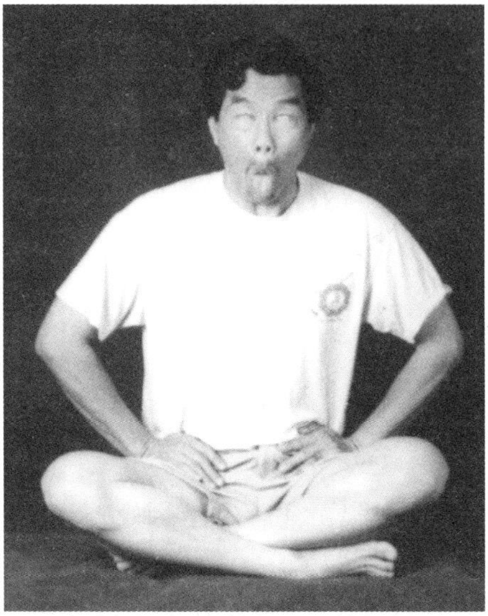

Fig. 9.6.4 Boca Redonda, Língua para Fora, Olhos Virados para Cima. Rolando a bola. Role a bola para baixo e para fora, depois para dentro na direção da coluna e para cima, no domo do peito.

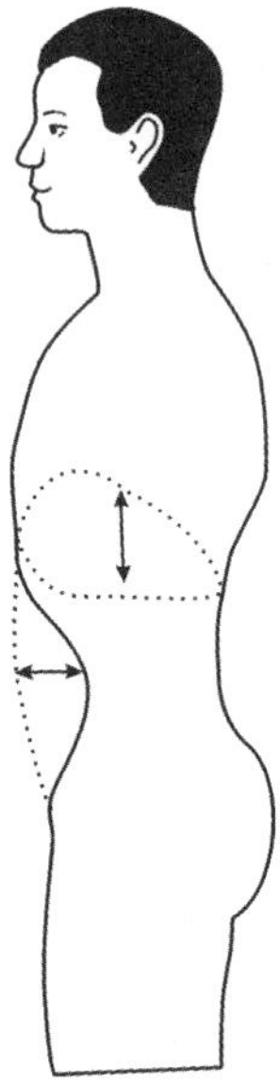

Fig. 9.6.4 A. Resumo da Direção da Força de "Rolar a Bola". Diafragma, para cima e para baixo. Abdome, para a frente e para trás. Use o seu Yi para direcionar o movimento da força, visualizada como rolar uma bola num modelo circular. Isso ajuda a criar um vácuo.

5. Boca Redonda, Língua para Fora, Olhos Virados para Cima. Com o diafragma sugado bem para o alto dentro da caixa torácica e os pulmões esvaziados:

1) Arredonde os lábios sobre os dentes, fazendo a forma de um "O" ao redor da boca (não abra muito os maxilares).
2) Estenda a língua para fora com força através da boca arredondada.
3) Gire os olhos para cima na direção da coroa dentro da cabeça. Esse procedimento tem o efeito de esticar a pele do rosto.
4) Combine a "Boca Arredondada" com o movimento de "Rolar a Bola" da RFV. Como resultado da combinação desse movimento com o método da RFV de Rolar a Bola para aumentar a absorção de oxigênio pelo corpo, mais oxigênio estará disponível para entrar nas regiões afetadas da pele do rosto. Haverá mais oxigênio, assim como mais sangue e chi para chegar à região facial como resultado deste exercício — neutralizando, assim, as tendências para rugas na testa, resultando numa pele mais lisa.

6. **Rolar a Bola.** Em seguida, enquanto mantém os pulmões vazios e a respiração presa, exercite o músculo do diafragma, os órgãos e músculos abdominais "Rolando a Bola":

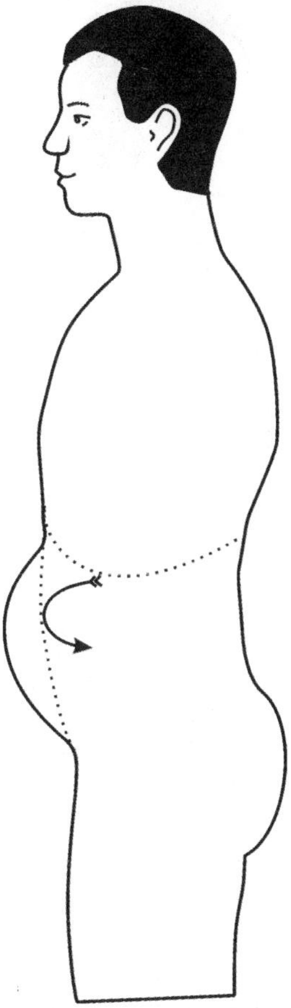

Fig. 9.6.4 B. Comece a "Rolar a Bola", Direcionando as Forças. Para baixo e para a frente desde o alto do domo, depois mude a direção para trás.

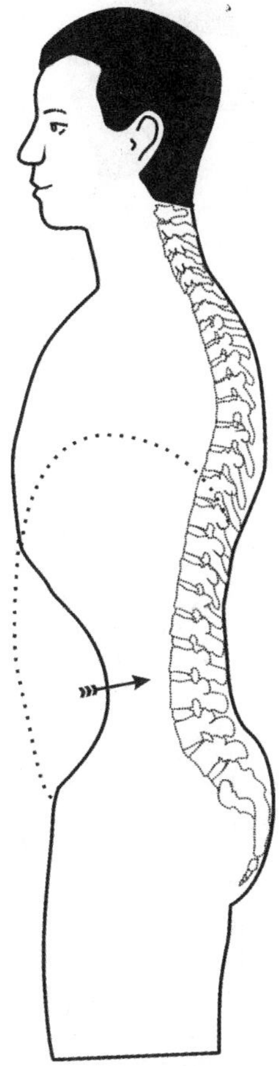

Fig. 9.6.4 C. Role a Bola para Dentro, Direcione a Força. Mova a bola de volta para a coluna.

1) Imagine uma bola encostada bem no alto do domo formado pelo diafragma completamente levantado no fim da exalação com o som Cha-a-a.
2) Sem inalar, role a bola para baixo da caixa torácica pressionando o diafragma para baixo o máximo que puder.
3) Depois, mantenha a continuidade do movimento usando o seu Yi, sincronizado com os músculos abdominais, para pressionar mais ainda a bola para baixo e para fora o máximo que a superfície frontal da barriga permitir.

4) Em seguida, role a bola para dentro, contra a coluna, mudando a direção da força dos músculos abdominais inferiores.

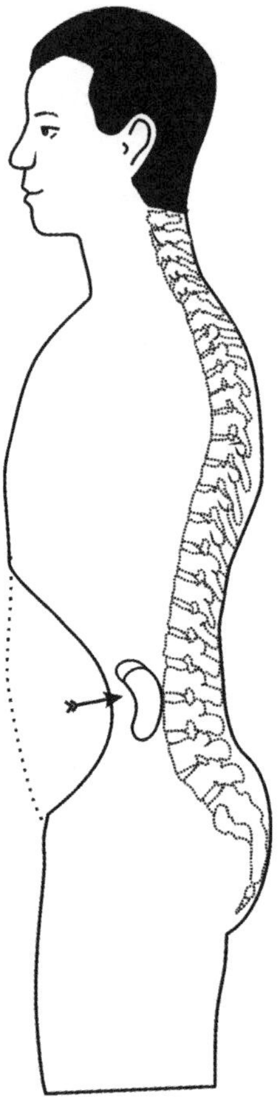

Fig. 9.6.4 D. Role a Bola para os Rins, Direcione a Força. Faça pressão contra os rins.

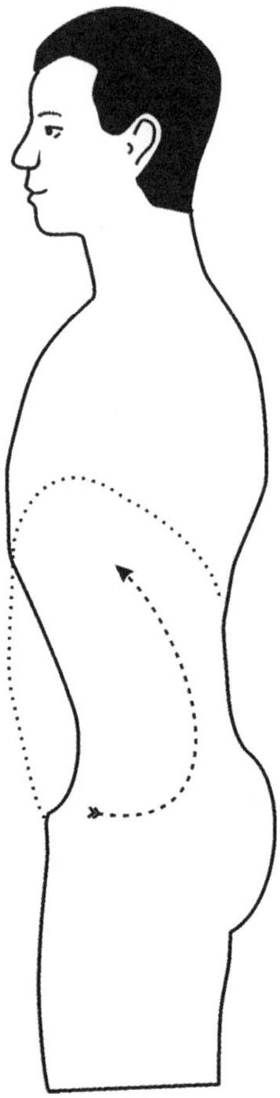

Fig. 9.6.4 E. Role a Bola para o Alto, Direcione a Força. A partir dos rins, retorne ao alto do domo do diafragma na caixa torácica.

5) Quando a barriga estiver outra vez nivelada e pressionando a bola de volta aos rins, role a bola de novo para dentro do domo da caixa torácica. Use a "sucção sem respiração" da Força Vazia para atrair a bola de volta ao alto do domo elevado dentro da caixa torácica. Você pode ajudar a subida da bola estendendo a língua para fora enquanto, sem respirar, suga a bola para cima.
6) Repita o "Rolar a Bola" diversas vezes, o máximo que puder prender a respiração sem se forçar.

Além de massagear os órgãos, exercitando os músculos abdominais e movendo o chi estagnado, "Rolar a Bola" prepara as condições para um vácuo forte quando sugar o ar que será "respirado" diretamente em todo o trato digestivo.

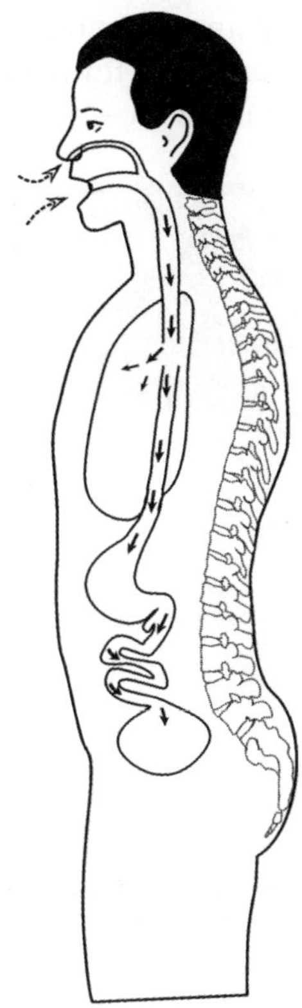

Fig. 9.6.4 F. Conclua o Exercício de Rolar a Bola, Direcione a Força, Respire o Ar nos Intestinos.
Libere a "bola", a língua e os olhos. Pressione o diafragma para baixo e ao mesmo tempo expanda os órgãos abdominais para a frente, para trás, para os lados e para cima e para baixo. Mantenha a boca aberta e deixe que o vácuo abdominal sugue o ar para dentro do esôfago e para os intestinos abaixo. Um vácuo é também criado nos pulmões descomprimidos, e ele também vai sugar o ar.

7. **Respire Ruidosamente o Ar no Esôfago, no Estômago e Intestinos.** Quando precisar respirar de novo, pressione o diafragma e os órgãos abdominais para baixo, abra a sua boca e expanda rapidamente o abdome comprimido para a frente, para trás, para os lados, para cima e para baixo ao mesmo tempo. Isso irá criar uma forte sucção a vácuo. O vácuo criado suga o ar para o esôfago através do estômago para dentro do intestino delgado e por fim para dentro do intestino grosso (e também para dentro dos pulmões). O ímpeto do ar sugado pelo vácuo abdominal produz um som de ofego quando atravessa a garganta. Antes de exalar, engula de maneira forçada, depois trave o pescoço e use o seu Yi para pressionar o ar para baixo através do esôfago e do estômago para os intestinos para reter o ar no trato digestivo.

   A princípio, mais ar será desviado para os pulmões enquanto a forte sucção a vácuo o atrai para dentro do trato digestivo. Depois do ímpeto inicial do ar, os pulmões vão se encher mais. Repita.
8. **Faça 10 Vezes.** Faça o exercício 10 vezes, ou ajuste, se necessário, para permanecer na sua zona de conforto.

Exercício 2: Mandíbula Saliente

O exercício da Mandíbula Saliente é feito esticando-se a pele da garganta e embaixo do queixo, o que previne o "queixo duplo". Acima de tudo, este exercício é feito da mesma maneira como foi explicado para a Boca Redonda acima — a não ser pela instrução nº 5.

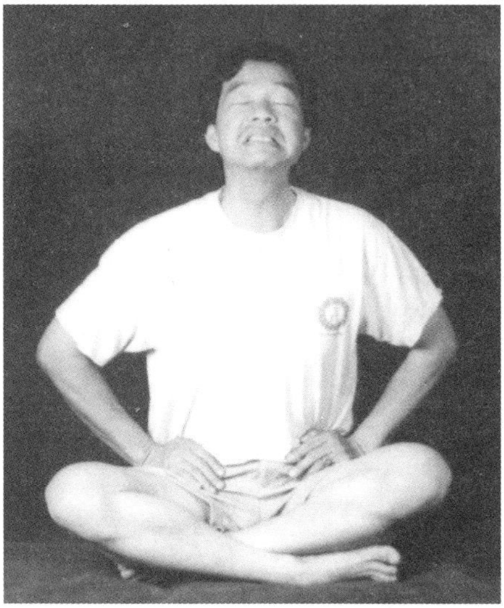

Fig. 9.6.5 Mandíbula Saliente. Mostre os dentes e adiante a mandíbula vigorosamente.

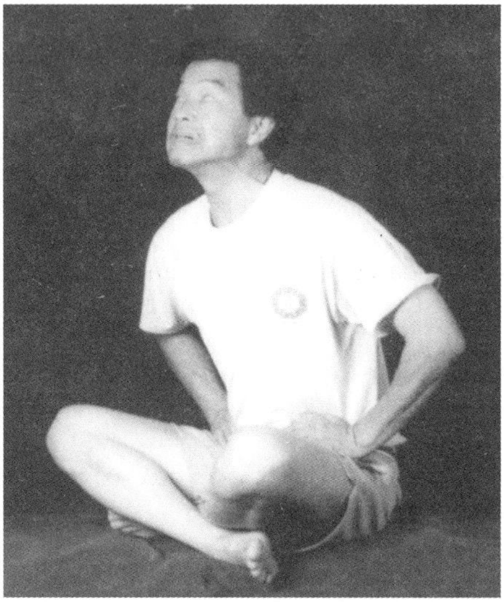

Fig. 9.6.6 Mandíbula Saliente, Olhos para Cima. Mantendo a mandíbula saliente, role os olhos para cima na direção da coroa.

Depois da "exalação com o som Cha-a-a pela força vazia", ainda sem inspirar — em vez de arredondar a boca e estender a língua para fora — substitua a instrução nº 5 dada no Exercício 1, "Boca Redonda", pela instrução seguinte:

1) **Force a Mandíbula para a Frente.** Mostre os dentes inferiores, force a mandíbula para a frente e mantenha-a assim. Sinta a pele se esticar sob o queixo e por dentro na região da garganta.
2) **Role os Olhos para Cima.** Role os olhos para cima na direção da coroa por dentro da cabeça. Mantenha a mandíbula saliente com os dentes à mostra e os olhos rolados.
3) **Combine a "Mandíbula Saliente" com o "Role a Bola" da RFV.** Continue com o Role a Bola conforme explicado no nº 6 acima, depois "Respire Ruidosamente o Ar Embaixo" conforme o nº 7.

Faça este exercício misto 10 vezes.

Exercício 3: Refinamentos de Sentado sobre os Calcanhares Levantados, Ajoelhado

Os dois exercícios anteriores podem ser realizados nas posições Ajoelhado e Sentado sobre os Calcanhares Levantados. Essas posições permitem uma execução um tanto mais eficaz dos exercícios.

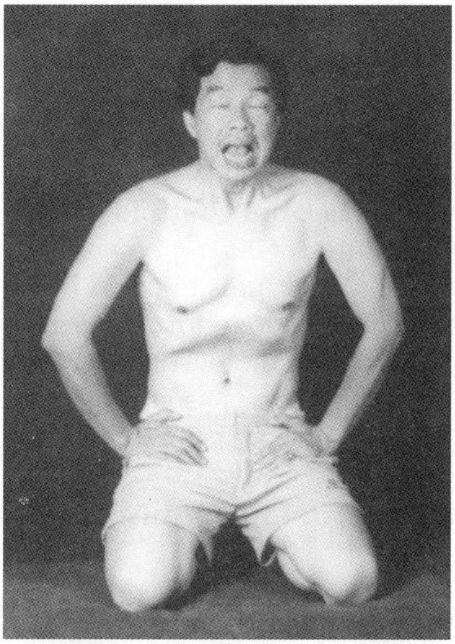

Fig. 9.6.7 Sobre os Calcanhares Levantados. Exalação ao som Cha-a-a.

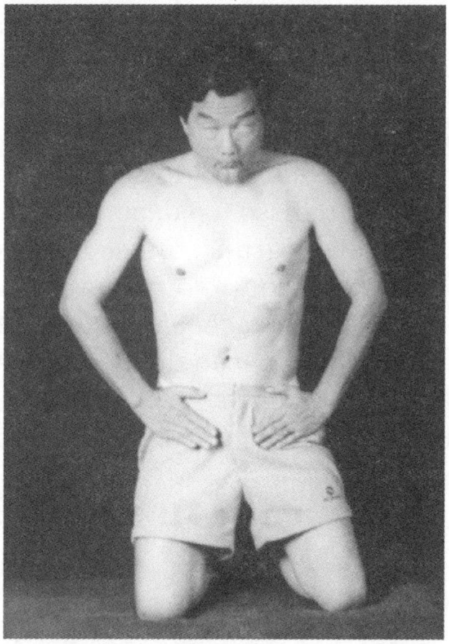

Fig. 9.6.8 Ajoelhado. Boca Redonda e Role a Bola.

Calcanhares Levantados, Sugando o Diafragma para Cima, Língua para Fora. Com a língua para fora durante a sugação da força vazia, ao mesmo tempo estendendo a língua o máximo para fora e para baixo, em direção ao queixo, com este contraído, aumente a força interna do diafragma e a pressão abdominal ascendente. Você pode praticar o "Role a Bola" nessa posição ou na posição de joelhos. Experimente mudar para as posições com as pernas entrelaçadas, sobre os calcanhares levantados e de joelhos de tempos em tempos enquanto faz as repetições dos exercícios.

Rolagem Aprimorada do Abdome. Para obter maiores benefícios, você pode aprimorar o processo de "rolagem" desenvolvendo o controle dos grupos musculares de determinadas regiões. Trabalhe numa parte de cada vez com a respectiva RFV. A cada sucessiva RFV, passe para a região seguinte.

1) **Setor Mediano, Lado Esquerdo, Lado Direito do Abdome.** Comece "rolando a bola" no setor mediano do abdome, depois do lado esquerdo e enfim mude para o lado direito. Depois de conseguir praticar com alguma facilidade nesses setores maiores, trabalhe internamente no setor mediano e faça algumas "minirrolagens".

2) **Minirrolagens no Setor Mediano.** Comece "rolando a bola" num círculo menor dentro do abdome inferior, depois passe ao abdome médio, ao abdome superior e para a caixa torácica inferior em respirações sucessivas com a força vazia.

Benefícios. O sangue, o chi e o oxigênio são dirigidos para as regiões influenciadas pelos exercícios. A região abdominal obtém uma disponibilidade muito maior de oxigênio como resultado da Respiração da Força Vazia e dos exercícios abdominais. O oxigênio é necessário ao metabolismo das gorduras. O aumento de oxigênio ajuda a queimar o excesso de gordura no corpo. Faça mais exercícios de rolagem abdominal para eliminar o excesso de gordura acumulado na região da barriga.

Além disso, ao desenvolver uma consciência e um controle maiores dos diversos grupos musculares nessa importante região, a pessoa torna-se capaz de controlar a sua força e chi internos com mais eficácia. Entre as muitas aplicações desse conhecimento, a pessoa pode fortalecer muito mais sua ligação de aterragem com a terra conforme desenvolvido na prática do Chi Kung. A beleza e a força do Tai Chi da pessoa melhoram muito, uma vez que os movimentos são dirigidos a partir do Tan Tien.

9.6.4 Parte II: Respiração da Força Vazia Combinada com o Tao Yin

Para usar a Respiração da Força Vazia em combinação com um exercício de Tao Yin, assuma a posição inicial do exercício que for praticar. Normalmente, você inala na posição inicial e depois começa o movimento de exalar. Da mesma maneira, com a Respiração da Força Vazia agregada ao exercício, faça as respirações preparatórias para a RFV como explicado anteriormente. Comece o movimento na posição enquanto exala com o som Cha-a-a.

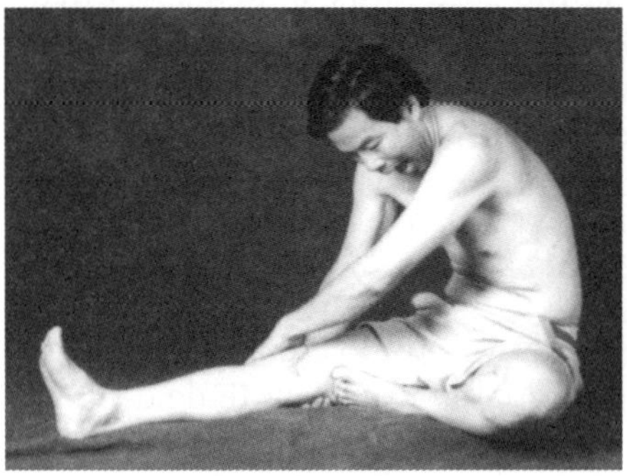

Fig. 9.6.9 Usando a RFV, Assuma a Posição com a Exalação de Cha-a-a. A exalação de Cha-a-a no exercício do Macaco Gira a Coluna para Abrir a Perna.

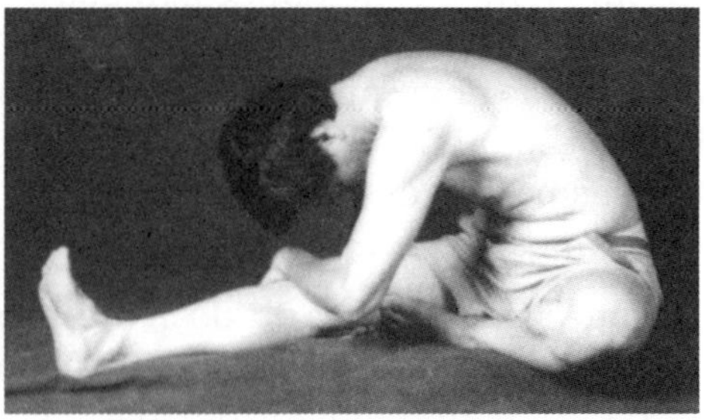

Fig. 9.6.10 Exercício de RFV na Posição Finalizada. "Rolando a Bola" no Macaco Gira a Coluna para Abrir a Perna.

Ou então, se o movimento para a posição acabada não levar a esse ponto, faça a exalação de Cha-a-a antes, faça uma respiração adicional e exale enquanto assume a posição acabada. Esvazie os seus pulmões o máximo possível, depois pode prender a respiração assim e fazer alguma forma de movimento abdominal e de diafragma com a força vazia. Sorria com os lábios fechados. Não é necessário esticar a língua durante o exercício de expiração da força vazia, mas faça-o quando sentir vontade.

9.6.5 Opções de RFV para um Exercício de Tao Yin

Antes de tudo, escolha um exercício de Tao Yin ou fase em uma seqüência que permita realizar alguma forma de movimento abdominal e de diafragma com a força vazia. Você pode escolher um dos seguintes exercícios com a RFV que se encaixe no seu exercício de Tao Yin.

1. **Role a Bola no Padrão Circular Básico.** Você pode fazer este movimento quando os músculos abdominais não estão tensos na posição e é possível fazer uma vasta gama de movimentos abdominais.
2. **Use a Sucção de RFV para Levantar o Diafragma e Depois Pressione-o para Baixo Diversas Vezes.** Se houver uma tensão leve, pode ser possível fazer apenas este movimento repetitivo simples para cima e para baixo. Repita-o desde que se sinta à vontade para tanto.
3. **Sugue o Diafragma para Cima e Mantenha a Posição.** Simplesmente prenda a sua exalação e use a sucção sem respiração para sugar o diafragma para cima no interior da caixa torácica.
4. **Conclua e Libere-se do Exercício de RFV.** Quando você se encontra numa postura de Tao Yin e quer liberar-se do exercício de RFV:
   1) Pressione o diafragma e os órgãos para baixo e expanda-os.
   2) Simplesmente deixe o vácuo assim criado sugar o ar através da garganta com o som de ofego e engula forçado para retê-lo. Em seguida continue para a fase seguinte da seqüência de Tao Yin, provavelmente a posição de descanso.
   3) Relaxe e respire como na fase de descanso normal de Tao Yin.

DIGESTÃO: O alimento é normalmente arejado e misturado com a saliva durante a mastigação. Com uma quantidade muito maior de oxigênio disponível no sangue dos intestinos, a digestão pode ser mais eficaz e mais eficiente. Uma vez que cerca de 80% do suprimento normal de oxigênio do corpo é usado pelo cérebro, a sensação de torpor depois de comer pode ser eliminada. Assim, a atividade mental pode funcionar integralmente depois das refeições, especialmente se a pessoa come além da conta.

COMENTÁRIO: É bom fazer a Respiração da Força Vazia antes das refeições, em vez de logo depois!

9.7 TIGRE DESCANSANDO NA SOMBRA

Este é o primeiro dos exercícios na posição sentado. É importante acostumar-se com as diferentes posturas sobre o tapete.

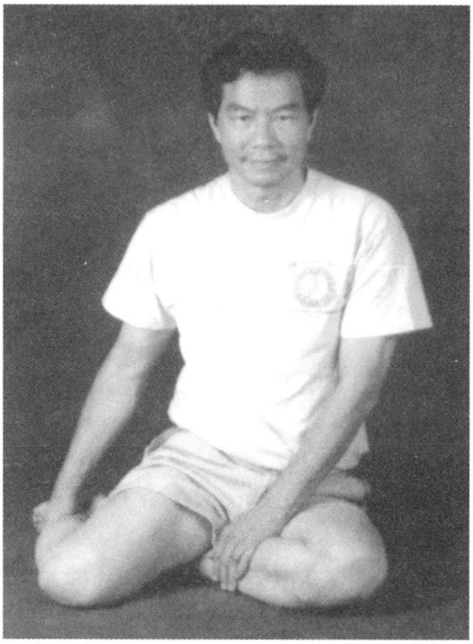

Fig. 9.7.1 Deixe as pernas estendidas do lado direito, a mão direita segurando o tornozelo direito, a mão esquerda segurando a panturrilha esquerda. As costas permanecem retas.

1. Sente-se com as pernas dobradas. Então, apoiando o peso do corpo com as mãos estendidas lateralmente no chão, deixe as pernas escorregarem para o lado direito, os pés estendidos na mesma direção.
2. A partir dessa posição, fique sentado por um minuto ou dois sobre os ossos do traseiro, sentindo as costas retas e erguidas para o céu.
3. Repita este exercício do lado esquerdo.

9.8 MACACO AGACHANDO-SE

MERIDIANOS ESTIMULADOS: YANG: BEXIGA, YIN: RINS

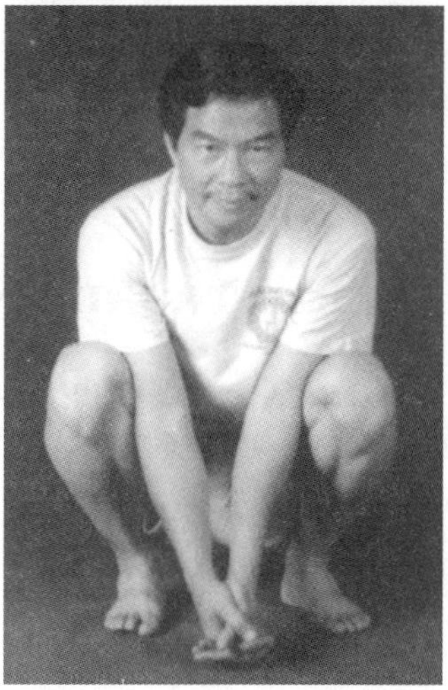

Fig. 9.8.1 Agache-se com os calcanhares nivelados no chão, cruzando os braços à frente dos joelhos e pule.

1. Agache-se com os calcanhares nivelados no chão, cruzando os braços sobre os joelhos à sua frente. Pule um pouco, mudando o peso do corpo de um lado para o outro.
2. Esta postura abre os quadris e relaxa a tensão da base das costas. É uma boa posição para comer, ler ou meditar.

9.9 A COBRA ESPREITA SOBRE O ARBUSTO

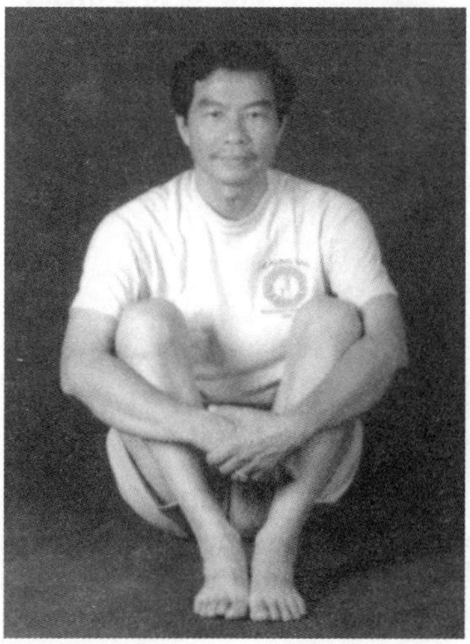

Fig. 9.9.1 Levante os joelhos contra o peito, envolva-os com os braços e balance o corpo para trás e para a frente.

1. Sente-se no chão. Levante os joelhos de encontro ao peito e envolva-os com os braços. Balance um pouco para trás e para a frente.
2. Sinta os quadris abertos e a coluna alongada.

Comentário: É importante sentar-se em diferentes posturas. Muitos problemas no Ocidente provêm do costume das pessoas de sentar apenas em cadeiras. Experimente sentar no chão para comer, ler ou assistir à TV. Introduza essas posturas diferentes de sentar na sua vida diária.

9.10 TARTARUGA GIGANTE ENTRANDO NA CAVERNA

MERIDIANOS ESTIMULADOS: A e C. YIN: DAS PERNAS – BAÇO, RINS, FÍGADO; B. YANG: BEXIGA

A tartaruga é famosa na medicina chinesa por sua vida longa. A longevidade da tartaruga se deve à abertura do Canal Funcional. Este movimento do Tao Yin facilita a abertura do Canal Funcional. Você pode usar a RFV na posição para a frente.

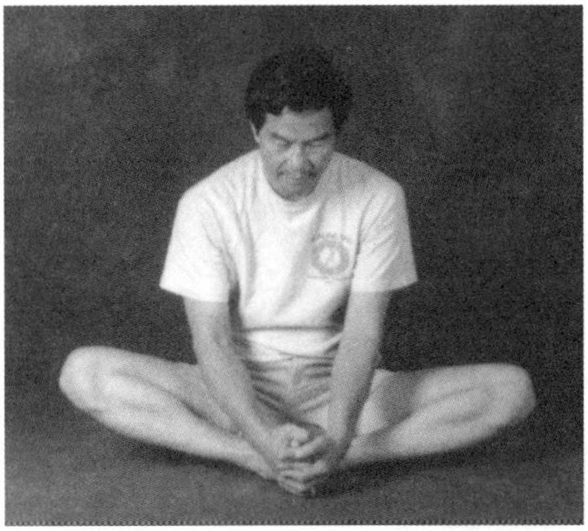

Fig. 9.10.1 Junte as solas dos pés e segure-as com ambas as mãos.

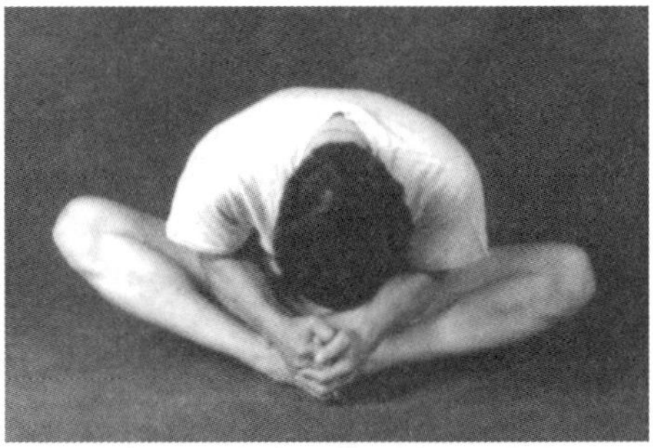

Fig. 9.10.2 Incline-se para a frente a partir da região lombar, arredonde as costas, o queixo contraído.

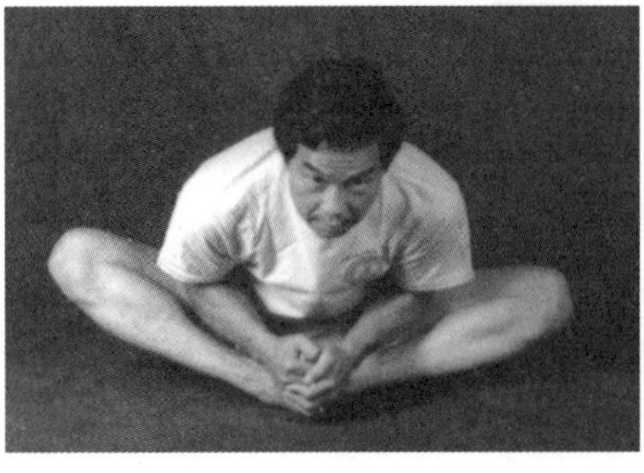

Fig. 9.10.3 Mova-se apenas a partir do pescoço, alongue o corpo e olhe para cima. Endireite a coluna e volte ao centro.

1. Sentado com os pés à sua frente, junte as solas e segure os pés com ambas as mãos. Então comece a inclinar-se a partir da base das costas, para a frente e para baixo. Arredonde as costas ligeiramente enquanto se move para a frente. Contraia o queixo para baixo na direção do peito enquanto inclina a parte superior do corpo para baixo, na direção do tapete. Em seguida, movendo-se apenas a partir do pescoço, inale, alongue o corpo e olhe para cima, recuando um pouco a cabeça. Endireite a coluna e retorne à posição inicial. Tome cuidado para não exagerar no alongamento.
2. Movimente-se como uma tartaruga. Vá direto para baixo, exalando, inclinando-se um pouquinho para o chão pela inclinação da cabeça e por arredondar a parte superior das costas, estendendo o queixo na direção do peito. Inale, olhe para cima e retorne à posição inicial. Sinta-se como se estivesse fazendo um círculo com o queixo. Engula a saliva.
3. Balance o corpo um pouquinho e agite os joelhos.

Nota: Engolir a saliva é um ensinamento secreto. Os taoístas dizem que o esôfago tem doze andares de altura. Existem válvulas no esôfago permitindo que apenas o alimento desça e que não permitem que o alimento e os cheiros saiam para cima. Quando você engole normalmente a sua saliva, ela desce para a válvula e situa-se sobre a válvula fechada até que haja suficiente saliva para continuar descendo pela válvula. Os taoístas não querem que a saliva fique parada ali, uma vez que ela bloqueia a energia e se transforma em muco. Portanto, aprenda a engolir corretamente:

1. Para engolir a sua saliva corretamente, trave o queixo e levante a coroa para esticar a garganta.
2. Inale, prenda a respiração e estique a garganta de modo que seja difícil engolir.
3. Prepare a saliva e engula com força, produzindo um som de engolir forçado. Engula a saliva com força pela garganta usando o seu Yi. Sinta-a atravessar o esôfago e descer pelo estômago para o intestino delgado e para a região do Tan Tien. O fogo do Tan Tien irá queimar e transformá-la em chi. Você realmente força a saliva a descer com a pressão do chi. Engolir o "néctar" dessa maneira provoca arrotos. Desse modo, o gás que está preso no seu estômago tem uma oportunidade de escapar. Você vai descobrir que essa é uma maneira eficaz de promover um arroto saudável.

9.11 TARTARUGA EMERGINDO DO MAR

MERIDIANOS ESTIMULADOS: YIN: DAS PERNAS – BAÇO, RINS, FÍGADO; YANG: BEXIGA

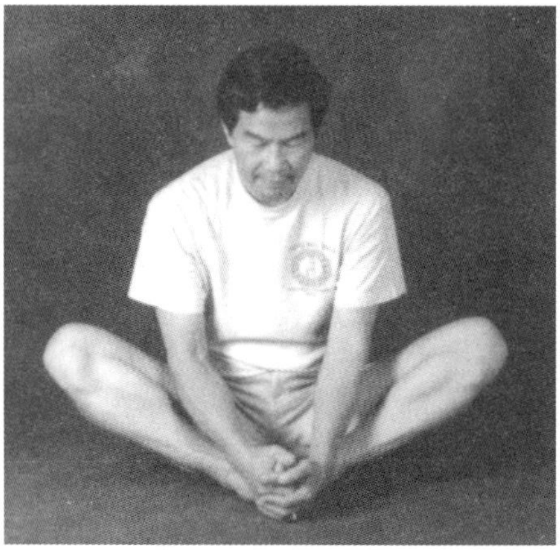

Fig. 9.11.1 Segure as solas dos pés unidas com as mãos.

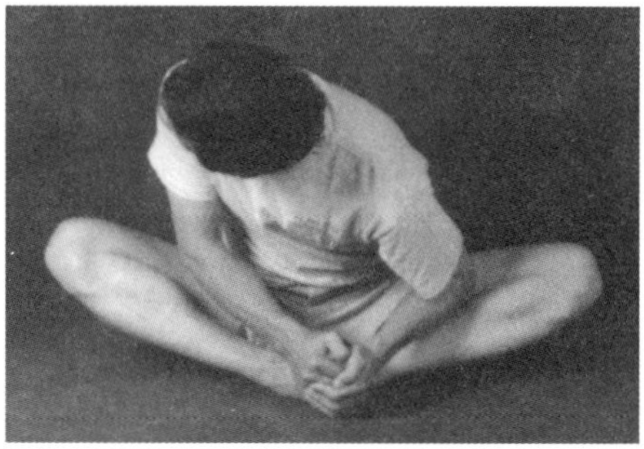

Fig. 9.11.2 Mova a parte superior do corpo para a frente e para baixo, depois gire para a direita a partir das vértebras lombares. Olhe por cima do ombro direito.

1. Sente-se com os pés à sua frente. Junte as solas dos pés e segure os pés com as mãos. Mova a parte superior do corpo para baixo, a partir da base das costas, e comece a girar para a direita, primeiro com a base das costas, depois o meio das costas. Vire e olhe com tranqüilidade por cima do ombro direito, girando o pescoço ligeiramente. Volte a olhar para o centro, inale e relaxe.

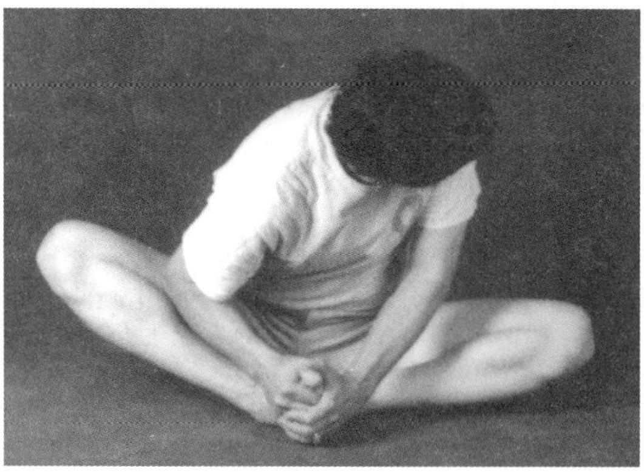

Fig. 9.11.3 Repita o movimento girando para a esquerda. Retorne ao centro.

2. Agora faça o mesmo movimento do lado esquerdo e volte ao centro.
3. Repita algumas vezes e balance o corpo um pouquinho.

Capítulo 10: Série 5

A RETA NA CURVA

Resumo: Nesta série de exercícios, a preocupação maior é desenvolver, fortalecer e melhorar a elasticidade dos tendões do tronco e dos braços. Quando você move em espiral e torce os dedos, o punho e o cotovelo, os tendões se curvam ao redor dos ossos. Se você sustentar essa curvatura, mantendo uma série de forças contrárias ao mesmo tempo que tenta endireitar o braço, os tendões se alongam. O alongamento dos tendões dos braços dessa maneira estende a conexão dos braços com o pescoço, com a coluna, com a base das costas e ao longo de todo o caminho até as pernas. Além disso, também são apresentados exercícios de condicionamento para a coluna. Todos eles começam na posição sentado, com as pernas entrelaçadas sobre o tapete.

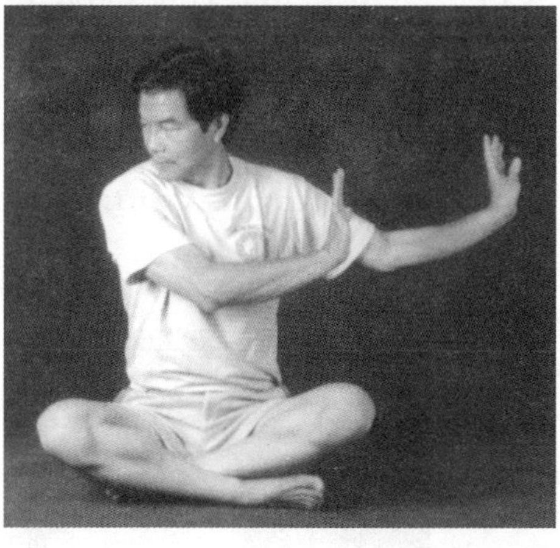

Fig. 10.2.4 O Dragão Estica a Cauda, as Garras para o Lado Esquerdo.

10.5 O DRAGÃO ESTICA A CAUDA, As Garras para a Frente
10.6 VERGUE O ARCO E ATIRE A FLECHA
10.7 BAMBU OSCILANDO AO VENTO
10.8 VIRE-SE E ABRA A PORTA DA VIDA
10.9 O BEIJA-FLOR
10.10 O URSO ESTICA AS COSTAS
10.11 A COBRA ENROLA-SE NA ÁRVORE
10.12 DRAGÃO NADANDO

10.1 O FAISÃO ABRE AS ASAS

A teoria principal dos exercícios das partes 10.1 a 10.6 pode ser resumida no ditado: "Na curva encontre a reta." Isso significa que quando você move em espiral e torce os dedos, punho e cotovelo, os tendões se curvam ao redor dos ossos e parecem ficar mais curtos (em comparação com a sua posição original distendida). Quando você sustenta essa curva ao manter uma série de forças contrárias enquanto tenta endireitar o braço, os tendões se alongam. O alongamento dos tendões dos braços dessa maneira estende a conexão dos braços com o pescoço, com a coluna, com a base das costas e ao longo de todo o caminho até as pernas. Os tendões de todas essas partes do corpo se alongam e efetuam uma conexão integrada quando você torce os braços de maneira correta. Durante o período de descanso, sorria para os tendões e sinta o chi e o sangue fluindo para eles. Sinta-os se desenvolver e se tornar mais fortes.

Exercícios de Preparação: Estimulando as Forças Contrárias Equilibradas nos Braços.
Estes exercícios vão ajudar você a sentir o alongamento dos tendões.

10.1.1 Torção de Força Contrária do Polegar

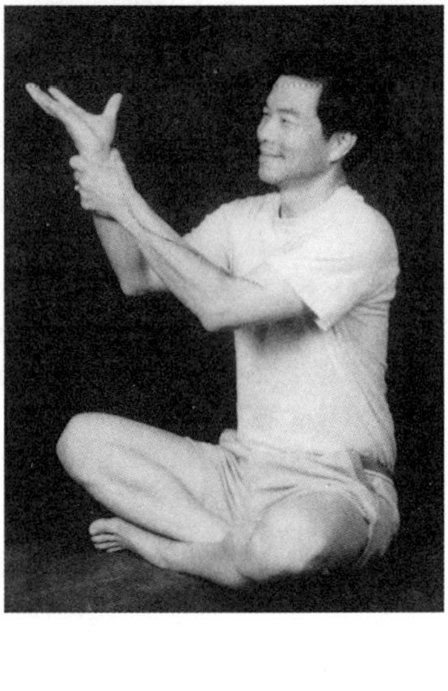

1. **Segure o Punho Direito com a Mão Esquerda com Firmeza Moderada.** Comece torcendo o polegar para a esquerda (no sentido horário) e deixe que os dedos e a palma tentem acompanhar o movimento. Mantenha o punho nessa

Fig. 10.1.1 Forças Contrárias do Punho e da Mão. Treine o polegar, a palma e os demais dedos a girar numa direção enquanto treina o punho para virar na direção contrária. Comece torcendo o polegar para a esquerda (sentido horário).

posição e sinta a força contrária quando treina o polegar, a palma e os dedos a virar em uma direção enquanto treina o punho a virar na direção oposta. Libere, depois prenda e torça de novo. Repita este exercício algumas vezes (de modo que o cérebro do Tan Tien e o cérebro límbico tomem plena consciência da estrutura interna das forças contrárias).

2. **Em seguida, sem prender, crie as forças de ação contrária** da mão oposta e do punho — com o punho direito não preso pela mão esquerda. Use o seu poder mental-visual-cardíaco (Yi) para torcer a mão e prender o punho numa oposição equilibrada.
3. **Forças Contrárias do Cotovelo: Puxe o cotovelo para dentro com a mão direita.** Mantenha as forças contrárias que você estabeleceu com a torção do polegar e do punho. Observe a tendência natural do cotovelo de mover-se para longe do corpo enquanto você vira a mão. Segure o cotovelo direito com a mão esquerda e puxe um pouco o cotovelo para dentro com a mão. Ao mesmo tempo, empurre um pouco o cotovelo direito para fora, criando um equilíbrio de forças contrárias. Continue essa torção de forças contrárias da mão, do punho e do cotovelo de modo a sentir os tendões se dobrando ao redor dos ossos. Ao mesmo tempo que continua a fazer a torção de forças contrárias, concentre o seu "Yi" de modo que ele se estenda do punho para o cotovelo e o ombro em todo o caminho até a escápula.
4. **Faça os mesmos exercícios com o braço esquerdo.** Comece torcendo o polegar para a direita (sentido anti-horário) e deixe os dedos e a palma tentarem acompanhar o movimento.

10.1.2 Torção de Força Contrária do Dedo Mínimo

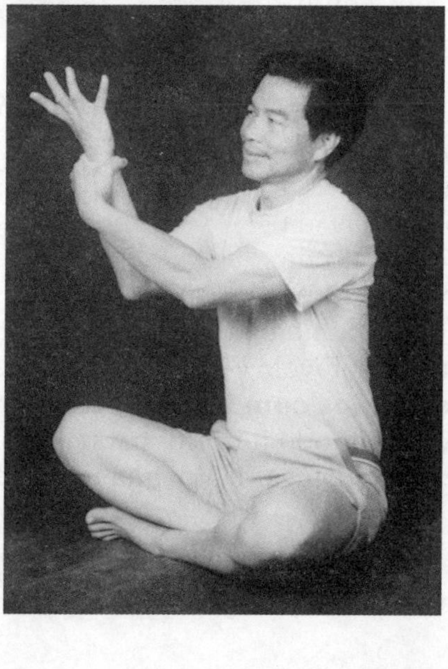

Fig. 10.1.2 A. Treine as Forças Contrárias Opostas do Dedo Mínimo. Torça o dedo mínimo no sentido anti-horário. Segure o punho direito com a mão esquerda num aperto contrário ao movimento.

1. **Segure o punho direito com a mão esquerda como antes.** Comece torcendo o dedo mínimo no sentido anti-horário, para a frente e ao redor para a esquerda com os dedos, o polegar e a palma tentando acompanhar o movimento. Segure o punho direito com a mão esquerda de modo que o aperto seja oposto ao movimento; sinta as forças contrárias enquanto a mão tenta virar-se com o dedo mínimo e o punho opondo-se ao movimento da mão. Faça esses movimentos algumas vezes — contraindo, sentindo as forças contrárias e soltando.
2. **Em seguida, experimente os mesmos movimentos de forças contrárias sem segurar o punho direito,** usando apenas as forças controladas pelo seu Yi.
3. **Forças Contrárias do Cotovelo: Empurre o Cotovelo para Fora com a Mão Direita.** Observe que o seu cotovelo tende a se mover para dentro, na direção do corpo, com o movimento da mão. Agora, segure o seu cotovelo direito por dentro com a mão esquerda. Deixe que a mão esquerda pressione um pouco o cotovelo para fora enquanto o cotovelo pressiona para dentro, criando um equilíbrio de forças contrárias. Faça esses movimentos várias vezes para registrar a sensação da estrutura interna das forças contrárias em equilíbrio. Afaste a mão esquerda do cotovelo e mantenha as forças contrárias que estabeleceu com a torção do dedo mínimo e a torção contrária do pulso. Continue essa torção de forças contrárias da mão, do punho e do cotovelo de modo a sentir os tendões se dobrando ao redor dos ossos. Sinta o equilíbrio das forças contrárias da mão para o punho, para o cotovelo e para o ombro e a escápula.

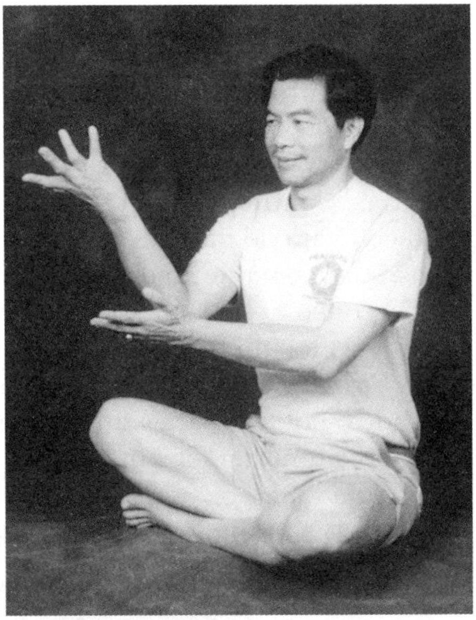

Fig. 10.1.2 B. Registre a Estrutura Interna das Forças Contrárias Equilibradas. A mão esquerda pressiona um pouco o cotovelo para fora enquanto o cotovelo pressiona para dentro.

4. **Faça os Mesmos Exercícios com o Braço Esquerdo.** Comece torcendo o dedo mínimo no sentido horário, para a frente e ao redor para a direita com os dedos, o polegar e a palma tentando acompanhar o movimento.

10.1.3 Exercício Principal: O Faisão Abre as Asas

MERIDIANOS ESTIMULADOS: A. YIN: BRAÇO – PULMÕES, PERICÁRDIO, CORAÇÃO; B. YANG: BRAÇO – INTESTINO GROSSO, TRIPLO AQUECEDOR, INTESTINO DELGADO

1. **Comece: Espiralize os Dedos para Dentro, na Direção do Peito.** Sente-se com as pernas entrelaçadas, a cabeça ereta e as costas confortavelmente retas. Estenda os braços para fora à sua frente na altura dos ombros, as palmas das mãos voltadas uma para a outra. Espiralize os dedos para cima e para dentro, começando com o dedo mínimo e com cada um dos dedos seguindo-se em sucessão, até que todos apontem para o seu peito. As palmas vão se virar para cima naturalmente e seguir o movimento com a torção e a curvatura do pulso. Mantenha um movimento contínuo ao trazer as mãos para o peito enquanto dobra os cotovelos para fora.

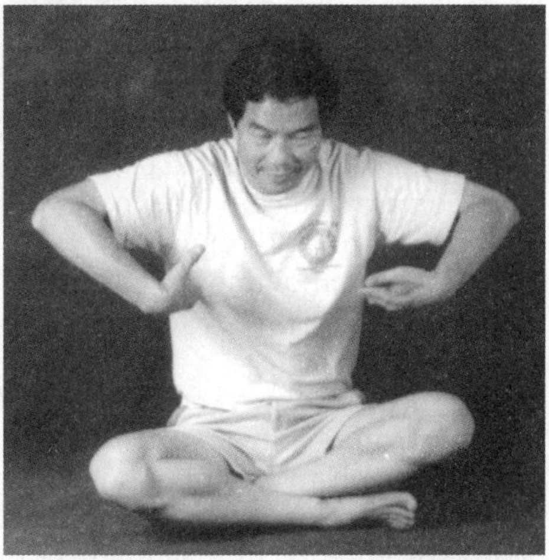

Fig. 10.1.3.1 Espiralize os dedos para dentro e mova-os para as axilas.

2. **Com os Cotovelos para Fora, as Mãos Passam por Baixo das Axilas.** Enquanto as mãos se aproximam do corpo e movem-se para os lados, com toda a extensão dos cotovelos para os lados, mantenha as palmas voltadas para cima e as mãos apontando para dentro, uma para a outra. As mãos movem-se para os lados do corpo e voltam para debaixo das axilas nessa posição horizontal. Mova as mãos para trás, o máximo que puder, passando pelas axilas nessa posição de palmas para cima, dedos apontando para a outra mão.

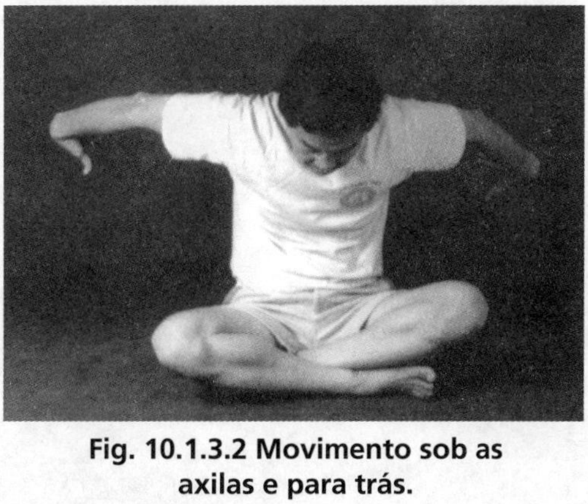

Fig. 10.1.3.2 Movimento sob as axilas e para trás.

3. **Braços para Trás, Dedos Mínimos e Punhos Torcidos num Arco de 90 Graus para Trás.** Mantendo as palmas voltadas para cima, arraste os antebraços para trás do corpo num ângulo de cerca de noventa graus de arco, de modo que os dedos apontem para trás. Comande o movimento através do arco exercendo uma força de torção para trás e para fora com o dedo mínimo e torcendo o punho. Isso conclui o movimento total para trás.

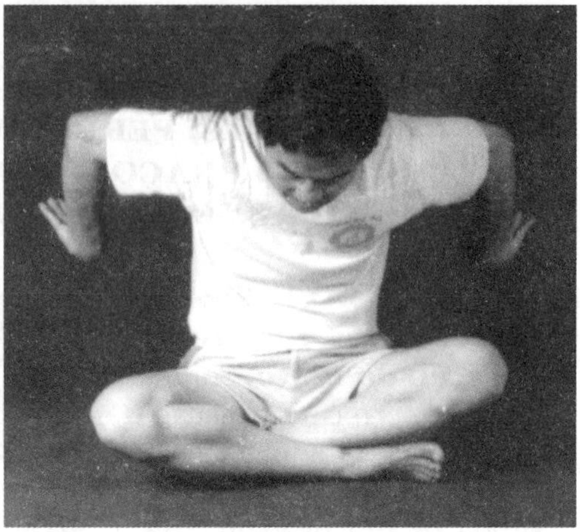

Fig. 10.1.3.3 Arraste os antebraços para trás.

4. **Mude para um Movimento Arredondado para a Frente, as Palmas Voltadas para Fora.** Da posição de recuo máximo para trás, mantenha um movimento suave e contínuo para os lados. Continue com os pulsos torcidos e comandando com os dedos mínimos, de modo que os antebraços e as mãos se movam num arco para as laterais e para cima até o nível dos ombros, chegando lá com os dedos mínimos na posição mais elevada possível e as palmas viradas para trás. Em razão da curvatura dos tendões, os braços estendidos devem estar um tanto dobrados nos cotovelos. Continue o movimento de arrasto para a frente desde as extremidades laterais, dobrando as mãos para a frente nos pulsos enquanto pressiona para fora com as palmas. Comece a curvar os braços num padrão circular em conjunto com o movimento para a frente.

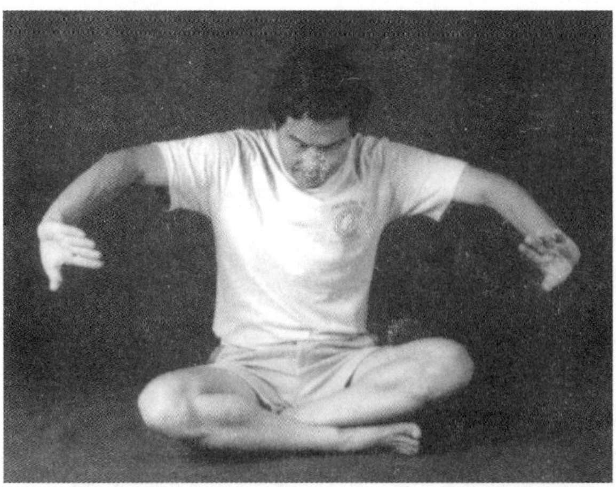

Fig. 10.1.3.4 Dedos mínimos e braços erguidos lateralmente, dedos mínimos torcidos e palmas para a frente.

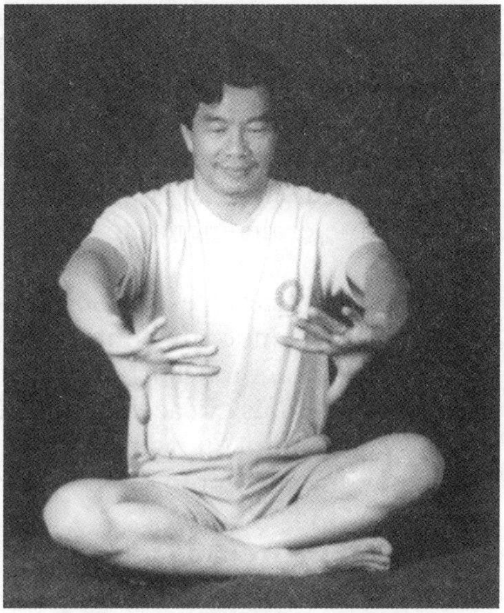

Fig. 10.1.3.5 Palmas giradas completamente para a frente, pulsos torcidos para baixo, polegares para a frente.

5. **Mãos Totalmente para a Frente, Dedos Estendidos, Palmas para Fora e Viradas para Baixo, Polegares Torcidos para Fora.** Sinta as conexões e o alongamento se estabelecendo através das escápulas, ombros, cotovelos, punhos e articulações dos dedos mínimos enquanto você mantém a curvatura dos tendões ao redor dos ossos no movimento para a frente dos braços. Ao atingir a posição dianteira, você ainda deve sentir a torção dos pulsos e dedos mínimos. As palmas devem estar pressionadas para a frente com as mãos separadas por uma distância de cerca de 15 centímetros entre as extremidades dos dedos, mas estendidas uma para a outra. Então, um último movimento de torção: torça os pulsos de modo que os dedos e as mãos girem para baixo e torça os polegares para a frente. Sinta todas as articulações dos dedos e todas as extremidades dos dedos esticadas e energizadas.
6. **Grande Final: Na Curva, Encontre a Reta.** Dentro da curvatura dos tendões estendidos nos braços dobrados, pressione os braços direto para a frente diante de você. Estenda as mãos para a frente, torcendo as mãos para baixo e girando os polegares para a frente. Ao mesmo tempo, pressione o queixo para trás, mergulhe o peito para dentro, arredonde a escápula, pressione as vértebras lombares para fora, para endireitar a base das costas, e incline ligeiramente o sacro para a frente. Sinta as conexões estendidas e energizadas desde as extremidades dos dedos através dos braços, pescoço e descendo pela coluna até o sacro. Quanto mais você tenta estender os braços, mais sente a pressão sobre a base das costas.

   No crescendo final do alongamento — a "reta na curva" — todos os componentes devem ser executados em harmonia sincronizada. Todos os movimentos desde a primeira torção em espiral dos dedos devem ser suaves e contínuos.
7. **Repita. Volte com as mãos para a posição inicial, as palmas voltadas uma para a outra e repita 3, 6 ou 9 vezes.** Descanse um pouco, sorria para os tendões e sinta o chi e o sangue fluírem para eles. Sinta-os se desenvolver e tornar-se mais fortes.

Como de costume, permaneça na sua zona de conforto. Não force o alongamento; desenvolva o alongamento e a elasticidade dos seus tendões etapa por etapa. Primeiro, "sinta" como "estabelecer a curva" (dobrar os tendões ao redor do osso) e "encontre a reta" (estendê-los mais) com movimentos lentos e ritmados. Depois, você deve coordenar a sua respiração com os movimentos: inale enquanto "estabelece a curva" e exale enquanto "encontra a reta".

NOTA: Ao praticar os exercícios até este ponto neste capítulo, você deve estar desenvolvendo um sentido de como sentir o alongamento dos tendões nos movimentos. Portanto, vamos simplificar as instruções a seguir para torná-las mais eficazes — supondo que o leitor vai executar os movimentos de maneira que vá "curvar" e alongar os tendões. De outra maneira, os movimentos serão de menor valia.

8. **Inverta a Direção.** Estenda os braços para a frente como antes. Comece com as palmas voltadas para os lados; isto é, os dorsos das mãos juntos. Na direção inversa do exercício anterior (como se refizesse os passos ao contrário), mova os braços para os lados e para trás do corpo.

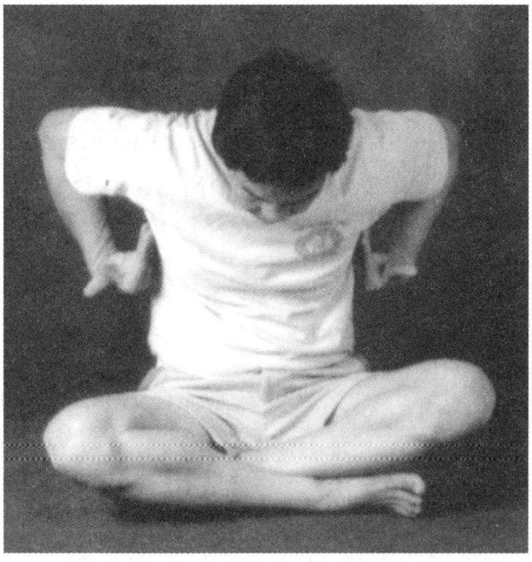

Fig. 10.1.3.6 Da Posição Traseira, Vá para Diante por Baixo das Axilas. Torça as mãos na direção do corpo, depois curve-as embaixo das axilas.

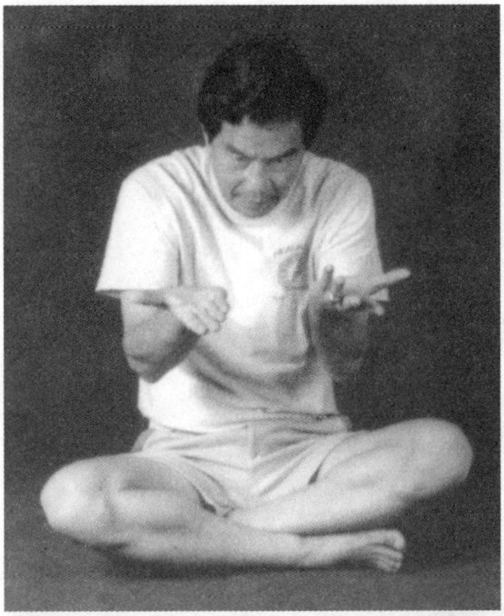

Fig. 10.1.3.7 Estenda os Braços para a Frente a Partir das Escápulas. Produza torções para fora nas mãos (os polegares giram para fora e para baixo) e forças contrárias nos pulsos e cotovelos. Tente "encontrar a reta na curva" enquanto pressiona os braços para a frente.

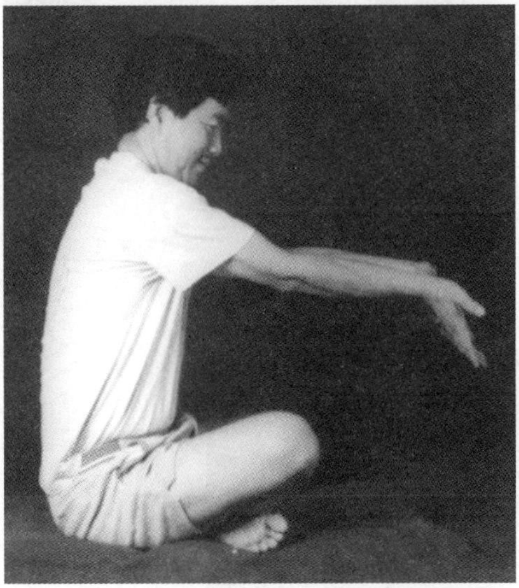

Fig. 10.1.3.8 Termine a Pressão para a Frente num Crescendo. Sincronize os movimentos: contraia o queixo, endireite as vértebras lombares e o sacro, e depois — no fim do movimento em que os braços fazem pressão para a frente para "encontrar a reta" enquanto as mãos e os polegares giram — dobre as palmas para baixo e faça uma pressão adicional com as palmas e os dedos estendidos.

Sinta a pressão dos tendões por todo o caminho através dos braços, pescoço e costas. Repita 3, 6 ou 9 vezes. Descanse um pouco e observe os efeitos.

Variações: Versões Condensadas do Faisão Abre as Asas

Parte I: Braços à Frente. Os movimentos condensados a seguir são realizados na frente do corpo e embaixo das axilas, mas não se estendendo para trás por baixo das laterais do corpo, como na parte anterior. Estes movimentos serão traduzidos numa direção para os lados e para baixo nas laterais do corpo na Parte II.

1. **Siga as instruções das legendas,** acompanhando as próximas quatro ilustrações fotográficas.

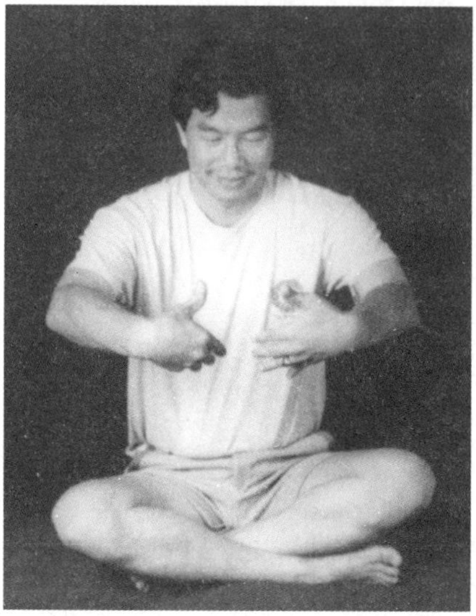

Fig. 10.1.3.9 Da Posição para a Frente, Espiralize os Dedos para Dentro, na Direção do Peito. Comece o movimento, como antes, com as palmas voltadas uma para a outra; então espiralize os dedos para cima e para dentro na direção do peito.

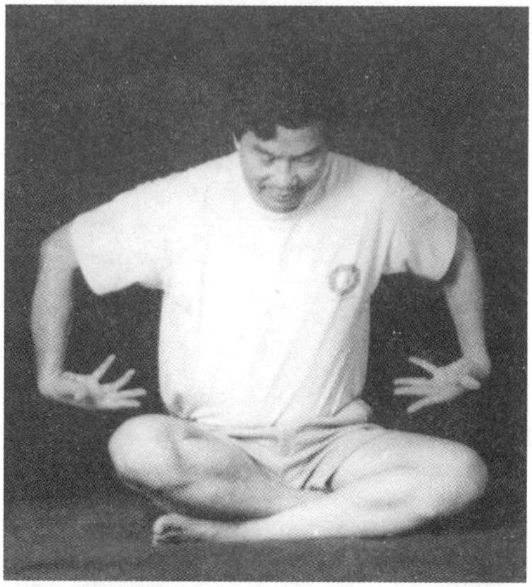

Fig. 10.1.3.10 Recue para Baixo das Axilas. Recue os dedos voltados para cima para debaixo das axilas.

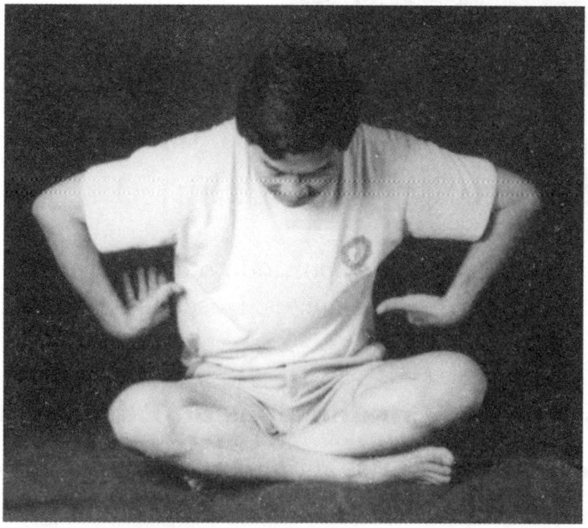

Fig. 10.1.3.11 Gire os Dedos 180° para Fora. Dessa vez, não estenda os braços para as costas. Em vez disso, gire os dedos voltados para cima ao redor das laterais do corpo, embaixo das axilas.

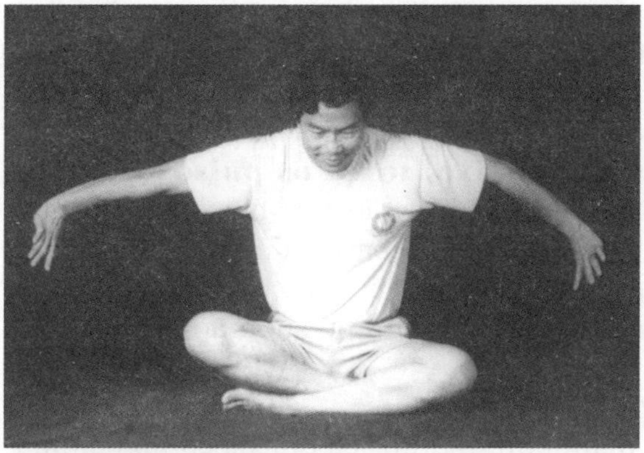

Fig. 10.1.3.12 Curve as Costas para a Frente. Arraste os antebraços para fora e vire as palmas para baixo, para pressioná-las para a frente de novo.

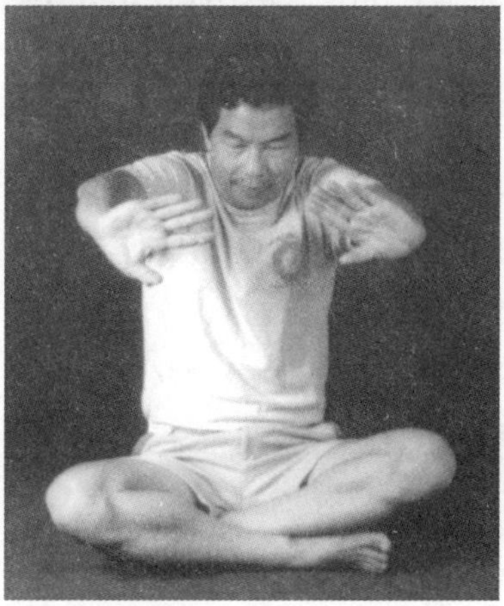

Fig. 10.1.3.13 As Palmas Giram Totalmente para a Frente, os Pulsos Torcidos para Baixo, os Polegares para a Frente.

Finalmente, estenda os braços retos (na curva), com as palmas das mãos voltadas para baixo. Agora alongue, mantendo os braços estendidos e os dedos abertos, e espiralize as mãos, levantando os dedos mínimos e abaixando os polegares.

2. **Direção Contrária:** Começando com os braços para a frente e os dorsos das mãos voltados um para o outro, arraste as palmas para os lados e "estabeleça a curva" como na parte anterior (Exercício Principal) — exceto por não estendê-las para trás e passando pelas laterais do corpo. Curve os pulsos e as mãos embaixo das axilas e termine movendo-os para a frente como no Exercício Principal.

Parte II: Braços para os Lados e Apontados para Baixo. Assim como na posição inicial de "braços para a frente", use esse movimento em espiral das mãos numa posição diferente. Mantenha as mãos e os braços nas laterais do corpo, as mãos próximas do tapete, as palmas viradas para a frente, os polegares apontando para cima.

1. **Espiralize os Dedos para Cima sob as Axilas,** e depois estenda-os para baixo na direção do chão, virando os polegares para apontar para trás do corpo. Sinta a tensão nos polegares e subindo por dentro dos braços. Repita o mesmo movimento por 3, 6 ou 9 vezes.

2. **Inverta a direção,** começando com os dorsos das mãos virados para a frente, os polegares apontando para baixo. Espiralize os dedos embaixo dos braços e estenda os braços para baixo com as palmas viradas para a frente.
3. **No fim do alongamento para baixo, torça os pulsos e flexione os dedos para trás.** Nesta última pressão para baixo, torção e flexão da mão — sinta o alongamento desde a base da mão até a extremidade dos dedos. As palmas voltam-se para baixo e os dedos apontam para trás. Sinta a tensão no seu dedo mínimo e subindo por fora dos braços. Repita 3, 6 ou 9 vezes.

Comentário. Não há como realmente manter os braços completamente retos ao fazer este exercício. Se os seus braços e pulsos estiverem retos, você não girou os tendões de maneira adequada. Ocorre um alongamento no ombro, cotovelo e pulso, quando ele é feito corretamente. Você será capaz de sentir o alongamento dos tendões por toda a extensão desde a base das costas até a extremidade dos dedos. Estes exercícios são ótimos para aliviar os tendões.

10.2 O DRAGÃO ESTICA A CAUDA, AS GARRAS PARA O LADO

Este dragão é uma criatura orgulhosa que descansa numa encosta de montanha apreciando as suas garras. Seus movimentos são fluidos e determinados. O dragão se regozija com a forma e a graça de movimentos na torcedura das suas garras, assim como nos efeitos fortalecedores do alongamento produzido pelas torções. Ele treme extasiado das extremidades das suas garras até a ponta da cauda, passando por toda a coluna vertebral. Seja o dragão sorridente celebrando a sua beleza selvagem e sua força bruta.

Este é o primeiro exercício dos quatro que compõem a série do *Dragão Estica a Cauda.* Cada um deles é identificado por sua particular orientação das "garras". Essas diferentes posições alongam diferentes séries de tendões. Assim como na série do "Faisão", coordene a respiração: inale enquanto "estabelece a curva" e exale quando "encontra a reta".

MERIDIANOS ESTIMULADOS: YANG: MERIDIANOS DO BRAÇO – PULMÕES, PERICÁRDIO, CORAÇÃO

1. **Sente-se com as pernas entrelaçadas. Dobre os cotovelos e levante as mãos na frente do peito com as palmas voltadas para você.** Abaixe o olhar para as suas mãos. Comece como se fosse um dragão admirando as suas maravilhosas garras parecidas com as de um

leão. Imagine o ímpeto de energia serena que irá irromper para as suas extremidades depois que você as tiver alongado para o lado esquerdo do seu corpo. Visualize a conexão com as asas às suas costas depois que tiver alongado o seu pescoço para o lado contrário e tiver encontrado a "reta na curva". Prepare-se para o crescendo final da harmonia sinfônica que você vai sentir no seu alongamento depois que conectar o alongamento das extremidades das garras através da "reta" para a extremidade da sua cauda serpeante.

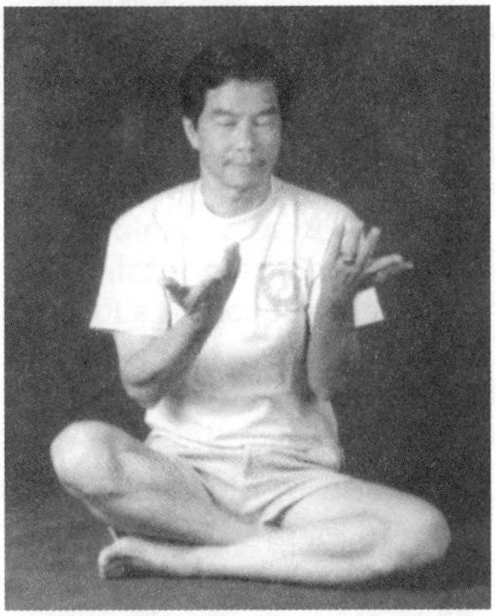

Fig. 10.2.1 O Dragão Contempla as Próprias Garras.

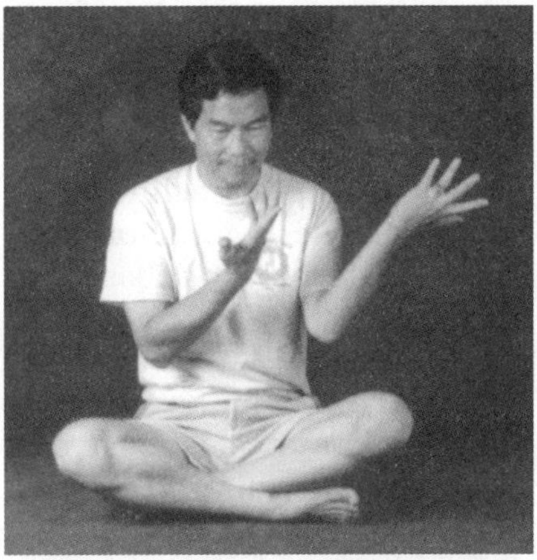

Fig. 10.2.2 Os Braços Voltam-se para a Esquerda, os Olhos Acompanham as Mãos no Início.

2. **Comece devagar a voltear os antebraços para o lado esquerdo do corpo.** Mantenha as mãos erguidas verticalmente à altura inicial. Siga as mãos com o olhar por algum tempo sem mover a cabeça.
3. **Enquanto as mãos vão para o lado esquerdo do corpo, vire as palmas para o lado esquerdo do corpo.** Continuando a mover as mãos e os braços para a esquerda, comece a virar a cabeça na direção oposta, para a direita.

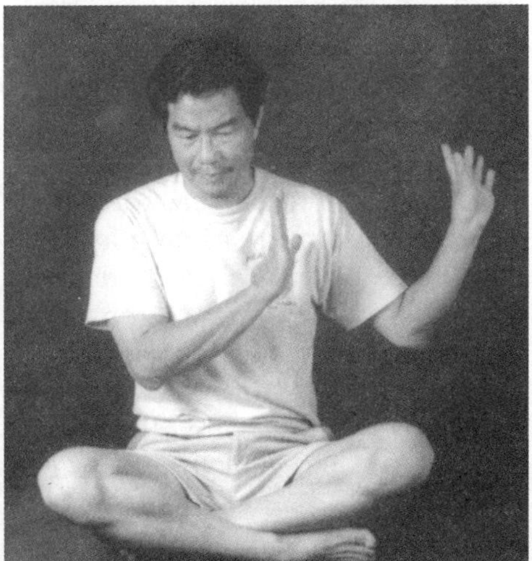

Fig. 10.2.3 Mova os Braços e Gire as Palmas para o Lado Esquerdo; a Cabeça para a Direita.

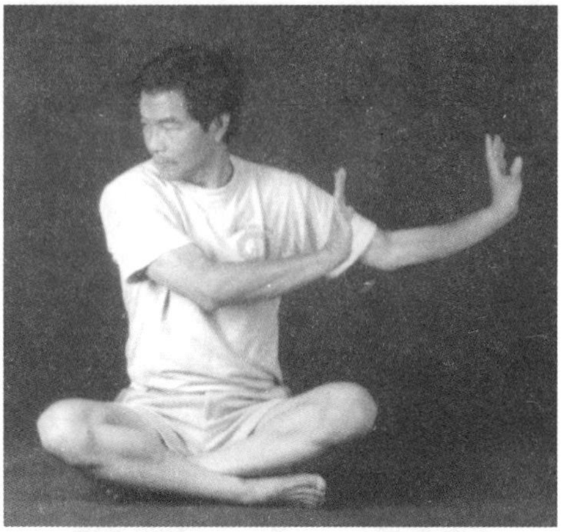

Fig. 10.2.4 Braços Totalmente à Esquerda, Cabeça Totalmente à Direita: Encontre a Reta.

4. **Vire a cabeça para a direita,** de modo que ela complete a torção total para a direita ao mesmo tempo que os braços e as mãos completam o arco da sua varredura para o lado esquerdo. Mantendo um movimento suave e contínuo, exale ao mesmo tempo que orquestra a "reta na curva":
   1) Contraia um pouco o queixo, afunde o peito e arredonde as escápulas.
   2) Balance a pelve (incline o sacro) e flexione as vértebras lombares para alongar a base das costas.
   3) Aproxime os cotovelos um do outro e mantenha o cotovelo direito próximo ao corpo. Empurre as palmas para a esquerda e flexione os dedos de volta para você. Gire as mãos nos punhos de modo que girem para dentro, uma na direção da outra (isto é, a mão esquerda no sentido anti-horário, a direita no sentido horário). Enquanto torce as mãos, estabeleça as forças contrárias nos pulsos, cotovelos e ombros, para impedir que os cotovelos se abram para fora e para cima. Sinta os tendões se alongarem a partir das pontas dos dedos até a base das costas.
5. **Inale enquanto relaxa o corpo e retorna ao centro na posição de descanso.** Leve os braços, as mãos e a cabeça de volta para a posição inicial no centro. Descanse um pouco.
6. **Repita o mesmo procedimento do lado direito.** Inverta as direções e estenda os braços para a direita, virando a cabeça do centro para a esquerda. Novamente, enquanto vira a cabeça, torça os braços e empurre as palmas das mãos enquanto atrai os dedos para si, torça a mão direita no sentido horário e a esquerda no sentido anti-horário. Lembre-se de manter os cotovelos para dentro e a região lombar movendo-se com a sua pelve. Exale enquanto estende e "encontra a reta"; inale enquanto retorna ao centro. Faça 3, 6 ou 9 rodadas.

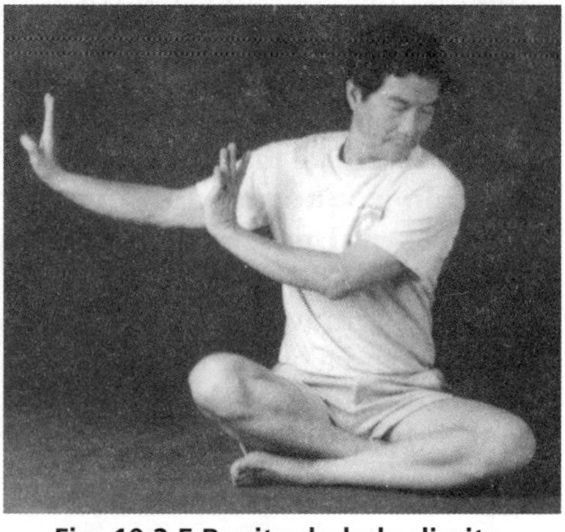

Fig. 10.2.5 Repita do lado direito.

10.3 O DRAGÃO ESTICA A CAUDA, AS GARRAS PARA CIMA

MERIDIANOS ESTIMULADOS: YIN: CORAÇÃO, CONSTRITOR DO CORAÇÃO

Aplique um padrão de movimentos semelhante ao do exercício com as "Garras para o Lado" — com exceção de erguer os braços acima da cabeça.

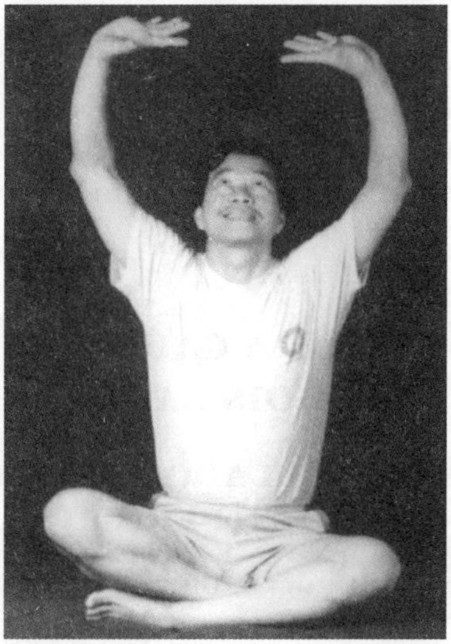

Fig. 10.3.1 Erga os Braços e as Mãos Acima da Cabeça, as Palmas para o Alto.

1. **Comece na mesma posição inicial,** olhando para as suas mãos (Fig. 10.2.1). Erga os braços acima da cabeça e vire as palmas para o alto, com os dedos apontando uns para os outros. Dobre os cotovelos para os lados acima dos ombros, de modo que os dorsos das mãos estejam a cerca de 15 centímetros acima da cabeça e os dedos separados por mais ou menos essa mesma medida.
2. Depois que os braços e as mãos alcançaram a posição acima da cabeça, encontre a reta na curva:
   1) Abaixe a cabeça para o centro e encolha ligeiramente o queixo. Role os olhos para cima, de modo a olhar diretamente através da coroa.
   2) Balance a pelve para a frente (incline o sacro) e flexione as vértebras lombares para alongar a base das costas.
   3) Pressione os cotovelos para trás e torça os polegares para cima e os dedos mínimos para baixo, criando uma tensão ao pressionar as palmas para cima. Enquanto torce as mãos, estabeleça as forças contrárias nos pulsos, cotovelos e ombros. Sinta os tendões se alongarem das extremidades dos dedos até a base das costas.

3. Quando torce os braços e os pressiona para cima, você alonga os músculos do pescoço e das regiões lombar e torácica, produzindo um ligeiro movimento de balanço a partir da pelve. Os tendões são interligados de modo que você pode pressionar as costas para cima empurrando as palmas para o teto, ao mesmo tempo que mantém os cotovelos para trás.
4. Repita 3, 6 ou 9 vezes. Descanse.

Comentário: Você tenta endireitar os braços, mas os pulsos torcidos e os cotovelos puxados para trás não deixam que os braços se endireitem. O alongamento dos tendões deve seguir pelo interior dos seus braços, por dentro dos ombros e continuando por todo o percurso abaixo das costas. Exale enquanto faz pressão para cima e inale quando dobrar os braços e liberar o alongamento. Sempre mantenha as palmas das mãos voltadas para o teto e os dedos mínimos apontando um para o outro, os punhos flexionados e esticados.

10.4 O DRAGÃO ESTICA A CAUDA, AS GARRAS PARA OS DOIS LADOS

MERIDIANOS ESTIMULADOS: YIN: MERIDIANOS DO BRAÇO – PULMÕES, PERICÁRDIO, CORAÇÃO

1. Assuma a mesma posição inicial, olhando para as mãos (Fig. 10.2.1). Mova os braços para os lados como se fossem asas, as palmas voltadas para cima e os cotovelos ligeiramente dobrados. Estique os braços de volta um pouco de modo que a caixa torácica se abra.

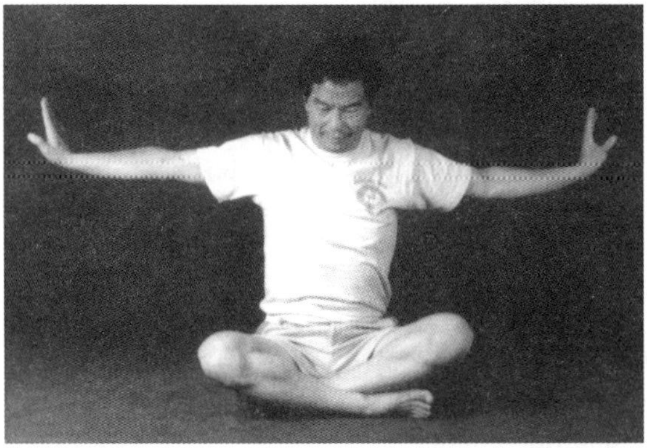

Fig. 10.4.1 Estabeleça a Curva: Gire as Palmas para Fora e para Cima.

2. Estabeleça a "curva" torcendo os polegares para cima e para longe do corpo com os demais dedos e as palmas acompanhando o movimento de modo que as palmas estendidas fiquem voltadas para os lados em posição vertical com os dedos apontando para cima. Sinta a torção das mãos passando para os pulsos, os cotovelos e chegando até os ombros.

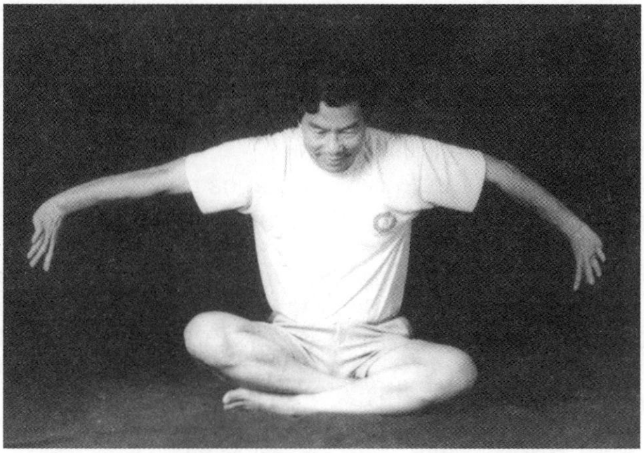

Fig. 10.4.2 Encontre a Reta.

3. Para encontrar a reta:
   1) Encolha um pouco o queixo.
   2) Balance a pelve para a frente (incline o sacro) e flexione as vértebras lombares para alongar a base das costas.
   3) Estique vagarosamente os braços para longe do corpo, conduzindo o movimento a partir da base das mãos com os dedos flexionados para trás. Exale enquanto faz pressão e continue a girar as palmas; torça os polegares para baixo e para trás de modo que os dedos finalmente apontem para baixo (a mão esquerda no sentido anti-horário, a direita no sentido horário). Sinta o seu peito se esticar e abrir mais. Mantenha as forças contrárias nas articulações para mantê-las abertas. Sinta os tendões alongados a partir das extremidades dos dedos até a base das costas.
4. Libere todas as tensões e inale a luz energizante dourada para dentro das articulações, tendões e músculos enquanto retorna os braços à posição inicial com as palmas de novo voltadas para cima. Faça uma pausa e relaxe. Depois repita. Faça 3, 6 ou 9 vezes.

10.5 O DRAGÃO ESTICA A CAUDA, AS GARRAS PARA A FRENTE

MERIDIANOS ESTIMULADOS: YIN: MERIDIANOS DO BRAÇO – PULMÕES, PERICÁRDIO, CORAÇÃO

1. A partir da posição inicial de "O Dragão Estica a Cauda" (Fig. 10.2.1), afaste os braços do corpo à altura dos ombros como se estivesse segurando uma grande bola de praia. Os seus cotovelos devem estar dobrados de modo que os seus braços se tornem arredondados para formar

um círculo, mas a bola é grande demais para que os seus dedos se toquem — os dedos ficam separados por uma distância de aproximadamente 15 centímetros. As suas palmas devem quase estar voltadas para o seu peito, mas ligeiramente para fora. As extremidades dos seus dedos apontam umas para as outras.

2. Estabeleça a curva nos tendões torcendo os polegares para dentro e para baixo até que as suas palmas estejam voltadas para a frente.

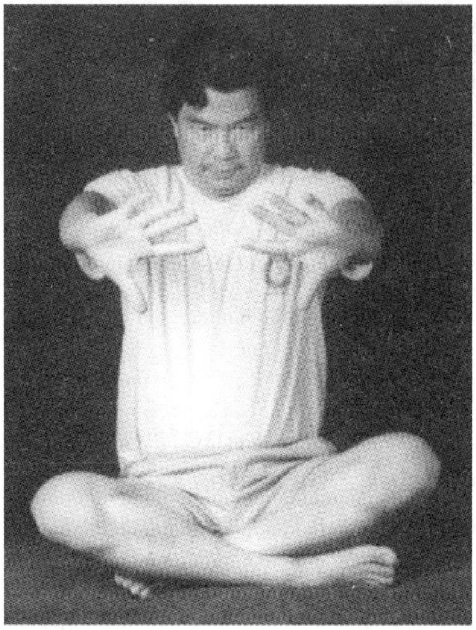

Fig. 10.5.1 Arredonde os Braços à Frente, Gire as Palmas para Fora, Empurre para Encontrar a Reta.

3. Encontre a reta na curva com o movimento conhecido:
   1) Encolha um pouco o queixo para endireitar a parte de trás do pescoço, afunde o peito e arredonde as escápulas.
   2) Balance a pelve para a frente (incline o sacro) e flexione as vértebras lombares para alongar a base das costas.
   3) Exale e estenda os braços. Empurre delicadamente as palmas para a frente, abrindo os dedos esticados. Simultaneamente, torça os polegares para baixo e os dedos mínimos para cima com as forças contrárias nos pulsos c cotovclos. Empurrc por todo o caminho desde as escápulas. Ao mesmo tempo, os polegares fazem pressão para a frente um pouco mais. Enquanto torce as mãos, estabeleça as forças contrárias nos pulsos, cotovelos e ombros. Sinta os tendões se alongarem desde a extremidade dos dedos até a base das costas.
4. Inale, relaxe, vire as palmas de novo para você, a cabeça pendendo ligeiramente para trás, e volte para a posição de segurar a bola. Faça 3, 6 ou 9 vezes.
5. Descanse e observe as sensações no seu corpo.

NOTA: Este é um movimento fácil e sutil que você pode fazer todos os dias e que irá alongar e desenvolver os seus tendões. Apenas exale e faça pressão para fora, inale e relaxe de volta num movimento de ligeiro balanço.

10.6 VERGUE O ARCO E ATIRE A FLECHA

Descrição: Faça *Vergue o Arco e Atire a Flecha* como se você fosse um caçador furtivo — com todos os sentidos à flor da pele. Os seus movimentos cuidadosos servem para aproximá-lo da realização do seu objetivo. Você está posicionado com o arco e a flecha nas mãos. Com o canto dos olhos, você observa um movimento indistinto; ouve um ruído esvoaçante. Se mover a cabeça primeiro, você perderá a oportunidade de disparar a flecha. Com um controle disciplinado, você começa o movimento vagaroso, furtivamente impetuoso que ensaiou. A sua profunda percepção de arqueiro está dirigida para o alvo. Cada tendão está retesado no ponto certo. No momento exato, você deixa a flecha sair voando. Você relaxa o corpo e solta a tensão junto com a respiração. A caçada terminou.

Este exercício ajuda a abrir o peito, os ombros e as escápulas, e ajuda a desenvolver os seus tendões.

1. **Primeiro, faça o exercício do *Dragão Estica a Cauda, as Garras para Cima* e sinta o alongamento. Mantenha o alongamento e as forças contrárias, então abaixe os braços.** Sinta a ligação dos dedos com as escápulas e vire devagar as palmas das mãos para dentro enquanto abaixa os braços. Abaixe os braços e as mãos na posição inicial do "Dragão" (ainda que no modo alongado) e retenha a curva nos tendões sustentando as forças contrárias.

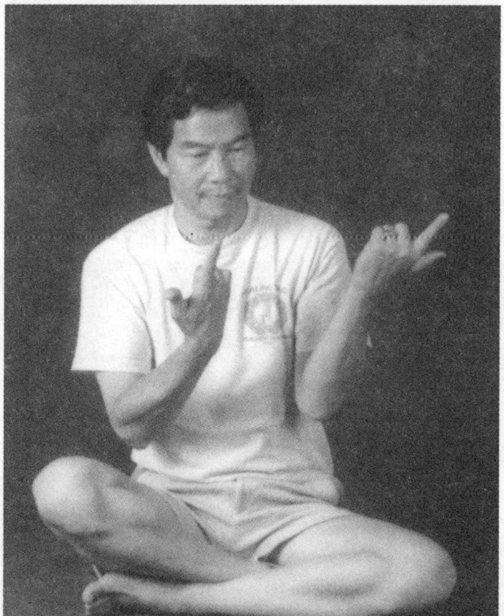

Fig. 10.6.1 Prepare-se para Segurar o Arco para Disparar à Esquerda.
Dobre os dedos mínimo, anular e médio. Vire a mão direita na frente do osso esterno: o polegar vira para fora e o dedo indicador aponta para a esquerda.

2. **Quando as suas mãos retornarem à posição inicial do "Dragão", dobre os dedos mínimo, anular e médio de ambas as mãos para dentro no segundo nó de articulação.** Posicione a mão direita a alguns centímetros do peito, à frente do osso esterno. Arredonde um pouco os ombros e gire a mão direita de modo que o polegar vire para fora e o dedo indicador aponte para a esquerda.

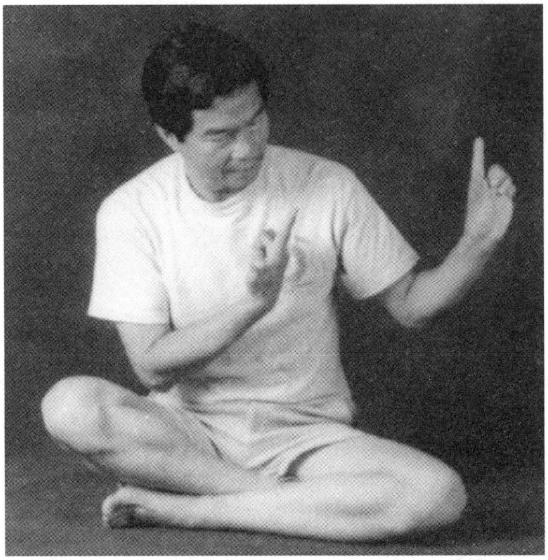

Fig. 10.6.2 Mova o Braço Esquerdo para a Esquerda. Gire a Palma para a Esquerda.

3. **Mantenha o braço esquerdo à esquerda, o cotovelo dobrado e virado para fora.** Aponte o dedo indicador para cima, estenda o polegar para trás com a palma voltada para fora, à esquerda.

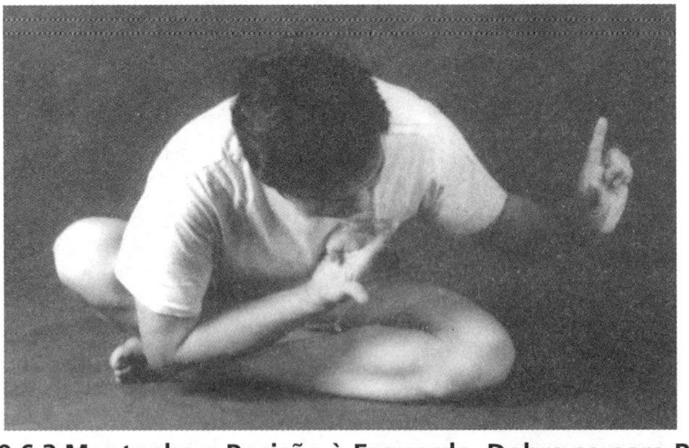

Fig. 10.6.3 Mantenha a Posição à Esquerda, Dobre-se para Baixo, Gire para a Esquerda a Partir da Base da Região Lombar.

4. **Sustentando essa posição para manter o alongamento, olhe para a frente, dobre-se para a frente a partir das vértebras lombares inferiores.** Vagarosamente, comece a virar para a esquerda a partir da base da região lombar, vértebra por vértebra.

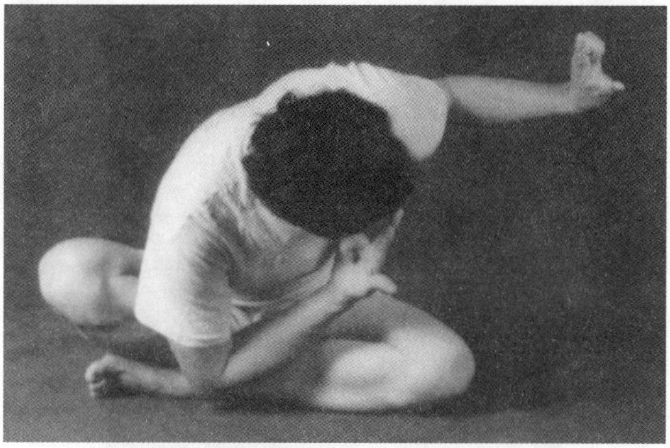

Fig. 10.6.4 Continue Girando para Cima.

5. **Continue a torcer vértebra por vértebra até as vértebras torácicas superiores.**

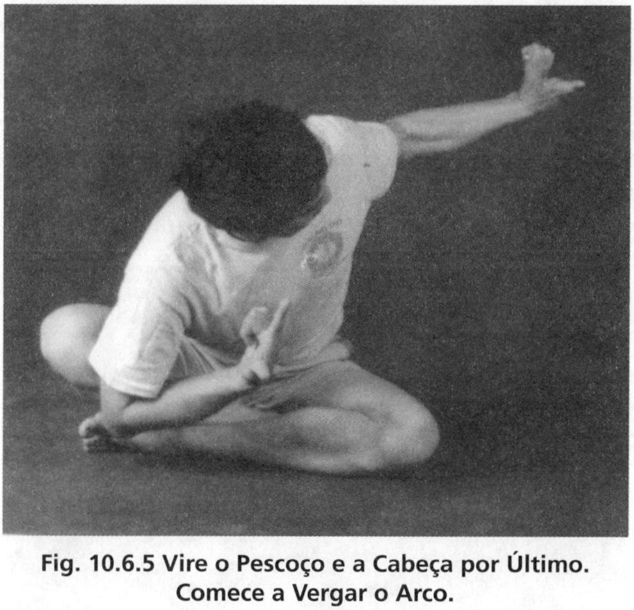

Fig. 10.6.5 Vire o Pescoço e a Cabeça por Último.
Comece a Vergar o Arco.

6. **Finalmente, você vira o pescoço e a cabeça de modo a poder ver com o canto do olho.** Empurre o ombro direito ligeiramente para a frente e o ombro esquerdo ligeiramente para trás. Inalando, estique o braço esquerdo para trás e empurre a palma um pouco para fora de modo a sentir a torção do braço. Ao mesmo tempo, traga a mão direita para trás como se estivesse puxando a corda do arco.

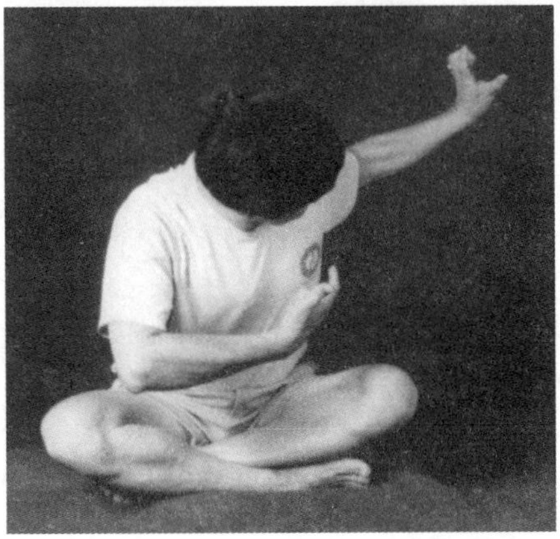

Fig. 10.6.6 Posição Final de Torção da Coluna para Cima. Faça a Tração Final a Partir das Escápulas.

7. **Produza força abrindo o peito. Em seguida, abra bem os ombros para em seguida vergar o arco. A força de tração final se origina das escápulas, ao puxá-las para trás e aproximá-las de cada lado da coluna,** enquanto mantém os braços fixos e tensos. Basicamente são o seu peito, os ombros e as escápulas que se movem; o movimento do braço é quase imperceptível. No entanto, os seus cotovelos devem estar recuados atrás das axilas na posição final.

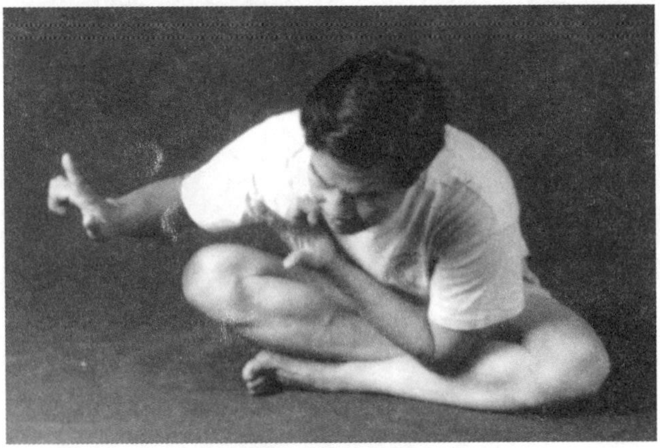

Fig. 10.6.7 Lado Direito.

8. **Solte a flecha e exale.** Solte a tração das escápulas e toda a tensão. Relaxe e retorne à posição central de descanso.
9. **Repita o exercício do lado direito.** Faça 3, 6 ou 9 vezes.
10. **Descanse e observe o chi fluir para os tendões.**

10.7 BAMBU OSCILANDO AO VENTO

Descrição: *Bambu Oscilando ao Vento* é ainda outro bom exemplo de como a observação atenta da natureza pode ser transposta em uma atividade humana para o tratamento pessoal da saúde. Neste exercício, a parte superior do seu corpo se transforma num talo/tronco de bambu e a sua respiração representa o vento. A parte superior do corpo desce com a exalação do vento para um lado como uma peça reta e inclina-se para o outro lado com o vento soprado num plano quase horizontal. Então como numa corrente de ar ascendente, o vento inalado levanta — embora girando — o forte e flexível bambu. Mantenha a posição ereta por pouco tempo, há uma pausa antes que o bambu e o vento continuem a sua dança. Descubra a graça da madeira e do vento em movimento, unidas ao movimento da respiração e do corpo.

MERIDIANO ESTIMULADO: YANG: VESÍCULA BILIAR

1. **Dobre a perna esquerda à sua frente** de modo que a sola do seu pé descanse contra a sua coxa direita e dobre a perna direita para o lado e atrás de você de modo que o seu joelho direito fique próximo às suas nádegas. Segure o tornozelo direito com a mão direita e o seu tor-

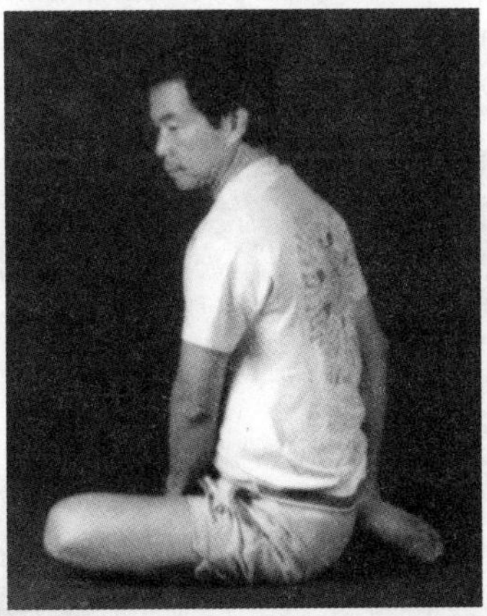

Fig. 10.7.1 Posição Inicial. Dobre a perna esquerda na frente do corpo, a perna direita dobrada para o lado direito com o tornozelo próximo à nádega. Segure os tornozelos, encolha o queixo e torça as vértebras lombares inferiores enquanto olha para a frente da coxa esquerda.

nozelo esquerdo com a mão esquerda. Gire as vértebras lombares de modo que toda a parte superior do corpo esteja voltada para diante da sua perna esquerda. Não torça a parte superior do corpo toda, apenas gire o corpo à altura das vértebras lombares. Contraia o queixo ligeiramente de modo que a cabeça não possa conduzir o movimento.

NOTA: As Figuras 10.7.2 e 3 mostram o movimento começando com a perna direita para a frente. A posição relativa do corpo é a mesma com a perna esquerda na frente.

2. **Enquanto começa a exalar, abaixe a parte superior do corpo sobre a perna da frente** mantendo a coluna reta, até que o estômago praticamente toque a sua coxa.

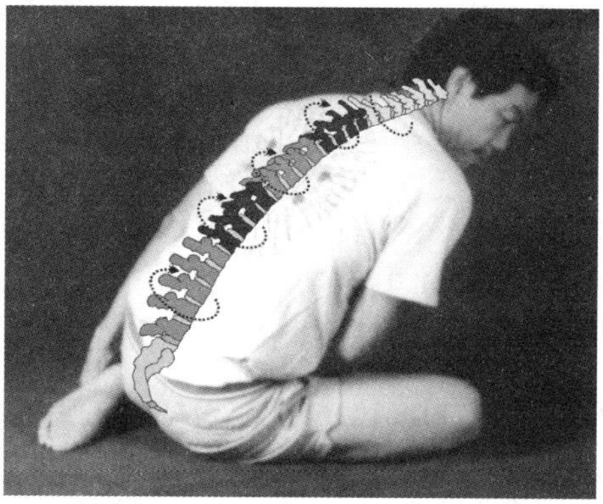

Fig. 10.7.2 Incline-se sobre a perna da frente, mantendo a coluna praticamente reta.

3. **Continue exalando e mova lentamente a parte superior do corpo reta a partir das vértebras lombares para a perna de fora** o máximo que conseguir. As duas mãos sobre os tornozelos sustentam o movimento com puxões e empurrões coordenados.

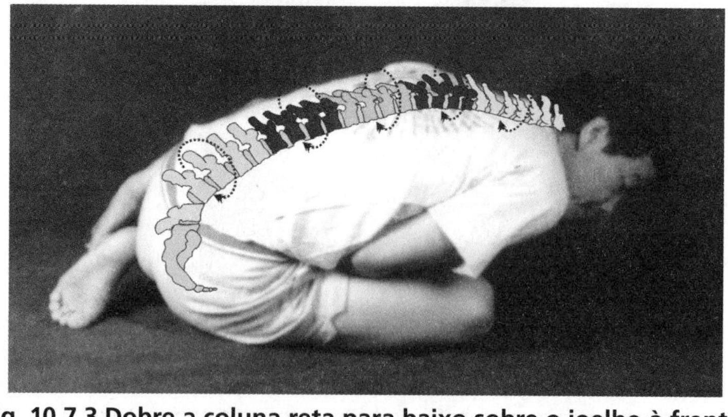

Fig. 10.7.3 Dobre a coluna reta para baixo sobre o joelho à frente, depois mova-se horizontalmente na direção da perna de fora.

4. **Respire normalmente. Comece a girar o corpo para a direita e para cima a partir das vértebras lombares,** seguidas das vértebras torácicas e cervicais de modo que a cabeça se mova por último. De novo, use as mãos para apoiar o movimento. Na torção máxima, mantenha a posição por um instante e observe a torção da coluna de dentro para fora.
5. **Volta para a posição central** movendo-se a partir do Tan Tien (vértebras lombares) como no Pavão. Repita e descanse. Sorria para as vértebras lombares.
6. **Troque as pernas** e repita do outro lado.
7. **Balance a coluna um pouco,** observando como o seu corpo está se sentindo. Tente observar como esse movimento produziu a desobstrução da coluna.

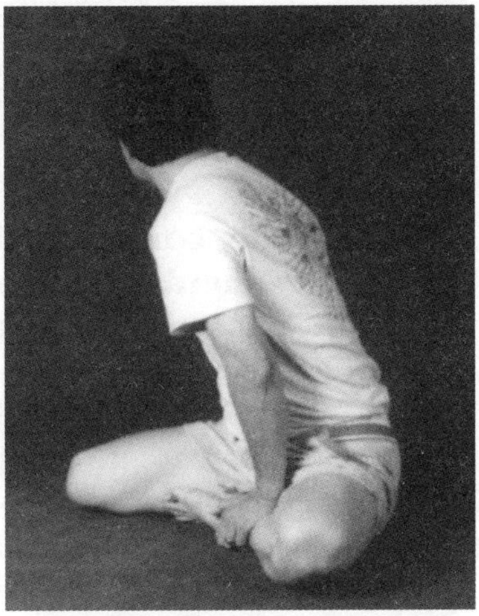

Fig. 10.7.4 Levantamento do Corpo e Torção. Depois do movimento horizontal para o lado direito, gire o corpo a partir das vértebras lombares para cima e para a direita.

10.8 VIRE-SE E ABRA A PORTA DA VIDA

Descrição: *Vire-se e Abra a Porta da Vida* pode lhe dar um sentido preciso da flexibilidade e força da sua base das costas, a região lombar. Colocando as pontas dos dedos da mão nas costas nos espaços entre as vértebras lombares 1 e 2, 2 e 3, 3 e 4, e 4 e 5, ao mesmo tempo que dobra o corpo e vira para o lado, você sente esses espaços se abrindo e as vértebras se torcendo. Abra a Porta da Vida devagar, com firmeza e com uma consciência bem-humorada. Este exercício estimula a energia dos rins.

1. **Sente-se com as pernas entrelaçadas e coloque a mão direita sobre o joelho esquerdo.** Passe o braço esquerdo sobre as costas, deixando o dorso da mão descansar sobre a base da coluna entre as vértebras lombares 2 e 3 (a Porta da Vida).

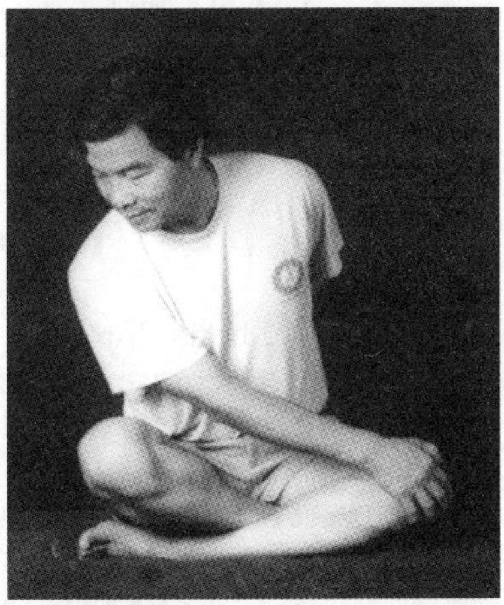

Fig. 10.8.1 Primeiro, Vire à Direita e Incline-se para a Frente. A mão direita sobre o joelho esquerdo, o dorso da mão esquerda sobre a Porta da Vida, vire para a direita a partir das vértebras lombares e incline-se um pouco para a frente.

2. **Primeiro, vire a parte superior do corpo para a direita,** girando com as vértebras lombares, então incline-se ligeiramente para a frente.
3. **Em seguida, comece a girar para a esquerda,** começando nas vértebras lombares enquanto puxa o braço direito para ajudar as vértebras lombares inferiores a se torcerem. Continue virando-se para a esquerda, torcendo a coluna no sentido ascendente até os ombros. Erga o corpo gradualmente para a posição ereta. Mova a cabeça por último. Depois que a coluna estiver toda virada para a esquerda e você estiver sentado, relaxe de volta à posição central.

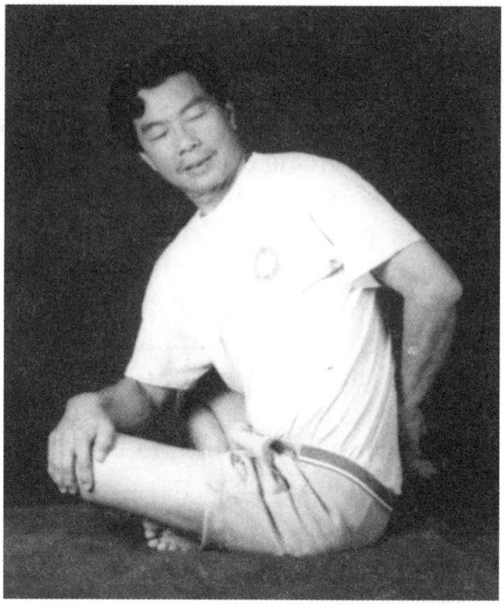

Fig. 10.8.2 Abra a Porta da Vida. Gire para a esquerda a partir das vértebras lombares e para cima ao longo da coluna.

4. **Este movimento deve fluir em arcos circulares suaves.** Primeiro para a direita, dobrando-se para baixo, girando para a esquerda, erguendo-se e depois relaxando no centro.
5. **Mudar de lado.** Coloque a mão esquerda sobre o joelho direito, a mão direita sobre as vértebras lombares e repita o movimento na outra direção, começando para a esquerda e circulando para a direita.

10.9 O BEIJA-FLOR

Descrição: O beija-flor é tão pequeno e tão leve e suas asas batem tão rapidamente! Encontre a leveza nos seus movimentos. Esse movimento simples ajuda a relaxar os ombros tensos.

MERIDIANOS ESTIMULADOS: YIN: MERIDIANOS DO PEITO, PULMÕES; YANG: INTESTINO GROSSO

1. **Gire os Ombros Separadamente.** Relaxe os ombros e os braços, e deixe as mãos descansarem confortavelmente no seu colo. Empurre o ombro direito para a frente, depois para cima, girando para trás e para baixo para formar um círculo suave. Continue a girar diversas vezes, concentrando-se apenas no movimento que faz com o ombro — não

com suas costas, cabeça ou o outro ombro. Inverta a direção e continue fazendo várias outras voltas antes de mudar de lado.

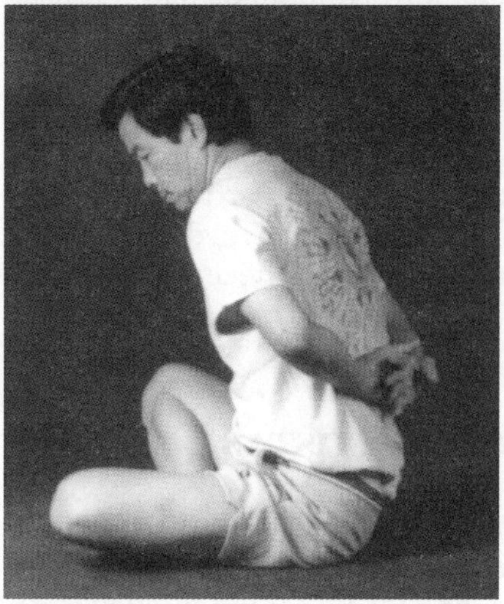

Fig. 10.9.1 Pronto para Bater as Asas. Depois das rotações de ombro, aperte uma mão na outra às costas.

2. **Rotações de Ombro Simultâneas.** Depois de ter girado os ombros separadamente nas duas direções, relaxe e comece a girar ambos os ombros ao mesmo tempo. Num movimento circular e suave, gire-os para a frente, para cima e depois para trás e para baixo, voltando à posição de relaxamento. Circule suavemente diversas vezes e depois mude de direção. Lembre-se de que você só está movendo os ombros. O descanso do seu corpo não deve ser tenso, mas relaxado e sustentando o movimento.
3. **Mãos para Trás, Bata os Braços para a Frente e para Trás.** Leve as mãos às costas, os braços relaxados, as palmas voltadas para fora, uma das mãos segurando delicadamente o dorso da outra. Este movimento é como o do beija-flor, batendo as asas, portanto tenha essa imagem em mente enquanto movimenta os ombros para trás e para a

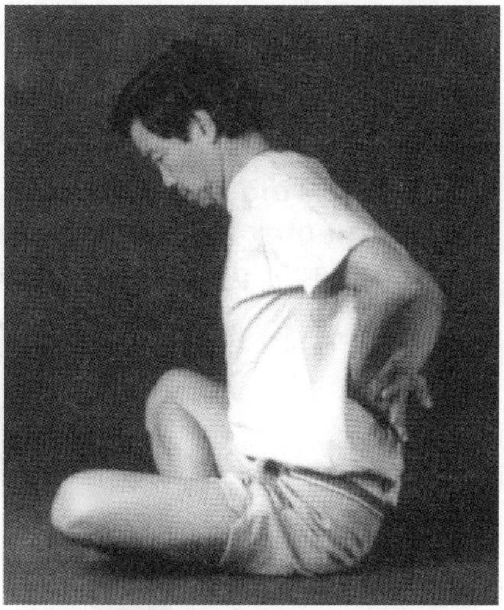

Fig. 10.9.2 Bata as Asas em Movimento Ritmado para a Frente e para Trás, Depois com Rotações dos Ombros. Acostume-se com o movimento dos ombros para a frente e para trás ritmicamente. Depois, faça também rotações dos ombros.

frente de maneira ritmada e relaxada. Mantenha a coluna ereta, os braços relaxados e deixe o peito se expandir e contrair facilmente.

4. **Bata as Asas com Rotações.** Quando o movimento de bater as asas tornou-sc suavc c confortável, comece a mover ambos os ombros em círculos completos conforme fez antes. Vá para a frente, para cima, para trás e para baixo, mantendo as mãos presas às costas e os braços relaxados. Mude as direções depois de várias rotações. Mantenha o movimento folgado, lembrando-se de movimentar-se a partir dos ombros e deixar o peito reagir naturalmente. Enquanto se move, deixe a pelve balançar um pouco para a frente e para trás, permanecendo relaxado e flexível.

10.10 O URSO ESTICA AS COSTAS

Descrição: Grande Urso! Com uma grande respiração e uma força tão grande! Exale devagar e profundamente como um urso. Devagar e com força empurre o ombro do urso para trás, ao mesmo tempo que faz força na direção oposta com o braço musculoso do urso. Inale e libere as forças contrárias da tração. Sinta o magnífico extravasamento da expansão suave do chi do grande urso através do ombro e enchendo a coroa com uma paz agradável e suavizante.

1. **Sente-se com as pernas entrelaçadas. Coloque a palma da mão direita sobre o tapete próximo ao quadril, trave o cotovelo e incline-se a partir dos quadris para dar peso sobre o braço.**

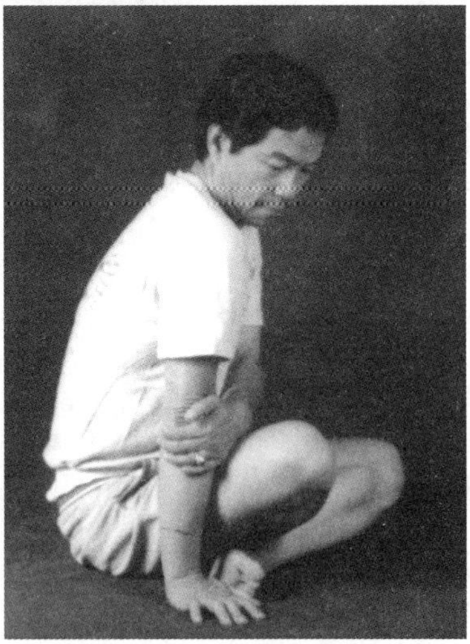

Fig. 10.10.1 Posição inicial. A palma da mão direita no chão próxima da perna direita e do quadril, trave o cotovelo e segure com a mão esquerda.

2. **Atravesse o peito com o braço esquerdo** e segure o braço direito no cotovelo.

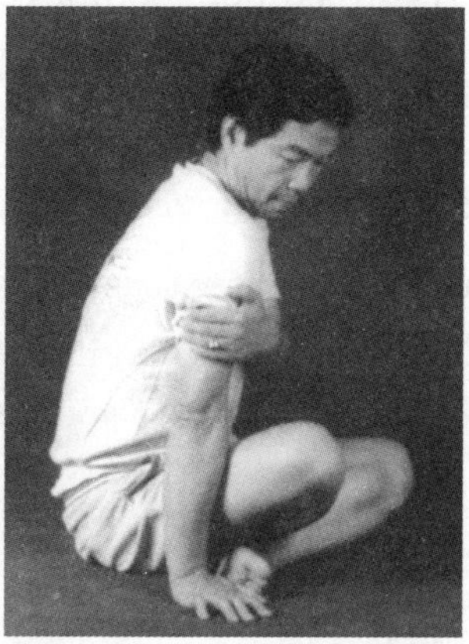

Fig. 10.10.2 Com a Mão Esquerda por Cima, repita a tração com a força contrária. Mova a mão esquerda para cima. Novamente, torça o corpo com o braço e o ombro esquerdos, e faça uma força contrária no ombro direito.

3. **Enquanto exala, torça o corpo** com o braço e o ombro esquerdos, fazendo força para trás com o ombro direito. As duas forças opostas alongam e fortalecem o seu ombro. Deixe o seu corpo virar enquanto você puxa o ombro direito e a sua cabeça segue naturalmente o corpo. Relaxe a tensão e repita diversas vezes.
4. **Levante um pouco a mão esquerda** e segure o braço direito logo abaixo da articulação do ombro. Continue com o exercício, puxando ao mesmo tempo com o braço e o ombro esquerdo e aplicando uma tração de força contrária no ombro direito várias vezes mais.
5. **Levante a mão esquerda um pouco mais, colocando-a sobre o ombro direito** e continue. Lembre-se de exalar enquanto puxa o ombro para trás e deixa que toda a parte superior do corpo acompanhe a força do seu ombro.
6. **Mude de lado** e execute o alongamento diversas vezes em todas as três posições.
7. **Descanse e relaxe.** Respire para os ombros e observe as sensações neles.

10.11 A COBRA ENROLA-SE NA ÁRVORE

Descrição: Observando uma cobra enquanto ela se enrola em uma árvore, é muito fácil ver os músculos por baixo da pele. Os músculos são muito fortes, mas a força deles não é uma força arrebatada. Ao praticar este exercício, sinta a sua coluna como se fosse uma cobra. Enquanto você exerce a tração sobre a perna e começa a se torcer a partir das vértebras lombares na base das costas, observe as espirais enroladas da cobra de dentro da sua coluna. Assim como a cobra, você está naturalmente se "cnrolando" sem forçar o movimento. Vá devagar e encontre a força da cobra em sua coluna vertebral.

MERIDIANO ESTIMULADO: YANG: VESÍCULA BILIAR

1. **Sente-se no chão com a perna esquerda estendida à sua frente.** Cruze a perna direita sobre ela e coloque o pé sobre o chão logo acima do joelho esquerdo. Envolva o joelho direito com ambas as mãos de modo que a esquerda fique acima da direita. A sua mão esquerda segura a parte externa da perna enquanto a direita segura a parte interna.

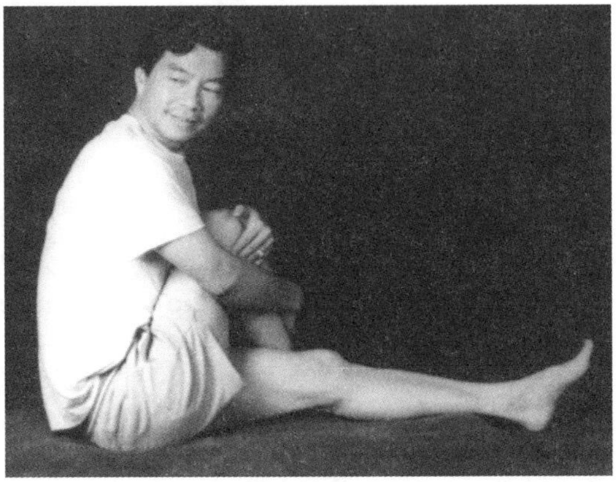

Fig. 10.11.1 Torça a Esquerda Primeiro, Depois Estique o Joelho para o Peito e Faça uma Torção Completa para a Direita.

2. **Primeiro, inale e vire para a esquerda:** gire primeiro as vértebras lombares inferiores, torça-se para cima através das vértebras torácicas na região do ombro, continue através das vértebras cervicais e conclua virando a cabeça por último.

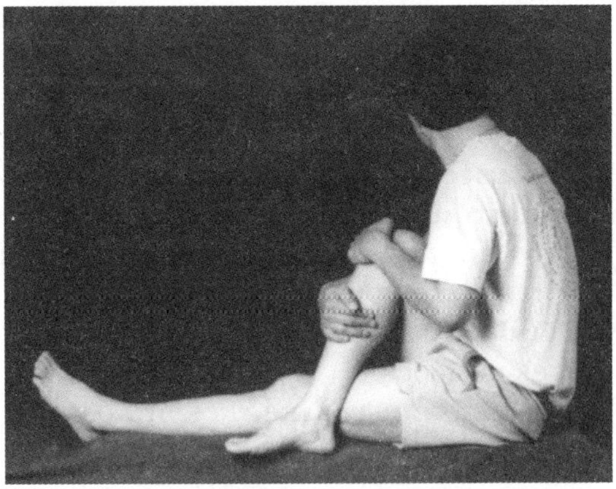

Fig. 10.11.2 Inverta o Ângulo de Visão para a Torção Completa para a Direita.

3. **Depois de girar inicialmente a coluna para o lado esquerdo, gire o lado direito.** Estique o joelho direito na direção do peito e exale enquanto torce o corpo completamente para a direita. Novamente, inicie o movimento com a vértebra lombar inferior (L5) em primeiro

lugar, e continue torcendo a coluna no sentido ascendente através das vértebras torácicas, os ombros e por fim o pescoço e a cabeça. Lembre-se de manter a perna esquerda relaxada e o pé apontando para cima. Relaxe e inale enquanto retorna ao centro antes que a torção se torne desconfortável. Repita diversas vezes.

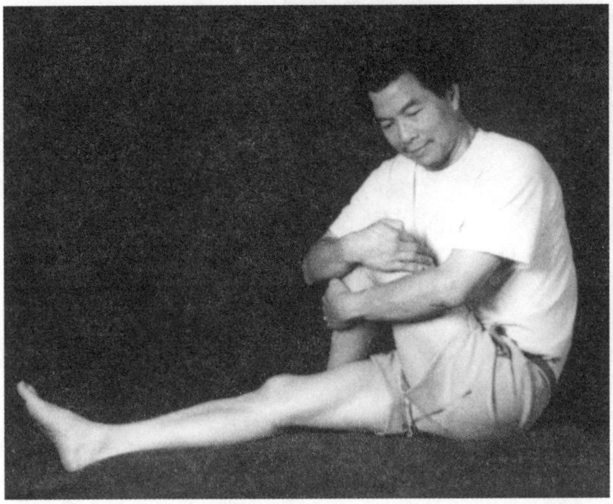

Fig. 10.11.3 Mude de Perna: Torça para a Direita, Estique o Joelho para o Peito e Torça-se Completamente para a Esquerda.

4. **Mude de lado. Estenda a perna direita** e cruze a perna esquerda por cima dela. Segure o joelho esquerdo com a mão direita acima da mão esquerda. Vire-se para a direita a partir das vértebras lombares inferiores. Exale, estique o joelho para junto do peito e torça o corpo para a esquerda — começando de novo com a vértebra lombar 5 e torcendo-se no sentido ascendente. Termine o movimento com a cabeça. Relaxe para o centro. Repita diversas vezes.

10.12 DRAGÃO NADANDO

Descrição: É raro observar o Dragão Nadando. No entanto, é fácil imaginar a esguia e potente espinha com a cauda sinuosa impulsionando essa criatura mitológica sem dificuldade através das profundezas aquáticas. Deixe a sua coluna relaxar enquanto pressiona as palmas das mãos e flexiona cada um dos 24 segmentos da sua coluna vertebral em movimentos ondulantes. Você é o Dragão Sorridente Nadando!

Instruções:

1. Sente-se com as pernas entrelaçadas e junte as palmas das mãos à altura do coração, com os cotovelos elevados para os lados. Pressione as

palmas unidas e sinta a pressão através das mãos, punhos, braços, ombros, escápulas e ao longo de toda a coluna.

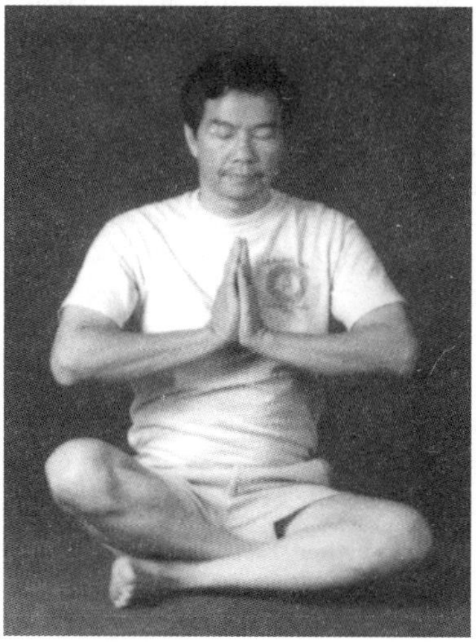

Fig. 10.12.1 Comece pelo Centro do Coração. Pressione as palmas das mãos unidas à altura do coração. Balance a coluna de um lado para o outro.

2. Suavemente, balance a coluna de um lado para o outro e deixe que as mãos se movam de um lado para o outro também. Pressione mais para a direção do movimento e resista com a outra mão. Pressione as mãos e mova a coluna — iniciando o movimento com o segmento alvo da coluna. As mãos se movem coordenadamente, seguindo na mesma direção. Levante a coluna primeiro a partir do nível do coração.

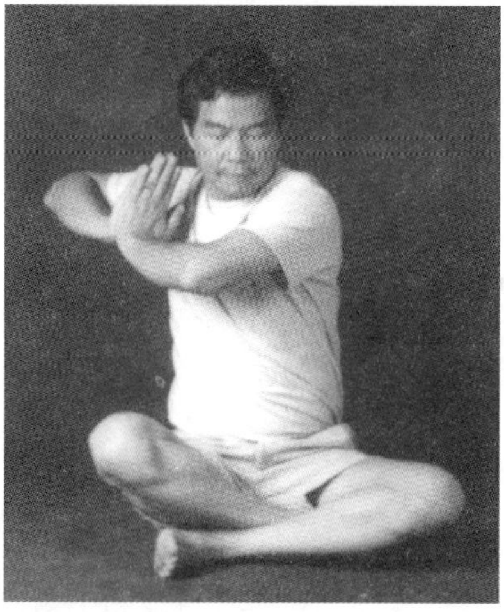

Fig. 10.12.2 Levante Primeiro a Coluna. Balance a coluna de um lado para o outro. Mova as mãos de um lado para o outro também. Mova-se para cima, parte por parte.

3. Levante o corpo a partir da região do coração com as mãos, usando o movimento ondulante de trás para a frente e para os lados, para uma posição acima da coroa. Então mova-se para baixo, para a base da coluna, da mesma maneira. Complete o ciclo movendo as mãos e fazendo o movimento com a coluna para o lado e para trás e para a frente, voltando à posição inicial no centro do coração.

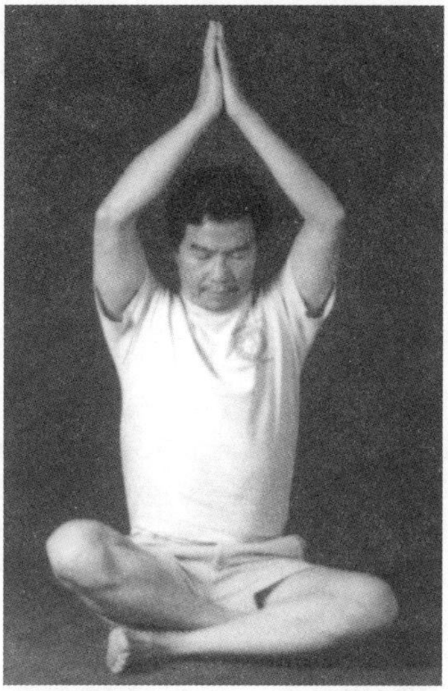

Fig. 10.12.3 Mova-se a Partir da Região do Coração para Acima da Coroa. Você pode incorporar um movimento circular no sentido horário no lado do movimento lateral.

4. Quando as suas mãos comprimidas atingirem a posição mais elevada acima da sua coroa, mantenha os cotovelos separados dos lados. Você pode incorporar um movimento circular no lado para o movimento lateral. Mova a sua coluna num círculo no sentido horário e mantenha as mãos próximas ao corpo durante o movimento.

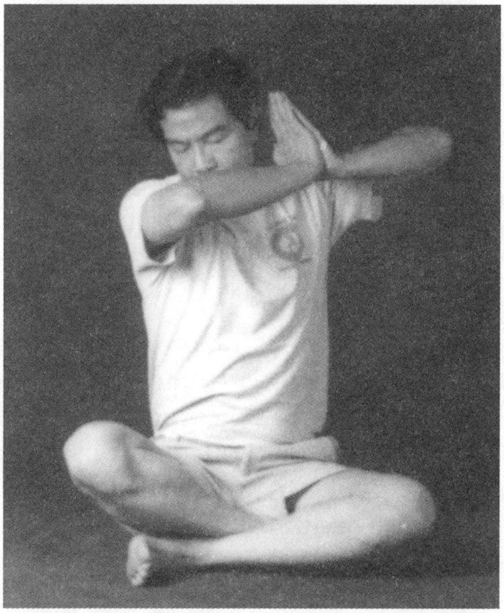

Fig. 10.12.4 Abaixe as Mãos à Altura da Testa. Faça um movimento circular com as vértebras cervicais superiores.

5. Abaixe as mãos à altura da testa. Pressione as palmas enquanto faz outro círculo com a coluna.

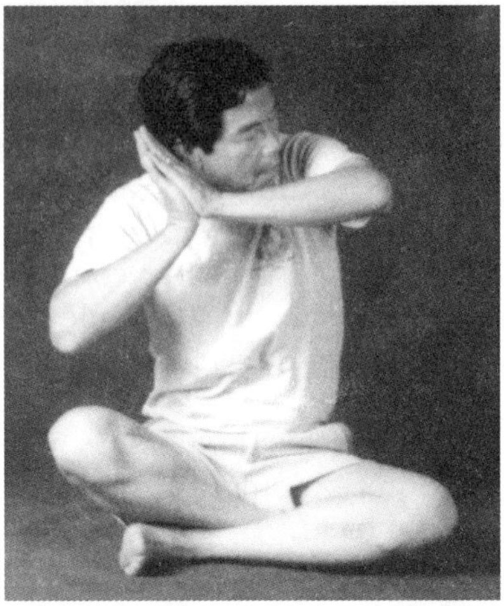

Fig. 10.12.5 Abaixe as Mãos à Altura do Nariz. Leve as mãos ao nível do nariz e faça um círculo na seção inferior seguinte da coluna vertebral.

6. Você pode mesmo colocar as mãos em qualquer lugar que desejar e fazer círculos com a sua coluna, desde que se movimente com a coluna e com as mãos acompanhando o movimento. Lembre-se de que os círculos se iniciam com a coluna.

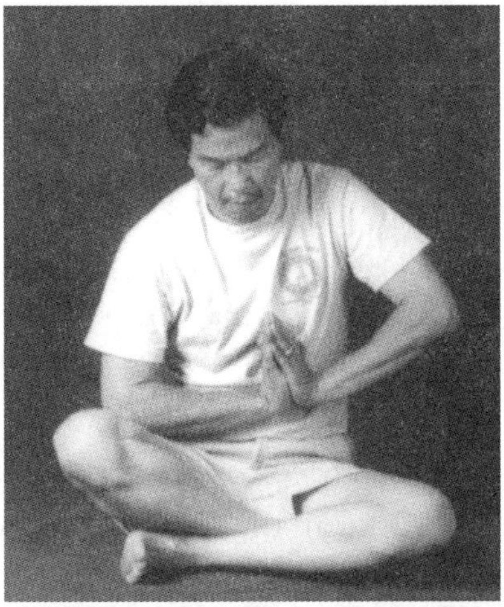

Fig. 10.12.6 Continue os Balanços Laterais e Circulando para Baixo Através da Região do Peito. Leve as palmas apertadas para o nível da caixa torácica inferior e faça um movimento circular com a coluna.

7. Repita o ciclo como quiser para sentir a coluna desobstruída e solta. Conclua no centro do coração. Descanse. Sinta a coluna solta, desobstruída e relaxada. Desfrute a sensação de paz. Respire a luz dourada benfazeja ao longo de todo o comprimento da sua coluna vertebral.

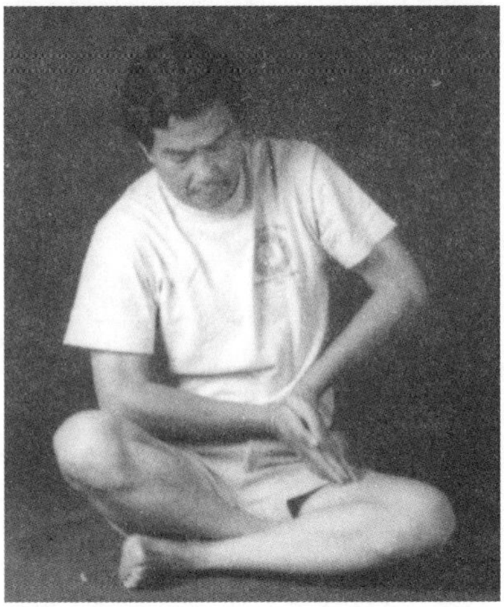

Fig. 10.12.7 Continue Movendo a Coluna em Círculos Descendentes até a Região Lombar. Leve as palmas ao nível do umbigo e repita.

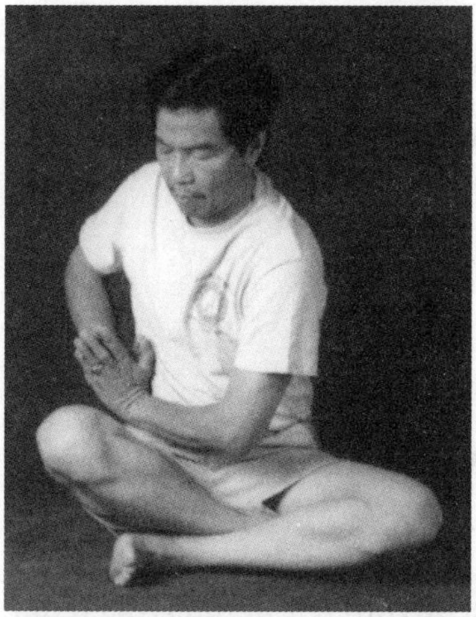

Fig. 10.12.8 Volte para Cima. Depois de circular com as vértebras lombares inferiores, retorne o movimento para cima e conclua o ciclo.

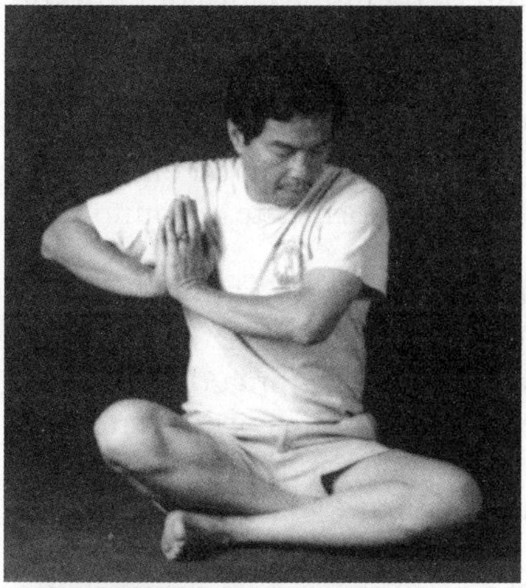

Fig. 10.12.9 Repita o Ciclo como Quiser. Continue para relaxar a tensão e desobstrua o fluxo de chi.

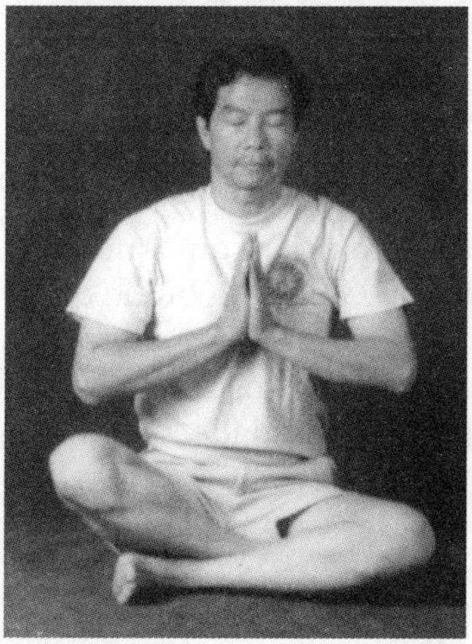

Fig. 10.12.10 Conclua no Centro do Coração. Descanse. Sinta a coluna solta, desobstruída e relaxada.

Capítulo 11

FINALIZE COM A MEDITAÇÃO YIN

11.1 O CORPO CHEIO DE ENERGIA PARECE FANTÁSTICO

Divirta-se com os exercícios de Tao Yin. Eles devem ser agradáveis e dar uma sensação de leveza no corpo. Lembre-se de praticá-los com um sorriso e manter sempre a mente superior e observadora ligada à mente sensível do segundo cérebro no Tan Tien. Use o seu Yi para fazer o seu chi circular. O objetivo desses exercícios é relaxar a tensão e o *stress* e revigorar e revitalizar a energia do corpo inteiro. O corpo cheio de energia parece fantástico. Quando nos sentimos bem interiormente, é muito mais fácil aproveitar a vida.

Adote um programa que seja adequado ao seu caso. Como na maioria das práticas taoístas, não existem regras, apenas diretrizes. Use o Tao Yin como um apoio ao seu estilo de vida. Use o programa de exercícios para produzir mais força, elasticidade e energia chi no corpo, clareza na mente, equilíbrio nas emoções e profundidade de espírito.

Encontre o tempo e o espaço adequados para você. Recomenda-se fazer uma prática completa do Tao Yin, gastando entre meia hora a uma hora nos exercícios, mas você deve fazer o que lhe for mais conveniente. Se isso significa exercitar-se por cinco a dez minutos de manhã ou antes de ir para cama, fazendo alguns exercícios respiratórios simples, ainda assim eles serão de grande valia. Quando você dedica tempo a si mesmo a vida pára de ser uma luta e torna-se um rio correndo montanha abaixo — sem esforço e fluente.

Tenha em mente que o Tao Yin é uma ótima maneira de aquecer o corpo antes da meditação, da prática do Tai Chi, do Chi Kung ou de qualquer outra forma de atividade que lhe agrade. Esses exercícios melhoram o fluxo de energia e estimulam o corpo. Quando o corpo está relaxado e energizado, não importa o que você faça depois, a atividade será mais agradável.

11.2 ESFORÇOS COMBINADOS RESULTAM EM MEDITAÇÃO YIN

Etapa Yin. Quer você apenas pratique o Tao Yin, faça outras práticas antes, ou siga com outras práticas complementares depois — não se esqueça de finalizar com a etapa da meditação yin. Essas outras práticas podem ser o Sorriso Interior, os Seis Sons de Cura, o Amor de Cura, o Chi Nei Tsang, a Meditação da Órbita Microcósmica ou a da Fusão dos Cinco Elementos, a Camisa de Ferro do Chi Kung ou o Tai Chi. Reserve algum tempo e espaço para si mesmo para que esses seus esforços combinados dêem um resultado posterior, além dos benefícios individuais de cada parte. Lembre-se da meta do Tao: fundir-se na harmonia essencial de todas as coisas.

É na condição yin de "não-fazer" que nos capacitamos a nos fundir com o Wu Chi. Você não pode fazer isso acontecer, ou querer que aconteça. Isso irá acontecer por si só quando as condições forem adequadas. Você deve fazer a sua parte para preparar o caminho, eliminando bloqueios nos meridianos e nas emoções, fortalecendo o chi do Tan Tien, relaxando completamente e mantendo a mente calma. Conclua a sua sessão (ou sessões combinadas) assumindo a posição mais eficaz para relaxar, talvez deitando-se no tapete ou apoiando-se numa posição confortável.

Durante toda a duração das suas sessões de prática do Tao Yin, você deve ter tido numerosos "miniperíodos yin" de descanso entre as fases yang de atividade intensa. Durante aqueles períodos, você relaxou e dirigiu o seu sorriso e a luz energizante dourada para a região afetada pelos movimentos de cada exercício. Em conseqüência, a maioria dos meridianos ao longo do corpo foi estimulada com o fluxo de chi. Depois de uma sessão completa de Tao Yin (ou sessões combinadas), dê-se 5, 10, 15 ou mais minutos, conforme as condições permitirem, para ficar numa postura de relaxamento completo. Você fez a sua parte ao realizar a sua prática.

Em seguida, simplesmente relaxe, dirija toda a sua atenção para o seu interior, permita que a mente observadora apenas observe (não reagindo ou intervindo) e deixe o chi fluir à vontade. Não tenha nenhuma expectativa ao começar a sua sessão de meditação yin. Ela pode ser diferente a cada vez. Entre nela como numa aventura e observe o que o chi lhe proporciona.

Sorriso Sereno. Depois de ter se postado em sua posição segura e confortável, suavize a expressão do rosto com um sorriso sereno. Sorria para todo o seu corpo: o cérebro, as glândulas, os órgãos, a coluna vertebral, os ossos e todas as partes em que ainda sente algum tipo de tensão. Sinta um formigamento revigorante, tranqüilizador — uma vibração saudável do chi nessas partes e ao longo de todo o seu corpo. Não tente fazer com que isso aconteça: simplesmente perceba e deixe acontecer.

Mar do Tan Tien. Dirija a sua atenção para o Tan Tien. Essa região é conhecida como o Mar de Chi e é a principal área de armazenamento de chi no corpo. Sorria para o Tan Tien e esvazie a sua mente ali. Feche muito suavemente os portões inferiores e mantenha-os fechados, contraindo ligeiramente os músculos anelares ao redor dos órgãos sexuais e do ânus. Permaneça relaxado e mantenha a sua respiração em contínuo movimento num ritmo suave, lento, constante. Tome consciência da expansão e contração rítmicas da região inferior abdominal.

Sinta a força do chi, talvez como um sutil dínamo bioeletromagnético no Tan Tien. Sinta uma pressão suave do chi e uma ligeira sucção no abdome inferior. Atraia a atenção da sua mente e olhos e outros sentidos suavemente para o Tan Tien e mantenha-os concentrados ali. Sinta o fluxo e o refluxo rítmicos das ondas sutis da agradável eletricidade do chi nesse Mar de Chi. Desfrute a sensação da profunda calma e paz interior. Isso é tudo o que você precisa fazer. Simplesmente fique alerta, mantenha a consciência no Tan Tien inferior e mantenha a sua respiração movendo-se num ritmo suave, lento, constante por algum tempo.

Ondas do Oceano. No sentido de que um mar é uma superfície de um oceano maior que se estende ao redor do mundo, as ondas e correntes no Mar de Chi podem expandir-se e estender-se para outras áreas do corpo e além dele. Se parar depois de um breve período, você deve experimentar um tipo agradável de energia equilibrada permeando o seu corpo. Você deve senti-la como uma sensação compensadora de paz e calma. Um pouco além, e essa sensação será de um tipo ainda mais profundo. Energeticamente, enquanto você mantém o ritmo respiratório e a concentração relaxada no Tan Tien, a intensidade do chi pode se tornar deliciosamente mais forte e começar a se expandir.

Se você decidir parar nesse ponto, poderá reunir a energia na área entre o osso pubiano e a caixa torácica. Ao usar a palavra "reunir" aqui, sinta a área como tendo espalhado energia que precisa primeiro ser reunida numa orientação de energia que pode ser mais bem controlada. Faça isso espiralando no sentido exterior ao redor do umbigo em círculos crescentes 36 vezes. Os homens começam a espiralar no sentido horário, e as mulheres começam no sentido anti-horário.

Então, inverta o movimento em espiral na direção oposta, passando de círculos maiores a menores 24 vezes, para reunir o chi e armazená-lo no centro do corpo atrás do umbigo. Enquanto você espiraliza para dentro do umbigo, esteja consciente de um vórtice de energia afunilando-se com o bico entrando por trás do umbigo. Você pode guiar o movimento em espiral da energia de chi usando as palmas das mãos e os olhos, ou apenas os olhos. A energia reunida dessa maneira é condensada e armazenada no centro energético do corpo atrás do umbigo, na verdade a cerca de dois terços da distância até as costas.

Chi Yang. Enquanto você continua nesse estado meditativo yin, poderão ocorrer muitas variedades de experiências interessantes. Energeticamente, o dínamo eletromagnético de chi no Tan Tien pode intensificar o tipo de chi e o campo de chi intensificado pode se expandir para o Tan Tien médio na região do peito. Além disso, enquanto você continua o processo, esse poderoso chi eletromagnético vai se estender por todo o Tan Tien superior. O cérebro e toda a cabeça serão engolfados nesse dinâmico campo de força. Ele também pode encher as extremidades dos braços e pernas com esse tipo poderoso e denso de chi. **Todo o corpo ficará permeado com essa força emergente.** Todas as células do corpo serão massageadas e energizadas com essa maravilhosa e poderosa sensação de chi.

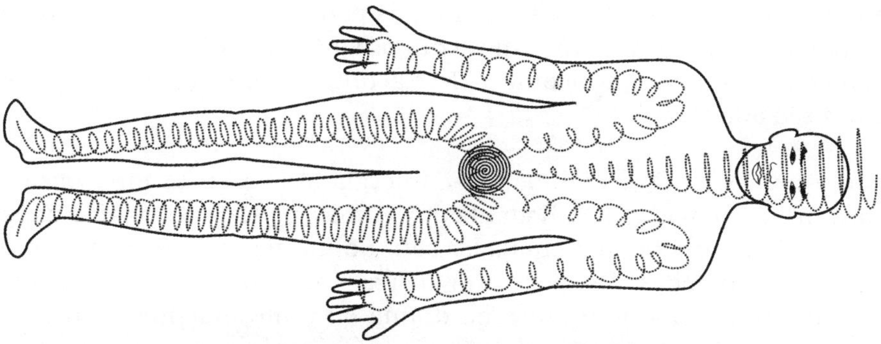

Fig. 11.1 O Fluxo de Chi do Tan Tien para as Extremidades.

Então você vai sentir os padrões do fluxo de chi se estendendo para fora do corpo e tornando a entrar nele. Esses padrões podem ser semelhantes aos das ilustrações dos Padrões do Fluxo de Chi mostradas inicialmente no Capítulo 1. Essa é uma forte característica yang da manifestação de chi, muito agradável e benéfica.

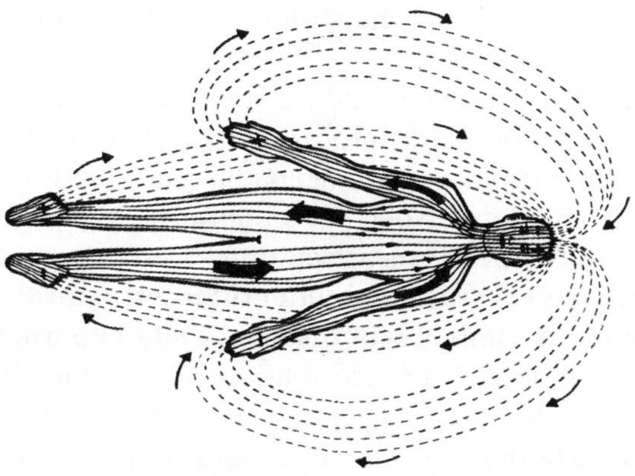

Fig. 11.2 Padrões do Fluxo Externo de Chi.

Respiração Interna de Chi. A certa altura, você pode sentir uma manifestação totalmente diferente da característica yin de chi. Mantenha a respiração no Tan Tien relaxada, suave, lenta, constante e aja apenas como uma testemunha de observação. Quando as condições forem adequadas e o chi estiver pronto, você poderá descobrir que a sua respiração física parou por um breve período de tempo. Essa é uma transição muito tranqüila e sutil. A respiração sutil e refinada de chi no Tan Tien liga-se diretamente ao chi cósmico do ambiente. O Tan Tien funciona energeticamente como um "Pulmão de Chi". Isso é chamado de respiração interna de chi ou respiração embrionária, Tai Hsi.

Essa respiração embrionária só pode acontecer quando as suas condições estão permeadas com calma, paz e tranqüilidade — e estão cheias de chi ao mesmo tempo. Essa experiência pode lhe dar uma idéia do processo que nos permite "fundir-nos com o Wu Chi". Você não pode fazê-lo acontecer, ou querer que aconteça. Isso acontece por si só, quando as condições são adequadas.

Emoções. As emoções também são energia. Às vezes, as emoções que estavam aprisionadas são liberadas. Algumas podem ter ficado presas subconscientemente ou bloqueadas sem nenhuma razão aparente e são finalmente liberadas. Vez por outra, as pessoas se descobrem soluçando ou rindo. Não reaja nem entre no drama ou tente imaginar o que está acontecendo. Você poderá refletir a respeito depois, se quiser. Durante o estado meditativo yin, simplesmente permaneça relaxado e continue a respirar num ritmo suave, lento, constante. Apenas observe e mantenha a percepção aguçada.

Deixe o fluxo de energia ser liberado sem interferir: simplesmente seja uma testemunha relaxada. Independentemente do que aconteça, apenas deixe que tudo venha e passe. Você se sentirá aliviado e revigorado mais tarde por ter eliminado a tensão e a ansiedade inconsciente. Coisas interessantes e agradáveis podem suceder. Do mesmo modo, fique atento, desfrute passivamente, mas não reaja. Apenas observe.

Após a Sessão Yin. Depois de tudo, você pode descobrir que obteve algumas sensações e inspirações interessantes. Algumas vezes você terá liberado emoções incompletas ou inacabadas que não têm um significado ou importância particulares. Você pode liberar o chi estagnado que só precisa ser eliminado. Algumas coisas são processadas no Wu Chi. Depois de tudo, nem sempre é necessário entender ou interpretar tudo o que sentiu.

Normalmente, é melhor não discutir a sua experiência com os outros imediatamente depois de terminada a sessão yin. Pode ser melhor para você refletir sobre a sua experiência e guardá-la com você por algum tempo. Desfrute os benefícios internos antes de permitir-se ter a atenção distraída pelas observações dos outros.

11.3 INSTRUÇÕES CONDENSADAS PARA A MEDITAÇÃO PÓS-PRÁTICA DO TAO YIN

1. **Relaxe, Preste Atenção Internamente, Observe.** Você fez a sua parte com a prática. Em seguida, simplesmente relaxe, dirija toda a sua atenção para dentro de si, deixe a mente observadora apenas observar (não reagir nem intervir) e deixe o chi fluir à vontade. Não tenha nenhuma expectativa ao começar a sessão de meditação yin. Ela pode ser diferente a cada vez. Embarque nela como numa aventura e observe o que o chi lhe proporciona.
2. **Sorria para Todo o Seu Corpo.** Sorria para o seu cérebro, para as suas glândulas, órgãos, coluna vertebral, ossos e todas as regiões do corpo onde sinta alguma tensão. Sinta um formigamento revigorante, calmante — uma vibração saudável de chi por todo o corpo. Não tente fazer nada acontecer; simplesmente esteja atento e deixe acontecer.
3. **Feche os Portões Inferiores.** Muito suavemente, feche os portões inferiores e mantenha-os fechados, contraindo ligeiramente os múscu-

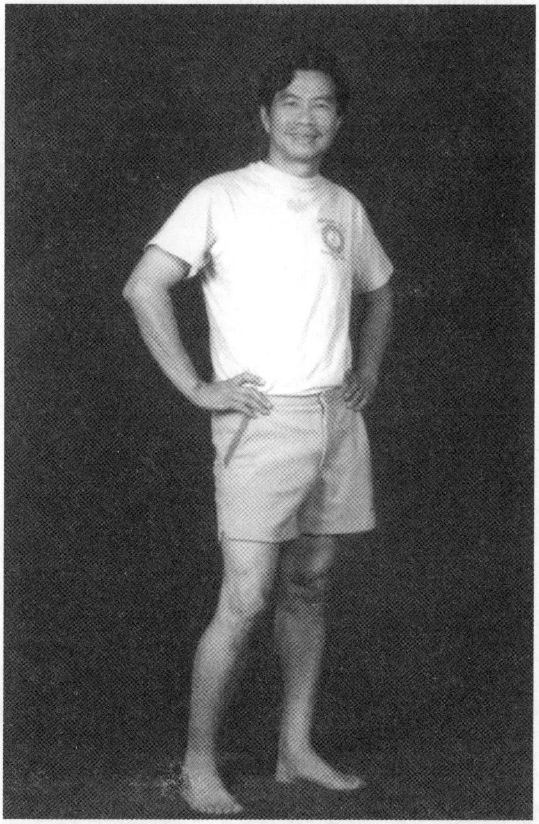

Fig. 11.3 Mestre Chia: "Basta fazer: você consegue!"

los anelares ao redor dos órgãos sexuais e do ânus. Permaneça relaxado e mantenha a sua respiração como um movimento contínuo com um ritmo suave, lento, constante. Tome consciência da expansão rítmica e das contrações da região do abdome inferior.

4. **Sinta o Poder do Chi do Tan Tien.** Considere o chi do Tan Tien como um dínamo eletromagnético sutil. Sinta uma suave pressão do chi e uma leve sucção no abdome inferior. Atraia a mente e os olhos e os outros sentidos discretamente para o Tan Tien, e mantenha-os concentrados lá. Sinta o fluir e refluir rítmicos das ondas sutis da agradável eletricidade do chi nesse Mar de Chi. Aproveite a sensação profunda de calma e paz interior. Isso é tudo o que você tem a fazer. Simplesmente fique alerta, mantenha a sua consciência no Tan Tien inferior e sustente a respiração num ritmo suave, lento, constante por algum tempo.
5. **Reúna a Energia.** Conclua a sessão reunindo a energia na região entre o osso pubiano e a caixa torácica. Faça isso produzindo uma espiral para fora, ao redor do umbigo, em círculos indo de menores para maiores, 36 vezes. Depois inverta o movimento espiral no sentido contrário, de círculos maiores para menores, 24 vezes.

Boa Viagem! O Tao Yin pode ser usado como uma base para entrar num estilo de vida diário com uma força sutil. E ele pode ser usado como uma preparação para entrar no Wu Chi. O yang precisa do yin, e o yin precisa do yang. Torne a sua experiência divertida e agradável.

NOTAS BIBLIOGRÁFICAS

1. Watson, Burton. *The Complete Works of Chuang-tzu* (Nova York: Columbia University Press, 1968), pp. 167-168.
2. Huang, Jane, em colaboração com Wurmbrand, Michael. THE PRIMORDIAL BREATH, vol. I (Torrance, Califórnia: Original Books), p. 10.
3. "Complex and Hidden Brain in the Gut Makes Stomachaches and Butterflies", *The New York Times*, seção C1, terça-feira, 23 de janeiro de 1996.
4. Gershon, Michael. *The Second Brain* (Nova York: HarperCollins, 1998).
5. Pearsall, Paul, Ph.D. *The Heart's Code* (Nova York: Broadway Books, 1998).
6. Chia, Mantak e Maneewan. *Awaken Healing Light of the Tao* (Huntington, Nova York: Healing Tao Books, 1993), p. 530.
7. Garbourg, Paula. *The Secret of the Ring Muscles* (Garden City Park, Nova York: Avery Publishing, 1997), p. 92.
8. Krishna, Gopi. *KUNDALINI: The Evolutionary Energy in Man* (Boston e Londres: Shambhala Publications, edição revista, 1971), p. 14.
9. Lewis, Dennis. *The Tao of Natural Breathing* (San Francisco: Mountain Wind Publishing, 1997), p. 40.

APÊNDICE: MERIDIANOS OS DOZE CANAIS

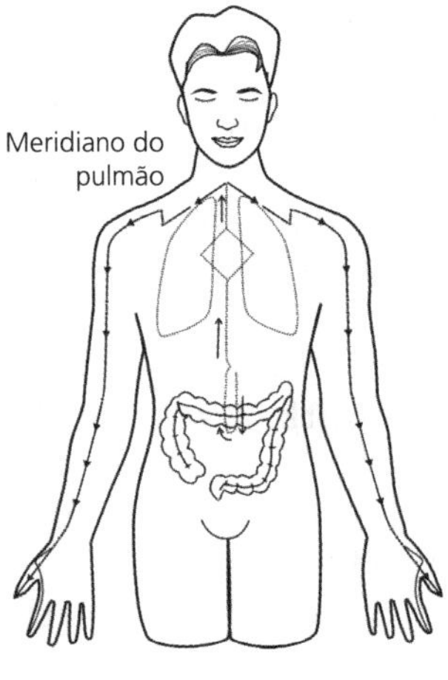

PULMÕES

O Canal dos Pulmões origina-se no meio do abdome e percorre os braços para se ligar ao Canal do Intestino Grosso. De um ponto próximo ao caldeirão, ele sai pelo orifício superior do estômago, atravessa o diafragma e entra nos pulmões. Na parte dos pulmões mais próxima da garganta, ele se separa e desce pelas faces internas da parte superior dos braços, atravessa os antebraços e termina nas bordas internas dos polegares. Uma ramificação segue diretamente para dentro da extremidade de cada dedo indicador, onde se liga ao Canal do Intestino Grosso.

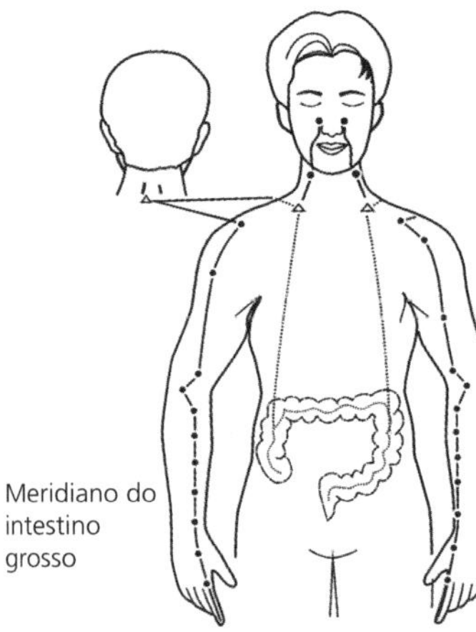

INTESTINO GROSSO

O Canal do Intestino Grosso começa nas extremidades internas dos dedos indicadores e sobe por entre o primeiro e o segundo ossos metacarpianos de cada mão. Acompanhando toda a extensão dos antebraços, ele chega à parte externa dos cotovelos e sobe pelos braços até o ponto mais elevado dos ombros. Ele percorre a borda externa do acrômio e culmina brevemente no ponto C7. Dali, desce passando sobre os ombros, onde se separa novamente. Cada metade segue separada: uma parte de cada caminho desce para se ligar aos pulmões e ao diafragma, entrando pelo intestino grosso; a parte exterior se ramifica para cima através do pescoço e da face. As partes ascendentes correm pelos lados da boca, ligando-se parcialmente ao lábio superior ao continuarem a subir através de ambos os lados do nariz para ligar-se ao Canal do Estômago.

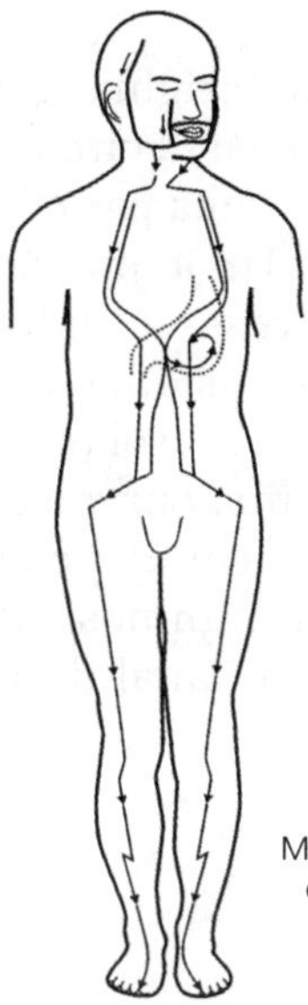

Meridiano do estômago

ESTÔMAGO

O Canal do Estômago parte de ambos os lados do nariz, estendendo-se quase para o canto interno de cada olho. Dos lados do nariz ele desce sobre a boca, ligando-se ao queixo. Novamente ele se separa em duas ramificações que correm pela parte inferior da mandíbula, de ambos os lados da cabeça, subindo para a cabeça pela frente de cada orelha, ao longo do contorno do couro cabeludo.

Partes dessas ramificações descem pelas laterais da garganta e dividem-se novamente próximo à clavícula. Duas extensões atravessam o diafragma e o estômago enquanto elas seguem para a virilha. (O lado esquerdo liga-se ao baço.) As extensões externas correm por fora, descendo pelos mamilos e próximo ao umbigo sobre os lados internos do abdome inferior. Quatro ramificações ligam-se no meio da virilha e depois se dividem em duas ramificações que seguem para a parte frontal das pernas e para as regiões dorsais dos pés. Essas ramificações dividem-se novamente dentro de cada pé. Uma parte se estende para a extremidade exterior do segundo dedo do pé (o ponto de sustentação) e a outra para a borda interna do dedão, onde se liga ao Canal do Baço.

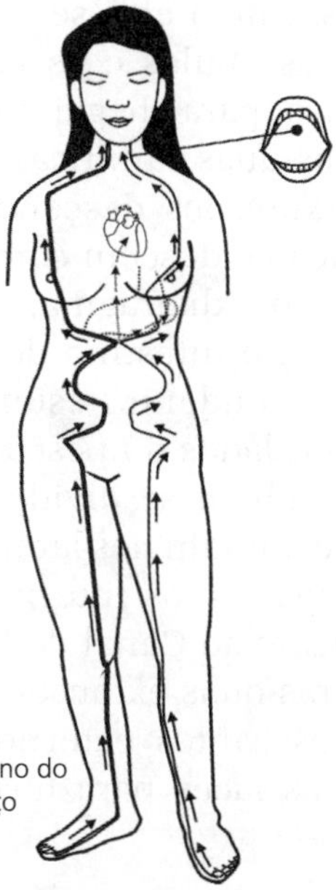

Meridiano do baço

BAÇO

O Canal do Baço começa nas extremidades dos dedões dos pés, correndo por dentro dos pés e subindo pelas pernas até o interior dos joelhos e coxas. As duas ramificações contornam o abdome inferior, unindo-se no umbigo antes de se dividirem em quatro. Uma extensão se liga ao baço; outra corre pelo estômago e por dentro do coração, para ligar-se ao Canal do Coração. As duas ramificações remanescentes sobem, atravessando o diafragma, e correm pelos lados do esôfago até chegarem à base da língua, onde terminam.

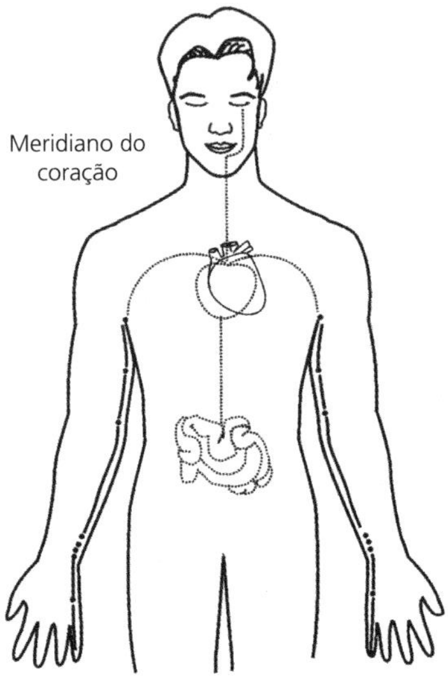

CORAÇÃO

O Canal do Coração origina-se no coração e espalha-se pela área circunvizinha, descendo pelo diafragma para ligar-sc ao intestino delgado. Uma porção ascendente do canal atravessa o centro do esôfago para ligar-se ao sistema ocular. Outras duas ramificações sobem para os pulmões, fazendo uma curva na direção dos antebraços e descendo pelas bordas internas dos dedos mínimos. Ali, os canais se ligam com o Canal do Intestino Delgado.

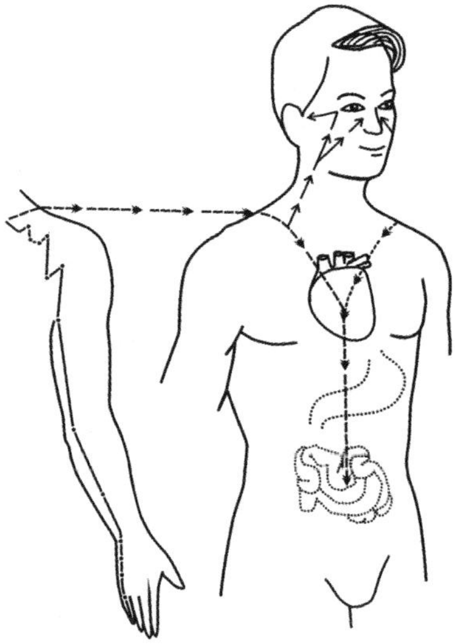

Meridiano do intestino delgado

INTESTINO DELGADO

O Canal do Intestino Delgado começa no lado externo das extremidades dos dedos mínimos da mão. Seguindo pelas bordas das mãos, suas ramificações sobem pelo lado externo dos braços para as articulações dos ombros. Então elas se curvam atravessando as escápulas e as laterais da base do pescoço, para chegar à frente do corpo, onde as duas ramificações se dividem. Suas extensões descendentes ligam-sc no coração e descem como um canal, atravessando o diafragma, o estômago e finalmente o intestino delgado. As ramificações ascendentes estendem-se da clavícula aos lados do pescoço até as faces, onde também se dividem. As duas extensões terminam nas laterais do nariz, próximo aos cantos internos dos olhos, onde se ligam ao Canal da Bexiga Urinária. As outras duas extensões dividem-se ainda nos cantos externos dos olhos e cruzam as faces para terminar nas orelhas.

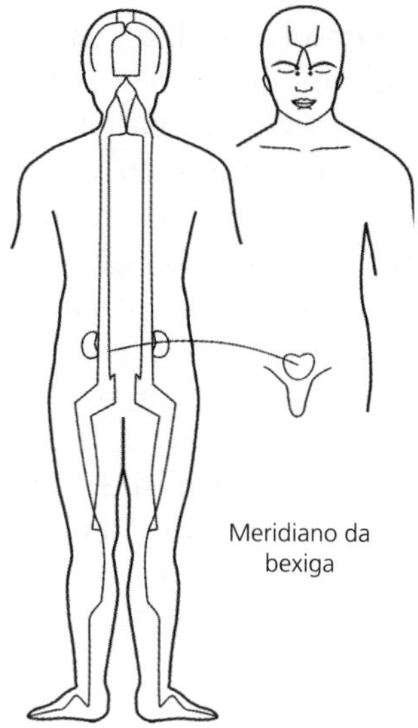

BEXIGA URINÁRIA

O Canal da Bexiga Urinária começa no nariz, próximo aos cantos internos dos olhos. As duas ramificações sobem para a testa, unindo-se no seu ápice, depois se dividindo e cruzando o alto da cabeça. Na parte de trás da cabeça as ramificações dividem-se novamente: os caminhos descem por trás das orelhas e convergem na parte de trás da cabeça, entram pelo cérebro, tornam a emergir e bifurcam-se em duas extensões de cada ramificação. Próximo à base da cabeça, o canal aparece como quatro linhas separadas. Duas dessas linhas descem verticalmente para dentro da escápula, seguindo para a região lombar, enquanto entram na cavidade do corpo e se ligam aos rins e à bexiga urinária. Elas giram de volta ao sacro e descem para o interior das coxas para unir-se às duas outras ramificações do Canal da Bexiga Urinária nos joelhos.

As duas outras ramificações descem verticalmente da parte de trás do pescoço pelas bordas da escápula, paralelamente aos canais do interior. Descendo através das nádegas, elas viram para trás e descem ao longo da parte posterior das pernas. De lá elas se encontram com as ramificações internas nos joelhos, e essas linhas reunidas descem pela parte inferior das pernas para as bordas externas dos pés, terminando nas bordas externas dos dedos mínimos dos pés. Ali as ramificações se ligam ao Canal dos Rins.

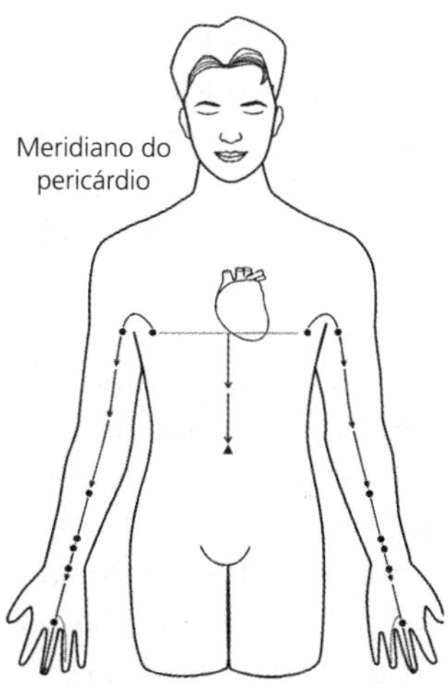

PERICÁRDIO

O Canal do Pericárdio origina-se no peito, ao redor do coração. Ele entra no pericárdio, então desce através do diafragma para o abdome. Outras ramificações correm por dentro do peito para os mamilos, fazendo uma curva para cima e depois descendo pela parte interna dos braços até as palmas das mãos. O canal termina nas extremidades dos dedos médios. Ramificações suas sobem das palmas das mãos para ligar-se ao Canal do Triplo Aquecedor, que começa nos dedos anulares.

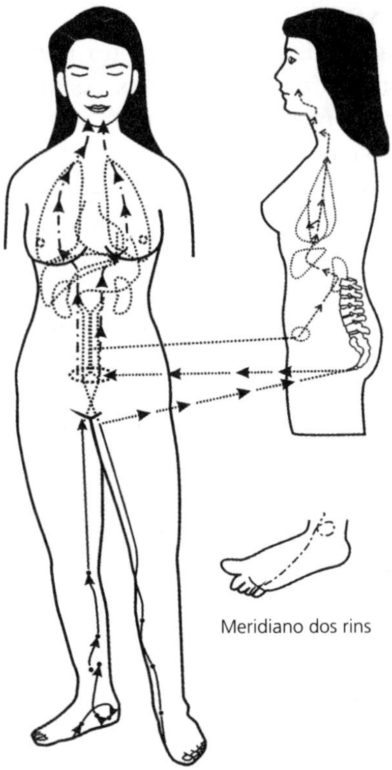

Meridiano dos rins

RINS

O Canal dos Rins começa no lado interno dos dedos mínimos dos pés e corre através das solas dos pés. Das solas, as ramificações sobem e circulam ao redor das saliências ósseas internas dos tornozelos e sobem pelo interior das pernas e coxas para o cóccix. Do cóccix, o canal segue para a coluna e entra nos rins. Dos rins, duas ramificações descem para a bexiga e sobem através do fígado e do diafragma para entrar nos pulmões. As ramificações terminam na base da língua. Uma pequena ramificação também se une ao coração e se liga ao Canal do Pericárdio.

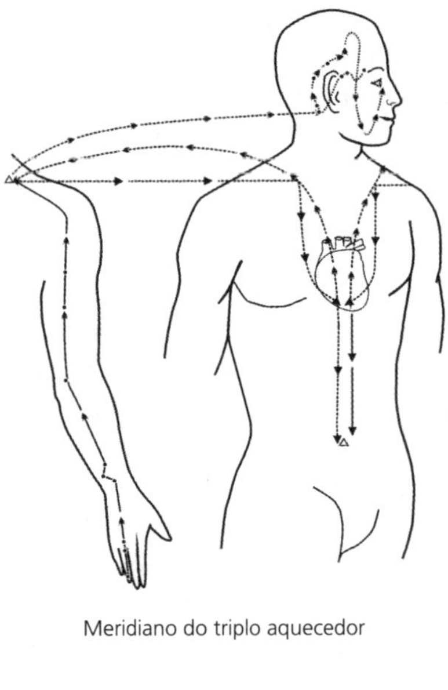

Meridiano do triplo aquecedor

TRIPLO AQUECEDOR

O Canal do Triplo Aquecedor origina-se na extremidade dos dedos anulares, seguindo através do dorso de cada mão e subindo pelos lados externos dos braços para a parte de trás dos ombros. Suas ramificações passam sobre os ombros para a fossa supraclavicular, onde se reúnem e se dividem de novo, espalhando-se pelo peito para ligar-se ao pericárdio antes de descer através do diafragma para as porções superior, média e inferior do abdome.

Uma ramificação sobe para a fossa supraclavicular desde o peito e continua sobre os ombros, depois subindo pelas laterais do pescoço até as orelhas. Este canal se divide nos dois lados do pescoço. Uma ramificação se estende ao redor da parte de trás da orelha, subindo para a têmpora e descendo para a face, para terminar no canto interno do olho. A outra entra na orelha, emerge na frente desta e cruza a borda exterior da sobrancelha para se ligar ao Canal da Vesícula Biliar.

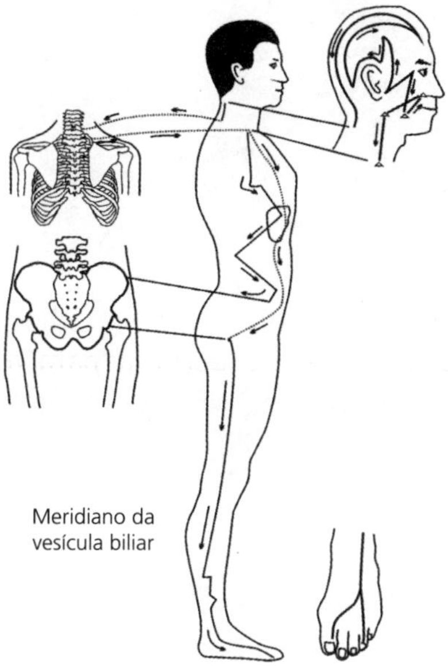

Meridiano da vesícula biliar

VESÍCULA BILIAR

O Canal da Vesícula Biliar origina-se no canto externo dos olhos, flui para as orelhas, sobe para os cantos da testa e volta para as extremidades das orelhas. Então as suas ramificações curvam-se para trás para contornar as orelhas, seguem sobre a cabeça até a testa e voltam ao pescoço. Elas atravessam os ombros e, na região da fossa supraclavicular, unem-se às outras ramificações que descem das regiões infraorbitais e das faces.

Da região da fossa supraclavicular, uma ramificação desce para o peito e atravessa o diafragma para se ligar ao fígado e à vesícula biliar. De lá, ela desce para o abdome, seguindo superficialmente pela margem dos pêlos pubianos e depois para dentro da região dos quadris. A outra ramificação desce pelas faces laterais das coxas, joelhos e pernas para as extremidades externas dos quatro dedos dos pés. Ramificações também correm para os dedões onde se ligam ao Canal do Fígado.

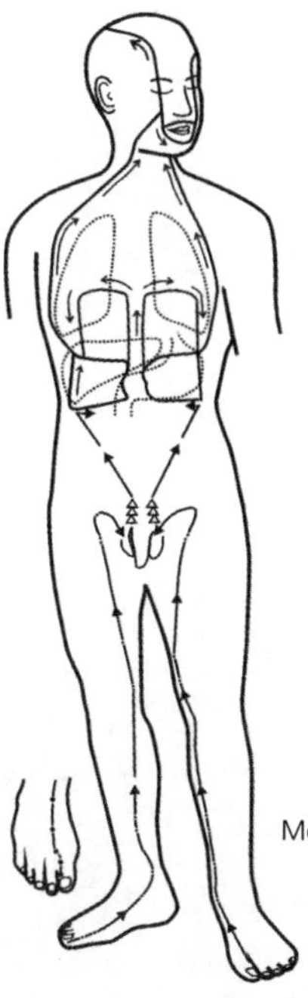

Meridiano do fígado

FÍGADO

O Canal do Fígado começa na região dorsal dos dedões dos pés e sobe para as laterais internas dos joelhos e coxas para a região pubiana. Ele contorna a genitália e sobe através do diafragma para contornar o peito. Então as suas ramificações sobem para a região posterior da garganta, cruzando as faces para ligar-se ao sistema ocular. Elas continuam a subir, saindo pela testa, acima da sobrancelha, e passam sobre a cabeça. Uma ramificação desce do sistema ocular para contornar a superfície interna dos lábios superior e inferior. Outra ramificação sobe do fígado e atravessa o diafragma e os pulmões para ligar-se ao Canal dos Pulmões.